Fernando Fombellida
Andoni Luis Aduriz

Cocinar para vivir

imago mundi

Fernando Fombellida
Andoni Luis Aduriz

Cocinar para vivir

Cómo cocinar para prevenir el cáncer

Ediciones Destino Colección Imago Mundi Volumen 272

Ediciones Destino es un sello de Editorial Planeta, S.A.
Diagonal, 662-664. 08034 Barcelona
www.edestino.es
www.planetadelibros.com

Primera edición: mayo de 2015
Segunda impresión: julio de 2015
Tercera impresión: octubre de 2015

ISBN: 978-84-233-4849-7
Depósito legal: B. 9.289-2015
Impreso por Book Print Digital
Impreso en España-*Printed in Spain*

El papel utilizado para la impresión de este libro es cien por cien
libre de cloro y está calificado como papel ecológico.

A mis padres, M.ª Ángeles y Antonio. Espero que allí donde estén sigan percibiendo lo mucho que les quiero

A vosotros, que habéis compartido con ilusión este proyecto: Maite, Helena, Marina, Jaime y Fernando

El que aprende y aprende y no practica lo que sabe, es como el que ara y ara y no siembra.

PLATÓN

ÍNDICE

Prólogo. Gastronomía y Salud 13

CAPÍTULO 1: Marcando el rumbo. ¿Qué aporta de especial este libro? 19

CAPÍTULO 2: Alimentación, nutrición y cáncer. Viejos mitos, nuevas realidades 29

CAPÍTULO 3: Sustancias presentes en los alimentos que pueden influir en el riesgo de desarrollar un cáncer 67

CAPÍTULO 4: Alimentos con propiedades anticancerígenas. Qué comprar y por qué 115

CAPÍTULO 5: Grupos de alimentos y cáncer. La evidencia científica 183

CAPÍTULO 6: Patrones alimentarios. Lo que de verdad importa 255

CAPÍTULO 7: Dónde comprar y por qué. Alimentos ecológicos frente a alimentos convencionales 275

CAPÍTULO 8: Cómo preparar y cocinar los alimentos. Evita el maltrato alimentario 309

CAPÍTULO 9: De comer por comer a comer
con conciencia 335

CAPÍTULO 10: ¡Manos a la obra! Diseña tu propio
patrón alimentario 353

CAPÍTULO 11: La alimentación durante el
tratamiento y la convalecencia de un cáncer 383

CAPÍTULO 12: Gastronomía y salud,
la asignatura pendiente 417

Nuestros 60 principales 479

PRÓLOGO

GASTRONOMÍA Y SALUD

Confieso al tiro que de gastronomía todo lo que entiendo es desde el ángulo del comensal y no del cocinero o chef, es decir como consumidor, no como proveedor. Me fascina la buena mesa. Diría que me enloquece una buena cena... y les confieso que los buenos vinos también. Pero al igual que yo, hay miles de otras personas que pueden decir lo mismo y con mejores credenciales. De salud, sí les puedo decir que estoy en una posición diferente a la de la gastronomía. Habiendo laborado por más de cuatro décadas como médico, casi tres de ellas en el Centro de Cáncer MD Anderson en Houston, conozco bien el tema desde el ángulo del proveedor, aunque no tanto desde el ángulo de la nutrición. Mis contribuciones a la investigación científica han sido principalmente en el campo de la oncología y por tanto mis comentarios se cifrarán mayormente en este tema. Por lo pronto les puedo decir que desde el instante que recibí la invitación a escribir este prólogo, el tema me agarró y no me ha soltado.

Pero debo confesar que antes de leer este libro, albergaba yo una preocupación. ¿Se ceñiría el autor a datos científicos o sería un texto especulativo con poca base científica? «No queremos vender humo. Tampoco queremos ser fatalistas, ni exageradamente optimistas. Aspiramos a ser realistas.» En el primer capítulo me tropecé con esta aseveración, y me proporcionó cierta tranquilidad. Esta afirmación transmite la seriedad que caracteriza este libro de principio a fin. Y los autores han cumplido cabalmente su promesa de no vender humo. Uno de los mejores capítulos precisamente discute con mucha rigurosidad y sensatez el tema de los niveles o grados de evidencia científica. La discusión de este tema en el capítulo 5 es magistral y a su vez sencilla. Considero que el tema de los grados de evidencia es trascendental para que el público general pueda entender las recomendaciones en términos de qué alimentos son saludables o no. Muy pocas personas, con excepción de aquellas con adiestramiento en las ciencias, comprenden bien este asunto, pero después de leer el capítulo 5 no debieran tener dificultad alguna.

Antes de comenzar a leer este espléndido tomo, mis reflexiones sobre la dieta y el cáncer estaban matizadas por varios hechos irrefutables. Comencemos por explicar que alrededor de un tercio de todos los casos de cáncer están relacionados con la dieta. No obstante, todavía no entendemos cabalmente y con certeza qué componentes de nuestra dieta son protectores y cuáles son promotores o cancerígenos. Al lector le extrañará que con todos los adelantos en la medicina, todavía no quede claro este asunto, pero es que esta determinación requiere estudios de larga duración, ya que el cáncer no se desarrolla de un día para otro sino que pueden pasar décadas antes de que una dieta cancerígena surta sus efectos. Por ende, estos estudios forzosamente rendirán fruto, pero a muy largo plazo. Pero existen otros inconvenientes de los cuales se habla muy poco o nada. Me refiero a la falta de interés por parte de la industria en invertir dinero para investigar alimentos sobre los cuales no pueden obtener una patente. Estudios de esta naturaleza requieren una gran inversión de fondos.

Debemos añadir un segundo nivel de complejidad: el hecho de que el riesgo de cáncer está profundamente influenciado por nuestra constitución genética. Además, parece existir una interacción entre nuestros genes y la forma en que nuestro cuerpo maneja los alimentos y productos tóxicos que ingerimos. Por ejemplo, sabemos con certeza que el tabaco está ligado a la causa del cáncer de pulmón. Sin embargo un individuo puede que fume toda su vida sin que desarrolle cáncer de pulmón mientras que otros, no fumadores, pueden contraer cáncer de pulmón. Obviamente, algunos individuos son capaces de disponer bien de los productos tóxicos y por ende no les da cáncer, mientras que a otros, con exponerse a cantidades mínimas de cancerígenos, su cuerpo les falla al no disponer bien de ellos y les causa estragos. No nos debe sorprender lo mucho que nos queda, como científicos, por profundizar y aprender en esta materia. La dieta parece ser un factor de riesgo en tumores tales como por ejemplo el cáncer de colon, de estómago, de la boca, de la faringe (garganta), del esófago, del páncreas, de mama, de próstata, de pulmón, del cuello del útero y de la vejiga. A pesar de esto, no podemos siempre imputar totalmente a la dieta estos tipos específicos de cáncer pero tampoco podemos eliminarla como un cofactor que, junto con otros, se suman y contribuyen individualmente a la causa.

Una de las preguntas más comunes que mis pacientes me plantean es en relación a lo que deben y no deben comer. Si el paciente ya ha padecido cáncer, esta pregunta es difícil de contestar porque no se puede evitar algo que ya ocurrió pero quizá sí se pueda evitar un segundo episodio de otro cáncer. Sin embargo, hay muchos otros problemas que no guardan relación con la prevención, y que el paciente recién diagnosticado con cáncer padece. Estos van desde la falta de apetito, hasta los efectos tóxicos del tratamiento que pueden resultar en inflamación de la boca. Precisamente uno de los capítulos de este libro profundiza en este tema y lo hace de una forma extraordinariamente lógica y acertada.

Abundan los mitos en cuanto a la alimentación, y a los lectores que carecen de una educación científica se les puede hacer sumamente difícil separar los mitos de los hechos. Basta decir que para poder concluir que un alimento o una sustancia tiene efectos beneficiosos, debe haber suficiente evidencia en humanos y que no es suficiente que en un tubo de ensayo o en un animal experimental se haya determinado que esa sustancia es beneficiosa. Una de las fábulas modernas es que el azúcar puede causar y alimentar directamente el cáncer. La prueba que se aduce para respaldar esta idea es que las células de cáncer se alimentan del azúcar. Esto es correcto en principio, pero hay que explicar también que las neuronas del cerebro, al igual que todas las células normales del cuerpo, también dependen del azúcar para subsistir. Por ende, nos dice la lógica, si lográramos bajar el nivel de azúcar en la sangre a cero, morirían las células de cáncer.... y del resto del cuerpo también. Naturalmente, el abstenerse de ingerir azúcar no va a disminuir el nivel de azúcar en la sangre a cero, porque por medio de la conversión de glucógeno en el hígado a glucosa en la sangre, el cuerpo va a mantener un nivel de glucosa relativamente normal. Sin embargo, el tema del azúcar como agente nocivo puede tener alguna validez, como bien nos explican en el capítulo 5: «...el páncreas segrega además (de la insulina) el factor de crecimiento similar a la insulina IGF-1, el cual, al igual que la insulina, tiene propiedades de estimular el crecimiento y la proliferación celular». Obviamente no quiere decir esto que debemos abstenernos de ingerir azúcar totalmente.

¿Cómo es que se produce el cáncer y cómo puede la dieta evitarlo? Son múltiples las causas del cáncer y el origen de un cáncer de pulmón es muy diferente al de un cáncer de mama, para tomar solo un ejemplo. Sin embargo, sabemos que hay un denominador común para todos los tumores malignos y es el daño al material genético de las células, el llamado ADN. Al estropearse este ADN, que es el material que esencialmente dirige las funciones de crecimiento y reproducción de las células, esto a su vez causa que la célula normal comience a crecer desordenadamente, sin control, y que pueda desarrollar la capacidad de metástasis lo cual le permite invadir otros órganos y destruirlos, ejecutando así al huésped. Con este principio en mente, es lógico pensar que cualquier alimento tóxico al ADN puede causar cáncer y que cualquier alimento que proteja del daño al ADN pueda servir como preventivo. Es de ahí de donde proviene la noción de los antioxidantes como fuente de prevención del cáncer. Los antioxidantes nos protegen de los llamados *radicales libres*, que son productos tóxicos que pueden averiar el ADN de las células normales. Una de las fuentes principales de antioxidantes en la dieta son las frutas frescas. Es por esta razón que los oncólogos las hemos recomendado como parte esencial de la dieta. Nos indican muy atinadamente los autores, en el capítulo 5 de este libro, que «en la década de los 90, la relación de causalidad entre el consumo de frutas y verduras y la disminución del riesgo de desarrollar ciertos tumores era de grado alto y en la actualidad es de grado medio». Y me pregunto yo, ¿no es posible que el efecto beneficioso de las frutas se ha ido cancelando a través de las últimas décadas debido a que las frutas provienen cada vez mas de árboles contaminados con cancerígenos? ¡Cuidado con esas frutas del supermercado que lucen tan hermosas y saludables! Asegúrense de que no provienen de árboles regados con pesticidas y herbicidas, ya que pueden ser una fuente importante de cancerígenos.

Otro problema común ocurre cuando se trata de aislar algunos componentes de las frutas que se piensa son beneficiosos como es el caso del resveratrol. Este compuesto proveniente de la piel de la uva, se piensa puede ser responsable de los efectos beneficiosos del vino en lo que llamamos *la paradoja francesa*. Sin embargo, hasta ahora no se ha tenido éxito en reproducir los efectos utilizando este compuesto en píldoras. Esto añade un tercer nivel de complejidad pues se piensa que quizás estas sustancias pueden actuar en conjunto con otras en la naturaleza y por tanto convertirlas en una píldora puede que no surta el resultado esperado. Quizá sea necesario consumir el resveratrol en su forma natural ya sea en el vino o en la uva. Inclusive se ha determinado que algunos componentes tales como la vitamina A y la vitamina E, cuando se administran en píldoras pueden promover el cáncer en vez de protegernos de él. Nos queda mucho por aprender, es evidente.

La cúrcuma o turmeric es el ingrediente que le imparte el color amarillo al muy popular curry de la cocina india. Estudios de laboratorio indican que esta sustancia tiene efectos beneficiosos por virtud de su capacidad de inducir la muerte de las células malignas que crecen en un medio de cultivo en el laboratorio. Nos queda por comprobar si este efecto es reproducible al ingerir este ingrediente en nuestra dieta, pues no existen estudios clínicos para demostrarlo. Cabe nuevamente repetir que estamos en pañales en cuanto a los efectos tanto nocivos como beneficiosos de muchos de estos alimentos. Pero como muy bien nos explican en este libro, «la ausencia de una certeza científica no debe utilizarse, a nuestro entender, como excusa para no actuar». En otras palabras, cuando no existe prueba científica contundente hay que usar el sentido común: la cúrcuma no es nociva para la salud y sobra decir que el curry es muy sabroso. Si no es dañino y es sabroso, ¿por qué no disfrutarlo? Quién sabe si de aquí a unos años encontramos que disminuye el riesgo de cáncer.

Este es un libro destinado al público en general interesado en mantenerse sano, pero también lo recomiendo seriamente a quien padece o ha padecido cáncer. A pesar de que toca un tema que se puede considerar científico, el abordaje es muy sencillo y los mensajes son fáciles de comprender.

Concluyo este prólogo parafraseando a Honoré de Balzac: «Y él, al igual que muchas personas hastiadas, tenía pocos placeres que le quedaban en la vida excepto la buena comida y bebida». Disfruten de este magnífico libro con una nota de precaución: no se excedan en las dosis porque la obesidad está ligada al cáncer. Disfruten de la gastronomía... con moderación y con ejercicio.

Fernando Cabanillas, MD
Catedrático adjunto del Centro de Cáncer MD Anderson,
Houston, Texas
Catedrático de la Escuela de Medicina
Universidad de Puerto Rico
Director del Centro de Cáncer Hospital Español Auxilio Mutuo,
San Juan, Puerto Rico

CAPÍTULO 1

MARCANDO EL RUMBO

¿Qué aporta de especial este libro?

Libros sobre alimentación y cáncer hay muchos. Algunos se basan en la experiencia personal de su autor, otros focalizan su atención en las propiedades anticancerígenas de ciertos alimentos y muchos proponen recetas anticancerígenas. En general, todos ellos son libros de buena calidad y están bien documentados.

¿Por qué editar, entonces, uno más? Precisamente, porque no queremos que sea uno más; aspiramos a que sea diferente. Su lectura te aportará conocimiento. Sin duda, aprenderás mucho sobre alimentación y cáncer pero, lo que cambia, es nuestra forma de transmitirte dicha información. Te presentamos esta mezcla entre libro de divulgación con aires de componente científico. Volverás a definir lo que entiendes por una buena alimentación y diseñarás tu propio patrón alimentario. Será tu estilo personal de alimentarte en el día a día. Nos alejaremos de la típica visión reduccionista, en la que hay «alimentos buenos» que nos protegen de la enfermedad y «alimentos malos» que nos hacen enfermar. Valoraremos las sustancias de ciertos alimentos y sus propiedades, pero sin olvidar que el alimento en todo su conjunto representa mucho más que la suma de sus partes. Trataremos también muchos temas prácticos —qué comprar, dónde comprar y cómo cocinar— para finalmente integrar todos los datos y ponernos... ¡manos a la obra!, para aplicar, en tu vida diaria, todo lo aprendido. Aspiramos a despertar en ti ilusión. La ilusión por probar una forma diferente de alimentarte. El deseo de abrir tu mente a un nuevo concepto de «comer bien».

Alimentación, nutrición y cáncer: una aproximación entre la ciencia y el sentido común

La ciencia que estudia la relación entre la alimentación, la nutrición y el cáncer está en fase de nacimiento. Se han publicado miles de estudios, sobre todo, desde 1990, lo que ha permitido que en la actualidad se acepte que la alimentación tiene un papel importante tanto en el desarrollo como en la prevención del cáncer.

Hay mucha información proveniente de estudios de laboratorio. Los estudios con seres humanos a gran escala resultan complejos de planificar, realizar e interpretar. Por ello, es necesario buscar métodos más fiables para recopilar la información. Esto implica que los estudios científicos presentan limitaciones, por lo que habrá que aprender a interpretar sus conclusiones. Uno de los objetivos principales de este libro es constatar la verdad científica del momento —la evidencia científica—, es decir, lo que se sabe en esta materia a día de hoy. Lo que hemos descubierto tras la evaluación y análisis de los estudios publicados es que no existen verdades absolutas, sino datos más consistentes y otros menos consistentes, y los vamos a compartir contigo. Por lo tanto, la información que te vamos a ofrecer no hay que interpretarla como si fuera un dogma infalible y vamos a explicarte por qué esto es así, fomentando tu espíritu crítico. Tienes la opción de esperar hasta que la comunidad científica ofrezca datos más concluyentes o hacer uso de los conocimientos disponibles en la actualidad. Allí donde acaba la ciencia, podemos tener presentes el principio de precaución y el sentido común.

La ausencia de una certeza científica no debe utilizarse, a nuestro entender, como excusa para no actuar.

Estamos cansados de los superalimentos y dietas milagrosas. Es momento de que, con espíritu crítico, analicemos conjuntamente la información científica existente. No obstante, el análisis de los estudios publicados también pone de manifiesto que ciertos alimentos poseen propiedades anticancerígenas.

Presente y futuro: verdades provisionales

Aunque actualmente se sabe más que nunca sobre alimentación, lo que se conoce es insignificante, si lo comparamos con lo que queda por descubrir. La colaboración de tres disciplinas, que hasta hace poco operaban de manera independiente —la nutrición, la genética y la biología molecular—, permitirá, casi con seguridad, descubrir los mecanismos más profundos de esta relación. A día de hoy, aún no conocemos bien la composición de los alimentos que consumimos, y menos aún cómo interaccionan con nuestros genes. Es probable que, en un futuro más bien cercano, algunos consejos dietéticos estén basados en esta relación. Sabemos cómo interaccionan los componentes de algunos alimentos entre sí, pero este conocimiento es insignificante en el universo de las interacciones posibles. Por todo ello, no dudamos en afirmar que, en medicina, funcionamos casi siempre con verdades provisionales y lo que es válido hoy puede que no lo sea mañana.

No queremos vender humo. No pretendemos ser fatalistas, ni exageradamente optimistas. Apostamos por ser realistas.

Con informar no basta

El recorrido básico del libro transcurre a través de dos ejes principales. El primero, de carácter científico-informativo, parte de un enfoque reduccionista, basado en el estudio de las sustancias anticancerígenas o procancerígenas que contienen los alimentos, y concluye en un enfoque integrador que valora en su conjunto los patrones o forma habitual de alimentarnos, así como su relación con el cáncer. El segundo eje trata de qué alimentos comprar, dónde hacerlo y cómo cocinarlos para minimizar el riesgo de desarrollar un cáncer. «Manos a la obra» representa un resumen de todo lo aprendido, que culmina con el diseño de tu propio patrón alimentario. No nos conformamos con enseñarte, ni tan siquiera con que aprendas, aspiramos a que te lances a practicar. Y esto... es lo verdaderamente difícil.

Sin embargo, **saber no implica cambiar**. La información es el primer paso para que crezcas e introduzcas cambios, pero la clave está en utilizar todos esos conocimientos y atreverse a dar el paso decisivo: ¡la puesta en práctica! Y no es sencillo, ya que saber lo que deberíamos hacer y hacerlo son dos cosas bien distintas. Para culminar esta tarea, contamos con la colaboración de Andoni Adúriz y su equipo. Ellos han diseñado una serie de recetas basadas en la información científica disponible a día de hoy. Deseamos que te ayuden a iniciarte y te aporten ideas para inspirarte y echar a andar con ilusión.

El maestro llega cuando el alumno está preparado

Este libro nace con un objetivo claro: intentar ayudar a prevenir el desarrollo de un cáncer. Y ¿por qué solo lo intenta en vez de... ayudar, con mayúsculas? Sencillamente porque el resultado final depende de ti. Eres tú quien tiene que ponerlo en práctica.

El cuerpo humano tarda años en deteriorarse. En el caso de muchos tumores, desde que se inician hasta que se manifiestan y se detectan, han podido transcurrir muchos años. La mayor parte del libro está dedicada a prevenir, mediante la alimentación, el riesgo de desarrollar un cáncer. En este sentido, creemos que tu alimentación desempeña un papel más importante como labor **preventiva** que curativa.

Existe una relación entre la alimentación, la nutrición y el desarrollo o prevención de ciertos tipos de cáncer. Lo ideal es practicar una alimentación equilibrada, que te proporcione abundantes sustancias anticancerígenas y escasas procancerígenas; todo ello, en el marco de una dieta que se ajuste a tus necesidades calóricas y en la que predominen los alimentos con una carga glucémica baja o moderada. No creemos en los alimentos milagro ni pensamos siquiera que consumiendo ciertos alimentos nunca vayas a padecer un cáncer. Pero creemos firmemente que llevando un patrón alimentario equilibrado, minimizarás el riesgo de padecerlo. Hay mucho que ganar, ¿no te parece?

Somos conscientes de que no todos los lectores se hallan en la misma posición en la parrilla de salida. No todos han hecho el mismo recorrido, ni tienen los mismos objetivos. Tampoco las mismas motivaciones, deseos, ilusiones, preocupaciones... Aspiramos a ser tu entrenador personal: informarte, explicarte las ventajas, advertirte de los inconvenientes, ayudarte a planificar, motivarte... Están en nuestro punto de mira todas aquellas personas que quieran minimizar mediante la alimentación el riesgo de padecer un cáncer, pero serás tú quien decida si avanzas o retrocedes, si caminas o te detienes. Y sobre todo, serás tú quien defina la meta final, hasta dónde estás dispuesto a llegar.

Comer con conciencia

Si te encuentras perfectamente: ¿qué razones hay para que cambies? Buena pregunta. Antes de zambullirse en cualquier cambio, es necesario reflexionar. ¿Sabes cómo te alimentas o tienes una idea más bien general? También deberás tomar conciencia y conocer tu punto de partida. Mediante una sencilla tabla te animaremos a que anotes lo que comes. Bastará con una semana, máximo quince días. Después ¡a contar! De este sencillo modo, sabrás con exactitud las raciones de verdura que has comido, las raciones de pasta, pescado, carne, las piezas de fruta, los alimentos procesados... Se trata de que evalúes si precisas un cambio y qué aspectos podrías mejorar. Es probable que te sorprendas y descubras que tenías una idea equivocada sobre tus hábitos alimentarios.

Somos animales de costumbres. Todo cambio entraña cierta dificultad, y más cuando se trata de un hábito muy instaurado, como son nuestros hábitos alimentarios.

Cuando estamos motivados para lidiar con ello, se convierte en un reto. Cuando no lo estamos, vencer la resistencia psicológica al cambio cuesta más. Habituar el paladar a nuevos sabores y texturas no será tarea fácil. Modificar tus hábitos de compra te llevará un tiempo. Es probable que muestres cierta resistencia a realizar combinaciones a las que no estás acostumbrado y a introducir nuevas maneras de organizar tus menús.

Sortearás las «trampas psicológicas» si te **organizas bien** desde el principio y no empiezas de manera anárquica. El cambio implica una relación diferente con los alimentos. Porque creemos que es sumamente importante **planificar** bien los diferentes pasos a dar, hemos dedicado un capítulo del libro a esta tarea.

Qué comprar, dónde hacerlo y cómo cocinarlo

Si, tras el periodo de reflexión has decidido introducir cambios en tu dieta, deberás manejar tres cuestiones básicas:

- Qué alimentos comprar.
- Dónde comprar dichos alimentos.
- Cómo cocinarlos.

La prevención de muchas enfermedades empieza con la cesta de la compra. **Decidir lo que compras** implica decidir con qué alimentarás tus células. Te ayudaremos a que elijas alimentos que contienen abundantes sustancias anticancerosas, pero de ti dependerá que los compres o no. Como no existe ningún alimento que posea todas las moléculas que actúan en todos los procesos relacionados con el cáncer, insistiremos en la importancia de la variedad y de la adecuada combinación de los mismos.

En cuanto a **dónde comprar**, la idea principal se centrará en la compra de alimentos de origen biológico antes que los alimentos convencionales. Debido a que se trata de una cuestión controvertida, reflexionaremos para que te formes tu propia opinión y decidas tú a este respecto.

Sabemos que el abanico de lectores que puede estar consultando este libro es muy amplio y, por lo tanto, el perfil de lector muy variado. Una persona que en su estilo de vida ha optado por consumir frutas y verduras, elige alimentos con fibra dietética, limita el consumo de carnes rojas y procesadas y de alimentos procesados industrialmente... lleva ya un camino recorrido, y lógicamente, para esta persona, tendría sentido la recomendación de comprar alimentos lo menos contaminados posible.

Pero si el lector lleva otro estilo de vida, consume alcohol y tabaco, come abundantes carnes rojas, apenas toma frutas y verduras... tendrá que empezar por introducir cambios mucho más básicos. Para este lector, saber si una lechuga contiene trazas de tóxicos será un dato irrelevante en el conjunto de su patrón alimentario.

En lo referente a **cómo preparar y cocinar**, insistiremos en la idea de que la manera de cocinar los alimentos influirá en sus propiedades nutritivas. Nuestro objetivo se centrará en que consigas platos sabrosos y a su vez te beneficies de sus propiedades nutritivas y reduzcas la formación de compuestos cancerígenos. En la medida en que los cuides, ellos cuidarán de ti.

En este libro no vas a encontrar propaganda ni venta de ningún test genético ni de suplementos nutricionales que te prometan beneficios para tu salud. Tienes en tus manos un libro cuyo principal deseo es que aprendas a diseñar tu propio patrón, tu estilo habitual de alimentarte, y que logres con ello disminuir el riesgo de padecer un cáncer.

Gastronomía y salud: asignatura pendiente

Tradicionalmente, los cocineros han sido educados para hacer disfrutar al comensal y no tanto para ofrecer salud. Sin embargo, el objetivo hoy en día se centra en preparar platos sabrosos, pero conservando las propiedades nutritivas de los alimentos. Para ello, hemos preparado recetas de cocina sencillas y fáciles de elaborar que, al principio, te sirvan de ejemplo y guía. Andoni, más allá del lucimiento personal, ha centrado su esfuerzo en la elaboración de un recetario para el día a día, buscando que incluso las personas con poca práctica tengan éxito en esta tarea.

Cada receta va acompañada de una justificación de la misma y una evaluación de su grado de dificultad. A partir de ellas y con los conocimientos que adquieras con la lectura del libro, estarás en condiciones de dar rienda suelta a tu imaginación y crear tus propios platos. Practicar una dieta anticáncer no es estar a régimen. Nuestro objetivo es que mantengas una buena relación con los alimentos. Que te beneficies de sus propiedades nutritivas y que al mismo tiempo sigas disfrutando de la cocina y sus sabores. No solo nos sentamos a comer y nutrirnos. Nos sentamos para compartir y disfrutar. Experimenta y atrévete a crear platos sabrosos que te ayuden a preservar la salud.

Alimentación y nutrición durante el tratamiento oncológico

El libro dedica un capítulo a las pautas de alimentación durante el tratamiento y la convalecencia de un cáncer. Se aborda la problemática de las personas que han sido diagnosticadas de un cáncer y están siendo tratadas con cirugía, quimioterapia y radioterapia. El enfoque es diferente al preventivo, ya que en esta fase, y dependiendo del tipo de tumor, el problema puede radicar simplemente en poder comer. Veremos que la alimentación tendrá que adaptarse a cada situación concreta y a cada persona en particular. Nosotros deseamos ayudarte en esta tarea, muchas veces difícil, aportando consejos y pautas de alimentación para las personas que sufren los efectos secundarios del tratamiento oncológico.

Cómo leer este libro

Los capítulos de este libro siguen un orden lógico, lo que te permitirá entender los conceptos sin perderte en el camino. Los primeros capítulos tienen un carácter «científico-informativo» y sientan las bases para que asimiles mejor las recomendaciones posteriores.

El libro te aportará mucha información. En términos nutritivos, el libro necesita ser predigerido, para posteriormente ser digerido. Los conceptos clave son fácilmente identificables y no hace falta memorizar nada. Además, hemos dispuesto un «rincón del vago» para los que tenéis prisa y queréis soluciones rápidas e inmediatas. Las ideas principales y las conclusiones las encontrarás en este apartado, al final de cada capítulo.

Sin embargo, no es un libro para andar con prisa. Tampoco un libro de los que lees y aparcas en la estantería. Aspira a ser subrayado y consultado con frecuencia. Las numerosas tablas y cuadros que contiene te permitirán un acceso rápido y sencillo para que consultes y repases la información.

CAPÍTULO 2

ALIMENTACIÓN, NUTRICIÓN Y CÁNCER

Viejos mitos, nuevas realidades

En la actualidad, se acepta que la dieta desempeña un papel importante tanto en el desarrollo como en la prevención del cáncer. Si bien durante muchos años esta afirmación supuso un amplio debate, resulta incuestionable a día de hoy. Desde principios de los años 90, la publicación de estudios en esta materia ha sido cuantiosa. Su análisis ha permitido a los expertos ofrecer consejos a la población en materia de alimentación y cáncer.

Si bien queda aún mucho camino por recorrer, la información recopilada ha servido para conocer numerosas sustancias con propiedades anticancerígenas que contienen ciertos alimentos y para establecer asociaciones entre el modo de alimentarse en diferentes lugares del mundo y el riesgo de desarrollar un cáncer.

El desafío actual es cómo utilizar la información disponible de la mejor manera posible. Algunos alimentos contienen sustancias que, en el laboratorio, han demostrado tener propiedades anticancerígenas. Sin embargo, se desconoce qué cantidad de esas sustancias debemos consumir para provocar cambios en las células. Por ejemplo, el brócoli tiene sustancias capaces de modificar la expresión de un gen, pero desconocemos cuánto brócoli y con qué frecuencia se deberá consumir para obtener los efectos deseados. Una cuestión es aislar en el laboratorio las sustancias que contienen los alimentos, ponerles nombres y apellidos e intentar descubrir sus propiedades y sus mecanismos de acción. Otra bien diferente, conocer lo que ocurre con esas sustancias en el interior del cuerpo humano, saber cómo interaccionan entre sí cuando se ingieren con los alimentos. Para empezar, no sabemos qué cantidad de esas sustancias se absorbe en el aparato digestivo. Tampoco podemos predecir cuántos de los nutrientes absorbidos van a ser utilizados por nuestras células, ya que dependerá de las necesidades de cada momento. Aunque te parezca sorprendente, los alimentos que introducimos en la boca no controlan nuestra nutrición. Lo que hace nuestro organismo con ellos es lo verdaderamente determinante y no tenemos datos fiables de la digestión, absorción y metabolización, es decir, de todas las reacciones químicas que ocurren una vez que los alimentos han sido ingeridos. Además, no todos los alimentos de una misma familia presentan la misma composición. Por ejemplo, dos tomates pueden contener diferente cantidad de sustancias dependiendo del clima, del suelo o del momento en que han sido recolectados. Quizás ahora puedes comprender por qué no te vamos a recomendar una dosis concreta de alimentos a modo de medicina «come a diario 300 gramos de brócoli al vapor». Sería pura especulación, crear falsas expectativas y ofrecerte un libro fácil, pero nuestras conciencias como autores no descansarían tranquilas. Sin embargo, los estudios sugieren que el consumo constante, varias veces al día y todos los días, de ciertos grupos de alimentos reduce el riesgo de desarrollar cierto tipo de tumores.

En la misma línea, habrá alimentos que no debes consumir o que, de hacerlo, debería ser con moderación u ocasionalmente. No te podemos ofrecer datos concretos sobre cuánto puedes «pecar» sin que te pase factura. Las personas mostramos diferencias sustanciales en la predisposición al desarrollo del cáncer, tanto en la respuesta a los factores protectores, así como a los agentes causantes. Eso se traduce en que no todas las personas que se alimentan con abundante cantidad de sustancias anticancerígenas en su dieta van a protegerse de la misma manera, ni que a todas las que incorporen en su dieta compuestos con capacidad cancerígena les vaya a perjudicar por igual. Las investigaciones actuales apuntan que, además de lo que pueden aportar los alimentos que comemos, influyen factores hormonales, metabólicos y genéticos propios de cada persona. Toda esta complejidad dificulta de manera enorme la realización de estudios en este campo.

Nuestro principal objetivo a día de hoy es prevenir la aparición de un cáncer o interferir en el desarrollo de focos tumorales iniciales. Esto quiere decir que, para algunos tumores, podremos crear un entorno hostil que dificulte su desarrollo y crecimiento. En la práctica, una alimentación equilibrada y variada en alimentos que contienen sustancias anticancerígenas resulta útil para la **prevención** de algunos tumores. Sin embargo, no se sabe si la alimentación y la nutrición modifican el pronóstico de un tumor ya diagnosticado, ya que no se dispone de suficiente información científica al respecto. Algunos textos presentan casos concretos de personas que se curaron o mejoraron de manera sustancial gracias a las modificaciones efectuadas en su alimentación. Son casos aislados, que no han sido estudiados al detalle, y de los que se desconoce qué porcentaje de responsabilidad tuvo la alimentación en la mejoría. No obstante, las personas que hayan padecido un cáncer tendrán que analizar con la mayor precisión posible cómo se han alimentado a lo largo de su vida, de cara a organizar posibles cambios. De momento, quédate con la idea de que ciertos alimentos te ayudan a preservar tu salud, pero sin olvidar que no existen recetas mágicas.

Hasta hace poco tiempo, la ciencia de la alimentación y la nutrición caminaba por separado y había alcanzado un punto en el que le resultaba muy difícil su avance. Recientemente, la fusión de esta ciencia con otras culturas científicas diferentes como la genética y la biología molecular resulta esperanzadora y creemos que permitirá desenmascarar, en el futuro, algunos enigmas. El futuro de lo que podría llamarse la *oncología nutricional* está ya en marcha.

Para qué prevenir: ¿acaso no está todo escrito en los genes?

Vivimos en la era de la genética. A nivel popular, se utiliza este término sin que se sepa muy bien el alcance de su significado. Es frecuente identificar el término *genético* con el término *hereditario*. El cáncer es una enfermedad genética. Pero, que lo sea, a diferencia de lo que la mayoría de la gente piensa, no necesariamente implica que sea hereditaria. Por suerte, solo entre un 5 y un 10 % de los cánceres lo son y, sin embargo, el 100 % de los cánceres tienen causa genética. *Genético* significa que el origen radica en una alteración de los genes, pero no por ello se hereda necesariamente la enfermedad.

La doctrina del **determinismo genético** prevaleció en la comunidad científica durante años y se ha impregnado en la conciencia colectiva de la sociedad. Este es el motivo por el que gran parte de la población cree aún que el cáncer es una enfermedad que no se puede prevenir, ya que «todo está escrito en los genes y nada se puede cambiar». El proyecto genoma humano catalogó los 23.688 genes del ser humano. No existen dos genomas humanos idénticos. Incluso los genomas de los gemelos idénticos no son absolutamente iguales, ya que surgen mutaciones durante su desarrollo. Cada ser humano, presenta en su genoma 60 mutaciones nuevas que no se hallan en el de sus progenitores. El genoma, por sí solo, poco nos dice acerca de cómo funcionamos. Una cuestión es el conocimiento de cuántos genes integran nuestro genoma y otra bien diferente es conocer el funcionamiento de ellos y es en este aspecto, donde aún queda mucho camino por recorrer.

A medida que avanzan las investigaciones, la teoría del determinismo genético va perdiendo protagonismo, tal y como lo vamos a ver a continuación.

MISMOS GENES PERO DIFERENTES RESULTADOS: ¿CÓMO ES POSIBLE?

En el año 2003, se realizó un sorprendente experimento con ratones en la Universidad de Duke, en Durham (Estados Unidos). Los roedores habían sido específicamente criados para que portaran un gen que provocaba la palidez en el pelo y una tendencia a la obesidad. Los investigadores los dividieron en dos grupos. En el grupo control, todos recibieron su dieta habitual. Los machos gordos y amarillos se aparearon con hembras gordas y amarillas y tuvieron una descendencia de crías gordas y amarillas, como era de esperar. En el grupo experimental, los ratones también se aparearon, pero las hembras tuvieron unos cuidados prenatales diferentes a los del grupo control. A su dieta habitual, se añadieron suplementos vitamínicos que incluían vitamina B_{12} y ácido fólico. Los resultados sorprendieron a la comunidad científica ya que, en el grupo experimental, las hembras gordas y amarillas que se aparearon con machos gordos y amarillos tuvieron crías delgadas y marrones. El misterio se incrementó más cuando un examen genético del ratón marrón y flaco mostró que sus genes eran los mismos que los de sus padres. El gen que portaba la palidez y la obesidad seguía en su sitio. ¿Qué había ocurrido? Algunas moléculas presentes en los suplementos vitamínicos llegaron a los embriones de los ratones, desactivaron este gen y suprimieron sus instrucciones. Este proceso, que implica la **inactivación** y que evita la expresión de un gen, se denomina *metilación del ADN*. Una misma serie de genes induce distintos resultados, dependiendo de los genes que hayan sido metilados. El impacto de esta investigación fue considerable, ya que eliminó la convicción del determinismo genético imperante. En este sentido, **la epigenética** hace referencia a procesos que inducen cambios en la expresión de los genes, sin que se altere su estructura química. Es la manifestación del ambiente sobre la genética y afecta a los periodos prenatales, perinatales y posnatales.

Uno de los principales investigadores en este campo es el doctor J. M. Ordovás, científico español afincado en Boston, quien afirma que nuestros genes son consecuencia de la adaptación de la especie al entorno durante millones de años. Los genes han tenido que adaptarse a los cambios climáticos extremos o a cambios radicales en la alimentación a lo largo de la evolución humana. Antes se creía que no era posible cambiar el destino de ellos. Hoy se sabe que no somos algo aislado, sino el resultado del diálogo del genoma con el entorno, y parte de ese entorno es la dieta.

Este diálogo se hace a través de lo que llamamos **epigenoma,** una serie de diminutas etiquetas químicas que, en función de factores como la dieta, clima, pautas de sueño, sustancias contaminantes del entorno, estrés, etc., se pegan o se despegan del ADN y activan o desactivan los genes. Como apunta el doctor Ordovás, son como puntos, comas, puntos suspensivos o puntos aparte que no cambian las letras del texto, pero modifican el sentido de la frase.

Estas marcas epigenéticas comienzan a instalarse encima de los genes en la etapa fetal y se verán influidas por las características del embarazo, como que la madre sea consumidora de tabaco y alcohol o que los embarazos transcurran en periodos de hambruna. Al nacer, la alimentación, los cuidados y el ambiente en que se vive seguirán produciendo más cambios epigenéticos.

Desechemos la idea del gen como algo estático, que no puede cambiar. La información de un gen se activa o desactiva en función de las influencias del entorno. Las diferencias entre las personas son el resultado no solo de la disposición de los genes heredados sino de cómo repercuten en ellos los diferentes entornos a los cuales el individuo se expone. La idea de que casi la totalidad de la actividad de tus genes está afectada por factores externos a las células ha desbancado la idea del determinismo genético.

Nutrigenómica y nutrigenética

La genética nutricional estudia las interacciones del genoma con las sustancias bioactivas que contienen los alimentos. Su principal objetivo es ofrecer a las personas un tratamiento nutricional basado en el genotipo individual, a través de dos ramas principales: la nutrigenómica y la nutrigenética. Esta nueva concepción de la nutrición ha sido posible gracias a los avances obtenidos en biología molecular, genética y nutrición.

La nutrigenómica analiza el efecto de los nutrientes en la expresión y respuesta de los genes. Los genes son fracciones o segmentos del ADN y es posible modificar su expresión sin necesidad de alterar su estructura química. Algunas sustancias alimentarias encienden o apagan unos interruptores presentes en los genes y logran que la información de ese gen se manifieste o se silencie. Componentes de la dieta como los folatos, la colina, la metionina y la betaína pueden inhibir la expresión de un gen. La falta de ciertas vitaminas o minerales en la dieta puede incrementar el riesgo de desarrollar un cáncer y puede alterar los patrones de activación o inactivación de los genes, lo cual tiene consecuencias en la expresión genética.

La nutrigenómica tiene implicaciones en la prevención y tratamiento del cáncer. La expresión de nuestros genes depende, en gran medida, de los alimentos que comemos, si bien, cada uno de nosotros respondemos de manera diferente a un mismo alimento. Las transformaciones que sufren los alimentos en el interior de nuestro organismo requieren que un número importante de genes se activen de manera coordinada. Los genes codifican proteínas que actúan en las células y hacen que estas funcionen de un modo concreto. Cuando una molécula presente en los alimentos inactiva un gen, evita que este se exprese, es decir, que codifique unas proteínas con unas funciones concretas. Por ejemplo, los oncogenes son genes que pueden inducir la formación de tumores. Hay moléculas presentes en los alimentos que impiden la activación de estos oncogenes y, por lo tanto, previenen la aparición de tumores. También hay moléculas que activan los genes supresores de tumores. Son moléculas que inducen a que estos genes que tienen capacidad de suprimir tumores se expresen y, por lo tanto, nos protegen de desarrollar un cáncer.

La nutrigenética, en base a estudios genéticos personalizados, ofrece a cada individuo consejos sobre los diferentes alimentos que debe consumir u omitir. Mediante un análisis de laboratorio se pueden estudiar veinte mil genes y conocer si el riesgo de diabetes de una persona es un 50 % superior al resto de la población o si el riesgo de obesidad es nulo. En base al diagnóstico genético, se pueden ofrecer consejos en materia de alimentación. Afecciones como la diabetes tipo II, algunos tipos de cáncer y las enfermedades cardiovasculares se pueden prevenir, o retrasar su aparición, con modificaciones del estilo de vida.

La prevención es nuestro objetivo

En materia de cáncer, la alimentación se integra dentro de lo que se denomina *prevención primaria*. Su objetivo es prevenir la aparición de las enfermedades. En la actualidad, disponemos de suficiente información científica como para afirmar que la prevención de algunos tipos de tumores es posible mediante una correcta alimentación y nutrición. Si echamos la vista atrás, se aprecia que la prevención y el cáncer no siempre caminaron juntos. La teoría del determinismo genético no invitaba a tener una mentalidad preventiva. Sin embargo, el cambio de paradigma actual nos lo permite, ya que lo que cuenta no son solo tus genes, sino lo que haces con tus genes.

En la búsqueda imperativa de un tratamiento efectivo se ha hecho caso omiso a la prevención. Se pensaba que con las grandes inversiones realizadas se ganaría la batalla, tal y como había ocurrido en el pasado con otras enfermedades.

Los profesionales de la salud son cada vez más conscientes

de la relevancia del enfoque integral, que involucra todo lo relacionado con el estilo de vida. Es necesaria la creación de una cultura del «ser consciente» y del autocuidado de la salud. No debes olvidar que a lo largo de tu vida, tu salud dependerá principalmente de ti y no de tu médico. En todas las enfermedades relacionadas con el estilo de vida, lo que existe es un fracaso educativo, antes que médico, y es en este contexto donde la alimentación tiene un rol importante.

Teniendo en cuenta que necesitas alimentarte entre tres y cinco veces al día, día tras día, toda tu vida, concluirás que el funcionamiento de cada una de tus células dependerá de los alimentos que ingieres y de cómo estos alimentos interaccionan con ellas. La investigación de las relaciones entre la dieta y el cáncer es compleja, ya que todos los días ingerimos miles de sustancias bioactivas presentes en los alimentos. La nutrición representa una de las áreas de la ciencia más complicada, puesto que no conocemos del todo a nuestros alimentos y, a su vez, cada uno de nosotros somos diferentes en la interacción con la dieta. Cabría pensar que dos personas que comen lo mismo se nutrirán de manera idéntica. Aunque existan parámetros generales, cada uno de nosotros absorbe, metaboliza y utiliza los nutrientes de un modo particular.

> En materia de salud, ten siempre una mentalidad preventiva.
> El momento de aprender a nadar no es cuando el barco se hunde.

EL ESTILO DE VIDA PUEDE PREVENIR O FACILITAR EL DESARROLLO DEL CÁNCER

Cómo te alimentas, las horas que duermes, los tratamientos farmacológicos a los que te sometes, tu profesión, si practicas actividad física o eres sedentario, si eres obeso, si consumes alcohol y tabaco, si vives en un medio rural o urbano, en un país con muchos o pocos recursos económicos, las costumbres y cultura de tu país... Todos estos factores se incluyen en el estilo de vida y actualmente se sabe que influyen en el riesgo de desarrollar un cáncer.

Numerosos estudios concluyen que la incidencia de los diferentes tipos de cáncer puede ser modificada como resultado de los cambios en los patrones que afectan al estilo de vida. Esto se aprecia claramente en los movimientos migratorios de la población, que traen consigo modificaciones en los patrones de la dieta, actividad física y perfil de enfermedades. Veamos algunos ejemplos que hacen referencia a las poblaciones migratorias. El cáncer de próstata es poco común en Japón. Sin embargo, la frecuencia de este cáncer aumentó diez veces entre los japoneses que emigraron a Hawái, hasta acercarse a la de los hawaianos de origen. A la inversa, la elevada cifra de cáncer de estómago, característica de la población japonesa, disminuyó considerablemente entre los emigrantes para aproximarse a la de los hawaianos.

Un estudio publicado en 1980 puso de manifiesto que la frecuencia del cáncer de mama se triplicó en la primera generación de mujeres japonesas que emigraron a Hawái y se quintuplicó en la segunda. El cáncer de colon y recto se multiplicó por cuatro en la primera generación, pero no se incrementó en las generaciones posteriores. En la misma población, el cáncer de estómago disminuyó a la mitad en la primera generación y siguió disminuyendo en la segunda. Los estudios más recientes realizados con poblaciones migratorias reflejan que la incidencia del cáncer se iguala con la del país de acogida, aproximadamente en la segunda generación. Que la reserva genética de una población no cambie en una o dos generaciones nos hace pensar que la causa de estas modificaciones en la tasa de cáncer se debe, presumiblemente, a factores relacionados con el estilo de vida como el abandono de la dieta tradicional del país de origen y la adaptación a las tradiciones culinarias del país de acogida.

Incluso dentro de un mismo país se aprecian diferencias si se compara la incidencia del cáncer en el medio rural o urbano. En China, la población con cáncer de mama es mayor en zonas urbanas como Shanghái que en zonas rurales. En Italia es significativo el dato relativo al cáncer de estómago. Los registros tumorales evidencian que las zonas de Forlì-Ravena y Florencia presentan un mayor índice de cáncer de estómago. En estas áreas, el tumor gástrico tiene el doble de incidencia que el de la media italiana y es casi cuatro veces superior respecto al centro-sur del país. Se sospecha que el abundante consumo de embutido en las zonas afectadas puede tener cierta relación con este evento.

Un dato muy revelador lo aportan los estudios con gemelos idénticos que comparten el mismo ADN. En ellos se confirma que la mayoría de los cánceres no se originan a partir de defectos genéticos. Un estudio con más de 44.000 gemelos mostró que el factor que más contribuía a la aparición del cáncer era el medio ambiente. Muchos años de exposición a un entorno diferente para cada gemelo produjo un patrón distinto en la expresión de sus genes. Esos estudios señalan que el factor que más contribuye a la aparición del cáncer, en contra de lo que se podría pensar, es la interacción de los genes con el medio ambiente.

En resumen, el estilo de vida no lo es todo, pero influye en el aumento o la disminución del riesgo de desarrollar un cáncer. Este es un dato muy esperanzador, ya que subraya la idea de que la prevención es posible. Sin embargo, aunque practiques un estilo de vida saludable, no estarás exento de padecerlo. Veamos por qué.

El azar y la predisposición individual

Las mutaciones son alteraciones en la estructura química de los genes que pueden originar células cancerígenas. La ciencia nos permite saber que algunas mutaciones se producen al azar. De hecho, un estudio publicado el 1 de enero de 2015 afirma que un 65 % de las mutaciones se producen al azar.

Este estudio también plantea aspectos confusos y ha sido cuestionado por otros científicos. Sin embargo, nos ofrece unos datos orientativos sobre cómo funciona nuestro organismo. Las mutaciones al azar están ligadas al número de divisiones celulares. Cuantos más años viva una persona, más divisiones celulares se producirán en su organismo y cuantas más divisiones se produzcan, mayor será la posibilidad de que se acumulen errores que provoquen el cáncer. Los autores del estudio que pertenecen a la Universidad Johns Hopkins, en Estados Unidos, utilizaron una analogía para explicar este concepto. «Padecer cáncer puede compararse a sufrir un accidente de tráfico —dijeron—. El estado del coche sería comparable a los defectos genéticos hereditarios. El estado de la carretera serían los factores ambientales y la longitud del trayecto, el factor mala suerte debido a la división celular. Cuanto más largo sea el trayecto, más posibilidades existen de tener un accidente. A lo largo de toda una vida de trayectos, el factor azar tiene un papel cada vez mayor, concretamente dos tercios de todo el riesgo. Lógicamente —concluyen— su valor es inútil para explicar un accidente de tráfico concreto, en el que el peso de los tres factores serán diferentes.» Por otro lado, la mortalidad por cáncer en todo el mundo aumenta y habrá crecido un 45 % en 2030 debido, en buena parte, al envejecimiento de la población. Volviendo a la metáfora, cada vez más gente va a hacer trayectos más largos, por lo que habrá más accidentes. Aunque tú no puedes hacer nada para evitar estas mutaciones al azar, como te comentaremos más adelante, cabe la posibilidad de crear un entorno hostil a su alrededor, especialmente en los tumores de desarrollo lento, para que se mantengan en estado latente y se evite su crecimiento y desarrollo. Por ejemplo, la frecuencia de cáncer de próstata en los asiáticos es varias veces inferior a la de los occidentales. Sin embargo, el estudio de las biopsias practicadas en ambas sociedades muestra que el número de células de próstata en vías de adquirir propiedades cancerosas es prácticamente el mismo. Esto nos lleva a pensar que el estilo de vida es determinante para estimular el crecimiento de focos tumorales iniciales y que estos se manifiesten clínicamente, o para mantenerlos en estado latente, evitando su desarrollo.

Otras mutaciones son debidas al estilo de vida. Curiosamente, es un dato que gran parte de la población minusvalora o no lo tiene en consideración. Resulta peligroso otorgar cuantitativamente un porcentaje de responsabilidad, pero de manera orientativa, algunos autores —no todos— piensan que un 35 % de los cánceres se deben a factores evitables.

Aunque la mayoría de los tumores no son hereditarios, puede existir una susceptibilidad individual incrementada. En otras palabras, no heredas la enfermedad, pero sí una cierta predisposición genética. Los genes nos dicen lo que puede suceder, pero no si necesariamente sucederá. Si una persona presenta variaciones genéticas que le predisponen al cáncer de pulmón y además fuma, está alimentando esa predisposición por la exposición a agentes carcinógenos presentes en el tabaco y tendrá más posibilidades de desarrollarlo. Y a la inversa, si no fuma, es posible que su predisposición genética no culmine en el desarrollo de un cáncer.

Como hoy por hoy no es habitual someterse a un estudio genético para conocer las variaciones genéticas que nos hacen más susceptible a ciertas enfermedades, el abordaje en materia de prevención tendrá que tener un enfoque global y no individual.

Resumiendo, el estilo de vida no lo es todo, pero puede contribuir de manera importante en la disminución del riesgo de padecer algunos tumores.

«La genética carga el arma, el estilo de vida y los hábitos aprietan el gatillo.»

Tuit enviado por el Instituto Americano para la Investigación del Cáncer en la primavera del 2014

Viejos genes para nuevos alimentos: ¿estamos creando un conflicto?

Desde hace millones de años, nuestros antepasados, tanto el Homo erectus como posteriormente el Homo sapiens, eran cazadores-recolectores. Comían todo aquello que les ofrecía la naturaleza: flores silvestres, raíces, setas, semillas, frutas, huevos... También comían lo que conseguían cazar. Ingerían todos los alimentos crudos y su sistema digestivo estaba adaptado a este tipo de alimentación.

El desarrollo de la agricultura y la ganadería, hace aproximadamente diez mil años, permitió al ser humano establecerse en un lugar de forma permanente. Se pasó de ser cazador-recolector a ser agricultor-ganadero, lo que derivó en un cambio tanto en la forma de vida como en el tipo de alimentación. Se comenzó a consumir leche proveniente de la crianza de los animales y cereales que se habían cultivado.

Tuvieron que transcurrir miles de años para que se produjera otro gran cambio sustancial. En el siglo XVIII se descubrió cómo refinar los alimentos. Este procedimiento trajo consigo un aumento cuantitativo del consumo de azúcar.

El siguiente salto llamativo ha llegado con la industrialización de la agricultura y de la ganadería. El objetivo de obtener un alto rendimiento en la ganadería ha supuesto el hacinamiento de los animales, la toma de medicamentos para el engorde rápido y/o para prevenir o tratar las infecciones, la alimentación a base de piensos muy ricos en ácidos grasos omega 6 y la ausencia de una alimentación natural en pastos al aire libre. Respecto a la agricultura, por el mismo motivo, para lograr un alto rendimiento de las tierras, se utilizan pesticidas, herbicidas, fungicidas y todo tipo de abonos químicos.

En los últimos años, la introducción de métodos para la conservación de los alimentos ha permitido transportarlos a largas distancias. Como consecuencia, se está perdiendo el concepto de «producto de temporada», puesto que podemos adquirir prácticamente cualquier alimento en cualquier época del año.

El último eslabón en esta larga evolución ha llegado con la fabricación de los alimentos procesados, alimentos sintéticos como los edulcorantes artificiales y los alimentos modificados genéticamente. Estos últimos, por primera vez en la historia de la humanidad, modifican el patrimonio hereditario genético de las especies vivas.

Las investigaciones genéticas demuestran que nuestros genes han cambiado muy poco en los últimos 40.000 años. Pero, sin embargo, nuestra alimentación ha cambiado de manera radical en los últimos años. La alimentación que ha predominado en la historia de la humanidad es, con gran diferencia, la del cazador-recolector. La alimentación actual, desde una perspectiva histórica, no tiene prácticamente significado en la historia de la humanidad. Si reducimos a 24 horas el tiempo que lleva el ser humano habitando la tierra, este habría sido cazador recolector durante 23 horas y 50 minutos. Durante 9 minutos y 40 segundos habría sido agricultor y ganadero, y solamente 20 segundos habría practicado la alimentación moderna. Sin embargo, estos pocos años (segundos) han supuesto un cambio radical y brusco y nuestros genes nunca habían soportado un cambio tan brusco, en un periodo tan corto de tiempo.

El cáncer no aparece de la noche a la mañana

El desarrollo de un tumor es un fenómeno gradual, que evoluciona por etapas. Puede transcurrir mucho tiempo desde las lesiones de la fase inicial hasta la aparición de las células verdaderamente malignas. Muchos cánceres pasan dos tercios de su vida en la clandestinidad. Desde que aparece la primera mutación en una célula hasta que el cáncer es diagnosticado pueden transcurrir 10, 20 o 30 años, dependiendo del tipo de tumor. Uno de los científicos que investigó con pasión la transición de las células alteradas fue el doctor Georges Papanicolaou. Practicó frotis en el cuello del útero a miles de mujeres, lo que le permitió observar la evolución de las células. Es una prueba de valor incalculable, ya que otorga a las mujeres el acceso a la atención preventiva y reduce de forma considerable la probabilidad de que desarrollen un cáncer. El frotis de Papanicolaou permite a los médicos la intervención en fases iniciales de esa transición y, de ese modo, tratar no el cáncer, sino el precáncer. Es lo que se conoce como *prevención secundaria* o *diagnóstico precoz* de la enfermedad. Algunas áreas del cuerpo, como el cuello del útero o la cavidad oral, permiten acceder, de manera sencilla, a sus tejidos y practicar un frotis. Esta simplicidad no es aplicable a la mayoría de los tejidos u órganos, pudiendo existir lesiones precancerosas que no ofrecen ningún tipo de sintomatología. Las lesiones precancerosas localizadas en el colon o en la próstata pueden tardar más de veinte años en desarrollarse y otros diez años hasta convertirse en un cáncer maduro.

La transformación de las células normales, se puede producir por causas exógenas (alimentos, alcohol, tabaco, tóxicos del medio ambiente, virus), endógenas (radicales libres) y, fundamentalmente, por azar. Cada día, aproximadamente un millón de células sufren daños en el ADN, pero el organismo tiene recursos para reparar este daño o, por el contrario, programar la muerte de estas células alteradas. A veces la célula mutada ni se repara ni se elimina, comienza a proliferar y se multiplica, transmitiendo las mutaciones a las células hijas. Es lo que se denomina **iniciación o primera etapa**. Con excepciones, la iniciación por sí sola es insuficiente para que el cáncer se desarrolle. Las células iniciadas tendrán potencial para la formación de tumores solo si continúa la exposición persistente a agentes cancerígenos. Si un fumador presenta células iniciadas y fuma de manera persistente, facilitará el desarrollo del tumor.

La fase de iniciación puede continuar con la **fase precancerosa o de desarrollo**, que, a su vez, consta de varios subestadios. En ella, ciertas proteínas permiten a la célula crecer de forma autónoma. Eso se traduce en más mutaciones dentro de la célula, que favorecen la proliferación celular, con el crecimiento incontrolado de las mismas. Un detalle muy importante es conocer que esta etapa puede durar entre uno y cuarenta años, dependiendo del tipo de tumor. Durante este tiempo, el desarrollo de estas células precancerosas podría verse favorecido por el consumo frecuente de una dieta hipercalórica, rica en grasas y proteínas de origen animal, así como en azúcares añadidos. Esta dieta podría estimular la secreción de algunas hormonas y factores de crecimiento, que promocionarían el crecimiento de la lesión. Cuando la lesión precancerosa continúa su evolución, termina convirtiéndose en un **cáncer**. Las células malignas adquieren propiedades que les permiten la invasión del tejido donde se hallan. En la última fase, las células pueden extenderse a otros tejidos del organismo, lo que se denomina **metástasis**. Sin embargo, este proceso en varias etapas es típico de los cánceres inducidos experimentalmente, tumores creados en el laboratorio, pero es menos claro en los tumores que se desarrollan en los seres humanos. Como es lógico, sería poco ético realizar esta comprobación en personas.

Los alimentos y las diferentes etapas del cáncer

Se ha comprobado a nivel experimental que algunas sustancias presentes en los alimentos, pueden actuar en las diferentes fases del cáncer. Sin embargo, desconocemos por completo la cantidad y frecuencia con la que tienen que ser ingeridas para que cumplan su función en el ser humano. No queremos que pienses en la prevención del cáncer solo en términos de sustancias o moléculas. Pero estamos iniciando nuestro recorrido y, de momento, quédate con la idea de que hay sustancias que están relacionadas con la prevención del cáncer, aunque representan tan solo una parte del puzle.

Nuestro organismo está en contacto continuo con sustancias tóxicas con capacidad cancerígena. Estas sustancias provienen de los alimentos, del alcohol, del tabaco o de los radicales libres, entre otros. La buena noticia es que moléculas presentes en ciertos alimentos, bloquean y eliminan estas sustancias tóxicas, a través de la bilis y la orina, antes de que dañen el material genético de tus células, evitando la fase de iniciación.

ALIMENTOS QUE INTERFIEREN EN LA FASE DE INICIACIÓN	
Alimento	**Molécula**
Crucíferas (col, brócoli, coles de Bruselas, coliflor, col lombarda)	Sulforafano indol-3-Carbinol
Aliáceas (ajo, cebolla, cebolleta, puerro)	Sulfuro de dialilo
Frutas del bosque (cereza, fresas, bayas)	Ácido elágico
Manzana, cebolla, uva negra, aceitunas, cacao, alcaparras	Quercetina

Cuando existe una lesión precancerosa, ciertas moléculas presentes en los alimentos hacen que la lesión no crezca y se mantenga en estado latente. Crean un entorno muy hostil a las células precancerosas, interfiriendo en su desarrollo y evitando su evolución hacia el cáncer maduro.

ALIMENTOS QUE ACTÚAN EN LA FASE PRECANCEROSA	
Alimento	**Molécula**
Cúrcuma	Curcumina
Té verde	Epigalatocatequinagalato (EGCG)
Soja	Genisteína
Vino tinto, uvas negras	Resveratrol
Hortalizas rojas, tomate, sandía, pimiento rojo	Licopeno

Por el contrario, la dieta hipercalórica rica en grasas, proteínas de origen animal y azúcares añadidos puede favorecer el desarrollo de estas células precancerosas.

La fase precancerosa continúa con la fase de progresión, donde existen ya células propiamente cancerosas. En el laboratorio se ha demostrado que algunas moléculas presentes en los alimentos actúan también en la célula cancerosa.

ALIMENTOS QUE ACTÚAN EN LA FASE DE PROGRESIÓN	
Alimento	**Molécula**
Frutas del bosque	Antocianidina
Frutas del bosque	Proantocianidina
Frutas del bosque	Ácido elágico
Pescado graso, aceite de pescado, semillas de lino	Ácidos grasos omega 3
Cítricos	Limoneno

La célula cancerosa posee información genética que le confiere propiedades particulares, es decir, cada tumor es único e irrepetible y eso hace que unos tumores respondan mejor que otros al tratamiento con quimioterapia. De la misma manera, la relación entre las moléculas alimentarias y la célula cancerosa estará, en parte, condicionada por el comportamiento del tumor, y no todos los tumores responderán por igual a las moléculas presentes en los alimentos.

¿Cómo actúan los alimentos anticáncer?

Los científicos han descubierto las propiedades anticancerígenas que poseen algunos alimentos, así como sus diferentes mecanismos de acción. Por ello, tu dieta obligatoriamente deberá ser variada en estos alimentos, ya que unos contienen moléculas que no poseen otros y, por lo tanto, mecanismos de acción que no presentan otros. Se trata de realizar una tarea preventiva para evitar el desarrollo del cáncer desde diferentes frentes. No hace falta que te aprendas de memoria los nombres de las moléculas, ni las propiedades de los alimentos, pero nos parece interesante que hagas un esfuerzo por entender los diferentes mecanismos de acción mediante los cuales actúan las sustancias que contienen los alimentos, que consisten en las siguientes acciones:

- Inductora de la apoptosis
- Antiproliferativa
- Antiinflamatoria
- Inmunoreguladora
- Antiangiogénica
- Antioxidante
- Reguladora hormonal
- Participa en el metabolismo de las sustancias cancerígenas
- Modifica la expresión de los genes

Alimentos con capacidad de inducir la apoptosis

Apoptosis es un término que, probablemente, sea nuevo para ti. *Apoptosis* significa **muerte celular programada**. Imagínate qué ocurriría en tu cuerpo si las células defectuosas se dividieran y dieran lugar a células hijas defectuosas y así sucesivamente, de generación en generación. Tu organismo estaría repleto de células defectuosas que no cumplirían su función y al final resultaría incompatible con la vida. Para evitar que esto suceda, existe en tu organismo un mecanismo de defensa que induce a la célula al suicidio cuando no cumple sus funciones. Es la apoptosis.

Cada minuto, mueren en tu organismo tres billones de células. Eso ayuda a que se mantenga el equilibrio natural entre las células que mueren y las nuevas. Cuando una célula es agredida por un virus, por componentes de la dieta, el tabaco, etc. y sufre lesiones en su material genético, el organismo programa su suicidio, para que no transmita esa alteración a sus células hijas. Estos errores celulares se presentan de manera continua, pero gracias a la muerte celular programada, se evita el desarrollo de tumores. La apoptosis es uno de los mecanismos defensivos más potentes que nos defiende contra el cáncer.

Pero el dato realmente importante que te queremos transmitir es que los alimentos contienen moléculas con capacidad de inducir la apoptosis. Además, algunas moléculas muestran cierto grado de especificidad para las células cancerosas, facilitando que se suiciden las células defectuosas, pero no las sanas. Los alimentos que tienen esa propiedad se exponen en el siguiente cuadro.

MOLÉCULAS QUE INDUCEN LA MUERTE CELULAR PROGRAMADA (APOPTOSIS) A NIVEL EXPERIMENTAL	
Molécula	**Alimento**
EGCG	Té verde
Betacaroteno	Zanahoria, tomate, papaya
Genisteína	Soja
Curcumina	Cúrcuma
Apigenina	Apio
Sulfuro de dialilo	Ajo, cebolla, puerro, chalota
Resveratrol	Uva negra, vino tinto, cacahuetes
Quercetina	Manzana, cebolla roja, uva negra, té, aceitunas, brócoli
Selenio	Germen de trigo, nueces de Brasil, vieira, pan integral, avena, gambas, arroz integral
Luteolina	Apio, tomillo, diente de león
Sulforafano	Brócoli, coliflor, germinados de brócoli

En el laboratorio se ha demostrado que reducir las calorías de la dieta crea un medio ambiente que favorece la apoptosis.

Alimentos con capacidad antiproliferativa

Cuando las células crecen y se dividen rápidamente, se dice que están proliferando. En las células sanas, existe un equilibrio exquisitamente controlado que regula cuándo una célula se divide y cuándo tiene que morir. Una de las principales características del cáncer es la proliferación agresiva e incontrolada de las células. Las células cancerosas crean sus propias señales de crecimiento y, además, se hacen insensibles a aquellas que lo inhiben.

Se ha demostrado que algunas moléculas presentes en los alimentos pueden aumentar o disminuir la proliferación celular. En estudios realizados en humanos, se ha comprobado que el calcio, las dietas bajas en grasa y la fibra dietética pueden suprimir la proliferación celular en el colon y recto y pueden prevenir el desarrollo del cáncer a esos niveles. En el laboratorio, varias moléculas han mostrado capacidad de minimizar la proliferación celular, tal y como se expone en el siguiente cuadro:

MOLÉCULAS CON PROPIEDADES ANTIPROLIFERATIVAS A NIVEL EXPERIMENTAL	
Molécula	**Alimento**
EGCG	Té verde
Genisteína	Soja
Curcumina	Cúrcuma
Apigenina	Apio
Sulfuro de dialilo	Ajo, cebolla, puerro, chalota
Resveratrol	Uva negra, vino tinto, cacahuetes
Quercetina	Manzana, cebolla, roja, uva negra, té, aceitunas, brócoli
Sulforafano	Brócoli
Ácido elágico	Frutas del bosque
Ácidos grasos omega 3 de cadena larga	Pescado graso

En animales de experimentación, se ha demostrado que la restricción energética de la dieta conduce a la reducción de la proliferación celular.

Al otro lado de la balanza están los alimentos que pueden estimular la proliferación celular y favorecer el crecimiento de los tumores. Cuando consumimos alimentos que tienen una alta carga glucémica (consulta tabla pág. 224), el páncreas segrega una hormona llamada *insulina*, cuya función es la introducción de los azúcares en el interior de la célula. Esta hormona, puede actuar como un factor que estimula la proliferación de las células tumorales. Si comes de manera frecuente dosis altas de estos alimentos con alta carga glucémica, estarás provocando en tu organismo un estado de hiperinsulinemia crónica —exceso de insulina en sangre—. Los niveles elevados de insulina en sangre se asocian a un mayor riesgo de cánceres de colon y endometrio, y, posiblemente, de páncreas y riñón. Otras hormonas como la leptina y los estrógenos, segregadas por las células grasas, pueden estimular la proliferación de lesiones precancerosas. El hierro hemo, presente en las carnes rojas, puede producir un aumento de la proliferación de las células del colon. En resumen, es importante que tu dieta no provoque un estado de hiperinsulinemia, que no aumente tu volumen de grasa corporal (la grasa segrega hormonas que favorecen la proliferación) y que no contenga un exceso de hierro hemo. De todo ello hablaremos con más detalle a lo largo del libro.

Alimentos con capacidad antiinflamatoria

La inflamación representa una respuesta fisiológica frente a una agresión, como puede ser una infección producida por bacterias y virus, un traumatismo, una irritación o una intoxicación química. En la fase aguda, la inflamación hay que entenderla como una respuesta positiva por parte del organismo. Pero cuando la inflamación se transforma en algo crónico, puede causar daños en el ADN de las células e inducir el desarrollo de un cáncer. Un ambiente inflamado crónico puede incrementar la proliferación celular, inhibir la apoptosis e inducir la angiogénesis, es decir, la formación de nuevos vasos sanguíneos que nutren al tumor.

Cuando existe una inflamación crónica en un tejido donde hay células iniciadas o lesiones precancerosas, el proceso inflamatorio servirá como factor de promoción, es decir, como un factor que favorecerá que esas células precancerosas crezcan, se desarrollen y se expandan, ya que aprovecharán el aumento de flujo sanguíneo y de factores de crecimiento presentes en el área inflamada. En general, los factores que causan una inflamación crónica como las infecciones por virus y bacterias —hepatitis B y C, helicobacter pylori—, el humo del tabaco, los alimentos proinflamatorios y las enfermedades inflamatorias crónicas como la colitis ulcerosa o el esófago de Barret pueden favorecer el desarrollo del cáncer.

Las células cancerosas crean un estado inflamatorio a su alrededor que les permite desarrollarse y extenderse a otras áreas del cuerpo. Lo consiguen con varios mecanismos de acción, uno de los más conocidos es la producción de sustancias con capacidad inflamatoria como el **factor nuclear kappa-beta** (NF-KB). Este compuesto tiene mucha relevancia, hasta el punto de que, si se lograra su neutralización, se dificultaría el desarrollo del tumor y la aparición de las metástasis.

Nos gustaría constatar que el cáncer inducido por inflamación puede ser susceptible a influencias nutricionales. Esto quiere decir que algunos componentes de la dieta pueden tener efectos proinflamatorios o antiinflamatorios. Se ha demostrado a nivel experimental que existen moléculas en los alimentos que pueden inhibir el factor NF-KB.

MOLÉCULAS Y ALIMENTOS QUE PUEDEN INHIBIR EL FACTOR NF-KB	
Molécula	**Alimento**
Resveratrol	Vino tinto, uva negra
Catequina	Té verde
Licopeno	Tomate, sandía, pimiento rojo, pomelo rosa
Curcumina	Cúrcuma
Ácidos grasos omega 3	Pescado graso, semillas de lino, semillas de chía, canónigos

Por el contrario, existen alimentos con propiedades proinflamatorias que, al igual que la obesidad, estimulan el factor NF-KB.

ALIMENTOS PROINFLAMATORIOS	
Alimentos ricos en ácidos grasos omega 6	Aceite de girasol, aceite de maíz, aceite de soja
Alimentos ricos en grasas saturadas	Lácteos enteros, carne roja rica en grasa, productos cárnicos procesados (embutidos, beicon), huevos
Alimentos ricos en ácidos grasos trans	Margarina, bollería industrial
Alimentos con alta carga glucémica	Sirope de maíz, sirope de glucosa, pan, arroz blanco, patata, bebidas azucaradas, harinas refinadas

Si la inflamación es tan importante en el desarrollo del cáncer, es lógico deducir que los fármacos antiinflamatorios serán útiles para su prevención. Se ha observado que las personas que toman ácido acetilsalicílico —aspirina— u otros antiinflamatorios no esteroideos presentan menor riesgo de desarrollar cáncer de colon. Sin embargo, el consumo a medio-largo plazo de estos medicamentos puede producir efectos secundarios indeseables como la úlcera gástrica y la presencia de hemorragias gastrointestinales, entre otros.

Alimentos que estimulan el sistema inmunológico

Cuando hablamos del sistema inmunológico, nos referimos a tus defensas. Representan un conjunto de diferentes tipos de células que te protegen de las agresiones externas producidas por bacterias, virus, hongos, etc. También se encargan de eliminar las células que sufren alteraciones o mutaciones en su material genético (ADN) y que, de no ser destruidas, podrían desarrollar un cáncer. La teoría de la vigilancia inmunológica sugiere que nuestro sistema inmune elimina las células cancerosas de reciente formación y que, por lo tanto, el inicio y la progresión del cáncer se mantienen bajo su control. En ocasiones, las células mutadas —células que presentan alteraciones en su material genético— despistan a tus defensas mediante la producción de sustancias que ejercen una función inmunosupresora. Estas sustancias intentan inactivar y bloquear tu sistema inmunológico.

No todas las personas tienen un sistema inmune en forma. Los sujetos que consumen fármacos inmunosupresores — fármacos que disminuyen nuestras defensas— de manera continua, a largo plazo y en dosis altas poseen un sistema inmunológico debilitado y están más predispuestos a desarrollar un cáncer. Estos fármacos son los corticoides, los medicamentos que se utilizan para evitar el rechazo de los órganos trasplantados o para tratar las enfermedades de tipo autoinmune. La quimioterapia también disminuye las defensas. Por este motivo, hay personas que desarrollan un segundo tumor después de ser tratadas de un cáncer. Las personas que padecen sida o las diabéticas también tienen una tasa más elevada de cáncer. El estado inmune y la inflamación crónica pueden explicar los patrones de cáncer en diferentes zonas del mundo. Aproximadamente uno de cada cuatro casos de cáncer en los países con bajo nivel económico son atribuibles a una infección. Una nutrición incorrecta puede inducir una inmunodeficiencia y una mayor susceptibilidad a las infecciones. Los cánceres en los que participan **agentes infecciosos** como los de hígado y cuello uterino son más frecuentes en los países en los que la desnutrición puede afectar a la respuesta inmune. En la mayoría de los casos, la infección por estos agentes, por sí solos, no conduce al desarrollo de un cáncer, pero es un factor que contribuye en el proceso. Las deficiencias específicas de micronutrientes, como la vitamina A, la vitamina B_2, la vitamina $B\text{-}_{12}$, el ácido fólico, la vitamina C, el hierro, el selenio y el zinc, suprimen algunas de las funciones inmunes y pueden dejar de controlar la inflamación crónica.

Existen alimentos que poseen moléculas con capacidad para **estimular el sistema inmunológico**. Entre ellos destacan las algas y las setas, que contienen betaglucanos, y aquellos alimentos que poseen probióticos como los yogures enriquecidos con bacterias y ciertos alimentos fermentados. Los alimentos que contienen vitamina A y E, cobre, selenio, zinc y la epigalocatequina 3-galato (EGCG), presente en el té verde, pueden modular la inflamación y la inmunidad.

Los ácidos grasos omega 3 de cadena larga, presentes en el aceite de pescado, pueden disminuir la inflamación y mejorar la inmunidad, mientras que altas concentraciones de ácidos grasos omega 6, presentes en elevada concentración en el aceite de girasol y maíz, pueden crear un efecto inflamatorio y supresor de la inmunidad. El consumo de alcohol también puede alterar la inmunidad, por lo que los grandes bebedores son más vulnerables a las infecciones.

Alimentos con propiedades antiangiogénicas

Las células cancerígenas dependen, en gran medida, de sus necesidades energéticas y precisan un aporte constante de oxígeno y nutrientes. Para la consecución de estos objetivos, segregan factores de crecimiento que estimulan la formación de nuevos vasos sanguíneos. Este fenómeno se conoce como *angiogénesis tumoral*. Experimentalmente se ha demostrado que ciertas moléculas presentes en los alimentos tienen propiedades antiangiogénicas, es decir, pueden bloquear la formación de nuevos vasos sanguíneos.

MOLÉCULAS CON PROPIEDADES ANTIANGIOGÉNICAS A NIVEL EXPERIMENTAL	
Molécula	**Alimento**
Isotiocianatos	Col, coles de Bruselas, coliflor
EGCG	Té verde
Capsaicin	Chile
Genisteína	Soja
Curcumina	Cúrcuma
Apigenina	Apio
Indole 3-carbinol	Col, coles de Bruselas, coliflor
Ácidos grasos omega 3	Aceite de pescado
Quercetina	Cebolla, manzana, brócoli
Resveratrol	Vino tinto, uva negra
Extracto de ajo	Ajo
Luteolina	Apio, tomillo, diente de león

A nivel experimental, se ha comprobado que la restricción energética de la dieta, es decir, la reducción de calorías, puede suprimir la angiogénesis tumoral.

Alimentos con capacidad antioxidante

El metabolismo de la célula genera residuos llamados *radicales libres*. Aunque a nivel popular este término presenta un matiz peyorativo, estos son imprescindibles en el funcionamiento del organismo. Sin embargo, su exceso puede resultar peligroso. La contaminación ambiental, el tabaco, los pesticidas, la radiación, los rayos ultravioleta, el ejercicio físico extenuante o una dieta incorrecta pueden asociarse a un exceso de radicales libres. Cuando una célula envejece, puede acumular en su interior más de 50.000 lesiones debidas a los radicales libres, favoreciendo el desarrollo del cáncer. Los radicales libres también pueden inhibir la apoptosis.

Se puede combatir el exceso de radicales libres consumiendo alimentos ricos en moléculas antioxidantes, ya que estas los transforman en sustancias inofensivas. Las vitaminas C y E y numerosos fitoquímicos presentes en los alimentos de origen vegetal como las frutas, verduras, setas, algas y ciertas hierbas aromáticas poseen capacidad antioxidante. También el chocolate, el té verde y las especias.

Cuando existe un exceso de radicales libres o un defecto de moléculas antioxidantes que los neutralizan, estos pueden dañar tanto a la membrana celular como al ADN provocando mutaciones. Lo ideal sería lograr un equilibrio entre los radicales libres y las sustancias antioxidantes que los neutralizan. No es saludable un exceso de radicales libres, pero quizá tampoco lo sea un exceso de antioxidantes.

Alimentos que regulan la acción de algunas hormonas

Los tumores hormonodependientes u hormonosensibles dependen de la acción de ciertas hormonas para su crecimiento y desarrollo. A este tipo pertenecen el cáncer de próstata en los hombres y el cáncer de mama, ovario y endometrio en las mujeres. En las membranas de las células de estos tumores existen unos lugares específicos llamados *receptores*, a los que se unen las hormonas, favoreciendo la división celular y el crecimiento de los mismos.

Las hormonas tal vez no sean un iniciador directo de la lesión cancerosa, pero pueden actuar como un factor de promoción alimentando el desarrollo y el crecimiento de la lesión ya iniciada.

Ciertas moléculas presentes en los alimentos pueden competir con estas hormonas a la hora de ponerse en contacto con los receptores de las células. Son moléculas que presentan una estructura química similar a las hormonas, pero con una actividad considerablemente inferior respecto a ellas. Esta similitud en la estructura química les permite unirse a los receptores de la membrana celular y ocupar el lugar que, de otro modo, ocuparía la hormona. Por ejemplo, los estrógenos son hormonas que segrega el ovario en la mujer premenopáusica, y el tejido graso en la mujer posmenopáusica. Aunque no todos, algunos cánceres de mama son hormonodependientes, lo que implica que los estrógenos se unen a los receptores de estas células cancerosas y estimulan su crecimiento y desarrollo.

Los fitoestrógenos son moléculas presentes en los alimentos que tienen una estructura química similar a la de los estrógenos. Compiten con los estrógenos para unirse a los receptores de las células. Cuando lo logran, pueden atenuar los efectos indeseables provocados por cantidades elevadas de estas hormonas. A este grupo pertenecen las isoflavonas presentes en la soja, los lignanos de las semillas de lino y los cereales y los cumestanos, localizados en la alfalfa.

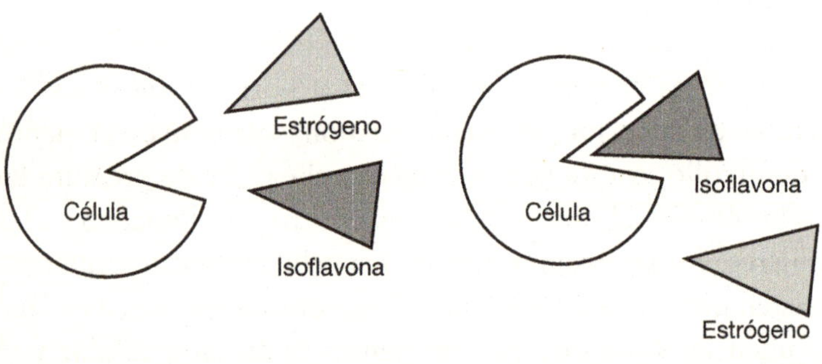

La isoflavona, al tener una estructura química similar al estrógeno, puede unirse en la célula al receptor estrogénico, impidiendo que el estrógeno ocupe este lugar. No obstante, el efecto estrogénico de la isoflavona es muy débil.

Una menarquia temprana, una menopausia tardía, no tener hijos o tener el primer hijo más allá de los 30 años, no practicar la lactancia materna... hacen que la mujer haya estado expuesta a la acción de los estrógenos durante más tiempo a lo largo de su vida. Esto aumenta el riesgo de desarrollar algunos tumores que son sensibles a las hormonas, como el cáncer de mama, ovario y endometrio. La inversa también se aplica, una menarquia tardía, una menopausia precoz, embarazo temprano, tener varios hijos y acumular 36 meses de lactancia hacen que la mujer esté menos tiempo expuesta a la acción de los estrógenos durante su vida y reduzca el riesgo de desarrollar este tipo de tumores.

La edad a la que se presentan la menarquia y la menopausia pueden estar influenciadas por la dieta. Las dietas hipercalóricas, ricas en proteínas y grasas de origen animal, los alimentos procesados industrialmente, así como el consumo frecuente de alimentos con alta carga glucémica, favorecen una menarquia temprana y una menopausia tardía. El consumo habitual de este tipo de dietas aumenta los niveles de hormonas femeninas, como los estrógenos. Los niveles de estrógenos en la sangre son susceptibles de ser modificados por la dieta. Una dieta con bajo contenido en proteínas animales y grasas y rica en verduras, hortalizas y alimentos integrales puede reducir los niveles de estrógenos. Las dietas hipocalóricas retrasan la menarquia y aceleran la menopausia.

La familia de las crucíferas puede acelerar el metabolismo de los estrógenos, dificultando que estos puedan ser utilizados por las células cancerosas como factor de promoción.

Alimentos con capacidad de influir en el metabolismo de sustancias tóxicas

Existen alimentos que contienen sustancias tóxicas con capacidad potencialmente cancerígena. Las carnes procesadas como los embutidos, salchichas, beicon... contienen nitritos como conservantes. En la carne a la brasa requemada se forman en su superficie sustancias tóxicas como los hidrocarburos aromáticos policíclicos, y en la cocción de proteínas animales a altas temperaturas, aminas aromáticas. En el interior de nuestro organismo, las sustancias tóxicas tienen un recorrido que está influenciado por dos grupos de enzimas, llamadas *enzimas de fase I* y *enzimas de fase II*. Las enzimas son proteínas presentes en nuestras células con capacidad de transformar unas sustancias en otras diferentes. La función de las enzimas de fase II es la de bioinactivar o bloquear las sustancias con capacidad cancerígena y facilitar su eliminación por la orina y la bilis, antes de que lleguen a causar lesiones en el ADN de las células. Las personas que tienen una baja actividad de las enzimas de fase II tienen un mayor riesgo de padecer cáncer colorrectal, de mama, de próstata y de hígado, ya que las sustancias tóxicas no serán bloqueadas y eliminadas, pudiendo, por tanto, dañar sus células.

Por el contrario, cuando son las enzimas de fase I las que actúan sobre las sustancias tóxicas, estas son transformadas en otras sustancias aún más tóxicas que el compuesto original y que tienen capacidad para dañar el ADN celular. La cantidad y actividad de estas enzimas varía de unas personas a otras. Esto explicaría, entre otros factores, por qué sujetos que fuman poco pero poseen muchas de estas enzimas de fase I generan gran cantidad de sustancias carcinógenas a partir de los tóxicos presentes en el humo del tabaco, facilitando el desarrollo de un cáncer. Al contrario, personas que fuman mucho pero con escasa presencia y actividad de estas enzimas y una mayor actividad de enzimas de fase II tendrían menor riesgo de desarrollar un tumor. Una persona que ingiere con frecuencia abundante cantidad de sustancias tóxicas y presenta una actividad alta de enzimas de fase I puede ver incrementado el riesgo de desarrollar un cáncer.

Lo realmente destacable y que ha podido ser demostrado experimentalmente es que la actividad metabólica de estas enzimas puede ser modificada por factores dietéticos. Esto es, ciertas moléculas presentes en los alimentos pueden activar o desactivar estas enzimas. El dialilsulfuro presente en las aliáceas, y el selenio, los flavonoides y el sulforafano, presentes en las crucíferas, pueden inhibir la activación de las enzimas de fase I y estimular la actividad de las enzimas de fase II.

Las moléculas presentes en las verduras de la familia de las crucíferas atenúan los efectos tóxicos de los hidrocarburos aromáticos presentes en las carnes preparadas a la brasa o de las nitrosamidas presentes en la carne procesada. Estas moléculas, conocidas como glucosinolatos, facilitan el bloqueo y la eliminación de las sustancias potencialmente cancerígenas existentes en estos alimentos cárnicos e inhiben la formación de sustancias con alto poder cancerígeno. En un sector de la población japonesa se ha podido comprobar la relativa frecuencia de una variante genética que hace que esta población tenga dificultades para bloquear y eliminar ciertos compuestos cancerígenos que se forman cuando se cocinan carnes a la brasa muy cerca de la llama. Cuando se identifica esta variable genética en las personas, se les aconseja que no opten por comidas a la brasa o que coman carne poco hecha, para no quemar su superficie y evitar la ingesta de aminas aromáticas e hidrocarburos aromáticos policíclicos. Además, se les insiste en que combinen la carne o los pescados a la brasa con verduras de la familia de las crucíferas, ya que estas facilitan el bloqueo y la eliminación de sustancias tóxicas.

Estudios experimentales realizados en roedores demostraron también que la actividad de las enzimas de fase I podría reducirse modificando el nivel de ingesta de proteínas animales. Al disminuir la cantidad de proteína animal en la dieta, la actividad de las enzimas de fase I se reducía notablemente y, con ello, se reducía también la cantidad de compuestos muy tóxicos que podían dañar el material genético de las células.

En resumen, heredamos una determinada dotación enzimática pero, dependiendo de nuestra alimentación, podremos modificar la actividad de dichas enzimas, estimulándolas o inactivándolas.

Alimentos con capacidad de modificar la expresión de los genes

La expresión de un gen es el proceso mediante el cual la información contenida en el mismo es activada o desactivada. Hemos comentado a lo largo de este capítulo que algunas moléculas presentes en los alimentos pueden influir en la expresión de los genes. Algunas de ellas pueden activar genes que prevendrían el desarrollo tumoral o bien desactivar otros genes que inducirían el desarrollo de un tumor. A nivel experimental, se ha demostrado que compuestos presentes en el té verde tienen la capacidad de mantener activos los genes protectores en la lucha contra el cáncer. El indol-3-carbinol, una molécula presente sobre todo en la coliflor y el brócoli, ha mostrado, en laboratorio, su capacidad para la reducción de la expresión de los genes asociados al cáncer de mama y próstata, como son el BRCA-1 y el BRCA-2. El ácido oleico, presente en el aceite de oliva y aguacate, puede disminuir la expresión de un oncogen involucrado en el cáncer de mama, ovario y estómago.

La restricción energética: sí, aunque no a cualquier precio

Para concluir el capítulo, vamos a desarrollar el concepto de restricción energética, al que haremos referencia a lo largo del libro en repetidas ocasiones y que, a nivel experimental, ha mostrado presentar grandes ventajas para minimizar el riesgo de desarrollar un cáncer.

Estudios con animales han demostrado que la restricción de la ingesta de energía mediante la dieta es la intervención más eficaz para aumentar notablemente la duración de la vida y la prevención del cáncer. Estas investigaciones se han realizado en animales pequeños como la mosca o los roedores y, más recientemente, en primates. Los animales a los que se les redujo las calorías de su dieta en un 30-40 %, en comparación con los que siguieron con su dieta habitual, manifestaron un incremento notable de su esperanza de vida. No se sabe con certeza a qué se debe este efecto, pero se piensa que la reducción del índice metabólico que se produce al restringir el consumo de energía puede ocasionar una producción mucho más baja de radicales libres. También se mejora la sensibilidad de las células a la acción de la insulina y se producen cambios hormonales que reducen enfermedades crónicas como las cardiopatías y la diabetes. La reducción calórica también puede influir en la expresión de los genes y prevenir el desarrollo de tumores, ya que disminuye la proliferación celular, inhibe el crecimiento del tumor, induce la apoptosis de las células y suprime la angiogénesis.

Los estudios también muestran una asociación entre el consumo frecuente de alimentos hipercalóricos —alimentos ricos en grasa y proteína animal y alimentos procesados industrialmente— y el incremento del riesgo de desarrollar ciertos tumores.

La restricción calórica no debe lograrse en base a actitudes imprudentes como la práctica de ayunos o la disminución de la ingesta de alimentos sin ningún tipo de criterio. Este tipo de reducción calórica no se asocia a una prolongación de la esperanza de vida. Cuando se plantea la práctica de una dieta con restricción calórica es importantísimo considerar que la dieta sea variada, equilibrada y se adapte a tu edad, sexo y actividad física. En general, a medida que envejecemos, las personas necesitamos consumir menos energía proveniente de los alimentos y la bebida.

La reducción de las calorías de la dieta y el ejercicio físico son las mejores medidas para prevenir la obesidad. Esta es la segunda causa de cáncer, después del tabaco.

Rincón del vago

En la actualidad, se acepta que la dieta desempeña un papel importante tanto en el desarrollo como en la prevención del cáncer. Aproximadamente un tercio de los cánceres están relacionados con el estilo de vida. Por lo tanto, nos encontramos en un momento en que la prevención es deseable y posible. La teoría del determinismo genético ha perdido vigencia y ya no es válida la afirmación de «nada se puede hacer para evitar el cáncer». Hay que desechar el concepto del gen como algo estático que no se puede cambiar, ya que la información de un gen se activa o se desactiva en función de las influencias del entorno. Y, entre ellas, se encuentra la dieta. Otra cuestión relevante es que a medida que envejecen las células, pueden cometer errores al dividirse, de modo que un porcentaje importante de tumores se debe a mutaciones genéticas producidas al azar.

El desarrollo de muchos tumores es un fenómeno gradual que evoluciona por etapas. Pueden transcurrir muchos años desde que se produce la primera mutación, hasta que evoluciona y se transforma en un cáncer invasivo. Muchos tumores pasan dos tercios de su vida en la clandestinidad. En el laboratorio se ha descubierto que hay alimentos que contienen sustancias con capacidad anticancerígena y que operan a través de diferentes mecanismos de acción, de tal manera que es posible prevenir el cáncer desde diferentes frentes. También es posible crear un entorno hostil, alrededor de los microfocos tumorales iniciales, mediante la dieta. Se trata de dificultar su desarrollo y mantenerlos en estado latente, siendo especialmente importante en los tumores de desarrollo lento.

Las conclusiones que se derivan de los diferentes tipos de estudios científicos permiten ofrecer una serie de consejos para prevenir el riesgo de desarrollar algunos tumores. No obstante, se trata de una prevención enmarcada en consejos generales como «no practiques una dieta hipercalórica», «no abuses de los alimentos con una alta carga glucémica», «no consumas alcohol», «consume alimentos que contengan diferentes tipos de fibra dietética»... Para poder ofrecer estos consejos se han tenido que llevar a cabo miles de estudios científicos.

Ahora bien, cara al futuro... ¿Será posible superar estos consejos tan generales y diseñar una dieta específica para cada persona?

Hoy en día, existen laboratorios que ofrecen la posibilidad de realizar estudios genéticos para evaluar si está presente alguna predisposición genética a determinadas enfermedades. Dependiendo de cuál sea la enfermedad a la que estés predispuesto, y para no estimularla, se te indicará que corrijas o integres nuevos aspectos en tu estilo de vida. Pero estos análisis tienen un alto coste económico y se encuentran aún en fase incipiente, por lo que, a corto plazo, no creemos que sea posible su generalización. Es muy probable que en el futuro se llegue a conocer la calidad de los genes de una persona al nacer, y determinar qué dieta, estilo de vida o tratamientos farmacológicos serán los más apropiados para prevenir y evitar que sus genes defectuosos se expresen.

Mientras tanto, insistimos en la importancia de que tu dieta sea variada en alimentos con propiedades anticancerígenas, ya que unos alimentos contienen moléculas que no contienen otros y, por lo tanto, mecanismos de acción que no presentan otros. Practicando esta dieta no estarás exento de padecer un cáncer, pero estarás minimizando el riesgo de desarrollarlo.

CAPÍTULO 3

SUSTANCIAS PRESENTES EN LOS ALIMENTOS QUE PUEDEN INFLUIR EN EL RIESGO DE DESARROLLAR UN CÁNCER

Vamos a dedicar una parte importante de este capítulo a estudiar las sustancias presentes en los alimentos que pueden influir en el riesgo de desarrollar un cáncer. Algunas son muy conocidas. La naranja se asocia rápidamente con la vitamina C, la zanahoria con la vitamina A, el tomate con el licopeno, el plátano con el potasio, la carne con las proteínas... A partir de estas asociaciones han ido surgiendo tópicos que aún persisten como que «la carne da mucha fuerza» o «la zanahoria es buena para la vista».

Durante gran parte del siglo XX, la mayoría de las investigaciones sobre hábitos alimentarios y cáncer se centraron en torno a nutrientes individuales y sus efectos biológicos. Se pensaba que, conociendo los nutrientes uno a uno, se lograría hallar la dieta óptima para prevenir el cáncer. Descubrir nuevas sustancias y sus mecanismos de acción representó todo un avance para la ciencia, especialmente en el conocimiento y tratamiento de las deficiencias nutricionales.

En los laboratorios, muchos micronutrientes han sido estudiados en profundidad para conocer sus mecanismos de acción. Pero el funcionamiento de un micronutriente es diferente cuando se estudia de manera aislada y fuera de su contexto natural, a cuando trabaja en sintonía con el resto de las sustancias que contiene el alimento. Cuando comemos una naranja, no solo estamos tomando vitamina C. La naranja, en su conjunto, presenta otros muchos nutrientes perfectamente equilibrados y en las cantidades adecuadas. Aunque es importante conocer las moléculas en particular, lo realmente interesante sería conocer cómo funciona el alimento en su conjunto. La realidad es algo más compleja que en el laboratorio, ya que nosotros no comemos micronutrientes ni alimentos aislados, sino miles de sustancias que, en el día a día, conforman nuestro patrón alimentario. Cada una de ellas no funciona aisladamente, sino que reacciona, a su vez, con otras moléculas, creando un sinfín de reacciones químicas. Insistimos en la idea de que para estudiar la relación entre la dieta y el cáncer, necesitamos tanto un enfoque reduccionista, basado en sustancias aisladas, como un enfoque integrador, basado en el estudio de la dieta en todo su conjunto. Pero estamos al comienzo del libro y vamos a intentar seguir un orden lógico. La lectura avanza del detalle a la totalidad. Del microscopio a la observación amplia. Parte de una visión reduccionista, basada en los micronutrientes, y concluye con una visión holística o integradora de la nutrición. Comenzaremos con los micronutrientes en el capítulo 3, avanzaremos con los alimentos en el capítulo 4, en el 5 estudiaremos los grupos de alimentos y en el capítulo 6 concluiremos con los patrones alimentarios. Aun sabiendo que el conjunto es mucho más que la suma de sus partes, también el conocimiento de cada una de las partes es importante para entender el conjunto, motivo por el que vamos a dedicar este capítulo a las **sustancias presentes en los alimentos que, por lo menos a nivel experimental, han demostrado tener capacidad anticancerígena o procancerígena.**

Del ratón al humano hay un buen tramo

Para entender la transcendencia de algunos conceptos que se van a utilizar a lo largo del libro, es importante comprender el significado del término «**experimental**». Cuando se dice que un estudio es experimental, significa que dicho estudio o investigación ha sido realizado en el laboratorio. Para estudiar la relación entre la nutrición y el cáncer, habitualmente se utilizan cultivos de células y animales de experimentación. Por ejemplo, se cultivan células provenientes de un cáncer de próstata y se tratan con un extracto de licopeno (molécula antioxidante presente en el tomate). Este procedimiento permite a los científicos observar el efecto de ciertas sustancias presentes en dicho alimento sobre las células cancerosas cultivadas y evaluar su capacidad para anular dichas células o retardar su crecimiento y proliferación.

En otros experimentos se utilizan animales, principalmente roedores. Al tratarse de seres con una vida relativamente corta, proveen comparativamente resultados rápidos en relación a los estudios sobre el cáncer en seres humanos. Pongamos un ejemplo. En un experimento se inyectó a los ratones células provenientes de un cáncer de pulmón y todos ellos desarrollaron tumores. Se dividió a los ratones en dos grupos. Un grupo fue alimentado meticulosamente con un concentrado de frutas y verduras, de manera sistemática y repetitiva, y el otro grupo, con el pienso habitual. Estos últimos desarrollaron tumores en apenas una semana y además, con un ritmo de crecimiento rápido. En el grupo alimentado con el concentrado de frutas y verduras, los tumores tardaron mucho más tiempo en aparecer y se desarrollaron de una manera más lenta.

Con estos experimentos, se puede recopilar mucha información que nos permite reconocer las propiedades anticancerígenas que poseen ciertos alimentos. Su protocolo permite conocer perfectamente la dosis de las sustancias que se aplican a la célula cancerosa, así como la cantidad de concentrado de alimentos que ingiere un roedor. En el laboratorio, muchos aspectos están bajo control, y el contexto en el que se desarrolla el experimento es muy diferente al de la vida diaria de una persona. ¿Qué ocurre en el ser humano?

La realidad es que del ratón al humano hay un buen tramo. En ningún momento, y bajo ningún concepto, deseamos minusvalorar la importancia de lo experimental. Pero sin duda, el cuerpo humano es un modelo mucho más dinámico de lo que se puede simular en unas células cancerosas cultivadas en el laboratorio. Por ello, entendemos que es importante conocer el alcance de lo «experimental» **sin caer en la tentación de extrapolar los resultados al ser humano,** tal y como ocurre con cierta frecuencia.

Que una sustancia funcione de una manera concreta en experimentos de laboratorio no necesariamente quiere decir que vaya a funcionar de la misma manera en el ser humano.

¿Cómo leer este capítulo?

Hemos mencionado que este capítulo parte de lo más pequeño, de una visión «reducida». Te vamos a presentar las sustancias presentes en los alimentos que, por lo menos a nivel experimental, han demostrado tener capacidad para incrementar o disminuir el riesgo de desarrollar un cáncer. Algunas son conocidas, como las vitaminas y los minerales. Otras te resultarán familiares por la lectura del capítulo anterior y, finalmente, están las que probablemente te resulten totalmente desconocidas. No pretendemos que te aprendas de memoria la clasificación de los fitoquímicos, el nombre de todos los compuestos bioactivos ni sus propiedades. Nadie te va a examinar. Quédate con los conceptos clave, que son fácilmente identificables en el texto. Las conclusiones las encontrarás resumidas en el apartado final, el «Rincón del vago». Este capítulo puede ser utilizado a modo de consulta, tanto a lo largo de la lectura del libro como en cualquier otro momento en el proceso del cambio que esperamos vas a iniciar.

Componentes de la dieta que nos pueden ayudar a prevenir el cáncer

Ciertos alimentos contienen sustancias con propiedades anticancerígenas. Se desconoce la cantidad y la frecuencia con la que tienen que ser consumidos, pero la mayoría de los estudios sugiere que su ingesta debe ser frecuente para lograr un efecto preventivo óptimo en materia de cáncer. Presta atención y asegúrate de que en tu dieta no falte, diariamente, una amplia variedad de fitoquímicos, vitaminas, minerales, oligoelementos y fibra dietética. ¿Dónde están todos ellos?

Fitoquímicos: los grandes desconocidos

Los alimentos están compuestos por macronutrientes (proteínas, grasas e hidratos de carbono) y por micronutrientes (vitaminas, minerales y oligoelementos). Pero los alimentos contienen además una amplia variedad de moléculas fisiológicamente activas denominadas **fitoquímicos, fitonutrientes o compuestos bioactivos.** Existen trece vitaminas, veinte minerales y, sin embargo, se han identificado, hasta el momento, cerca de cinco mil fitoquímicos. Los fitoquímicos se encuentran, casi exclusivamente, en verduras, hortalizas, frutas, legumbres, cereales integrales, frutos secos, semillas, especias, algas y hierbas aromáticas. Como las plantas no pueden huir de sus agresores, han tenido que desarrollar sistemas de protección y sustancias para contrarrestar o rechazar las amenazas presentes en su entorno, como los ataques causados por los microorganismos, los insectos o los animales herbívoros. Estas sustancias son los **compuestos fitoquímicos.**

La producción de estas moléculas está directamente relacionada con el estrés que sufre la planta. Las que han crecido de manera salvaje, sin pesticidas sintéticos, son más susceptibles de ser agredidas y contienen niveles más altos de fitoquímicos. Estos niveles también dependerán de la edad de la planta y del momento de recolección, ya que las agresiones varían en función del clima y de la época del año.

Aunque los fitoquímicos son sustancias biológicamente activas, **no se consideran elementos esenciales de la dieta.** Se desconoce la dosis diaria idónea y los problemas que puede causar su déficit en el organismo. Como nuestro organismo no los almacena, **es necesario ingerirlos todos los días, varias veces al día.**

Tampoco están clasificados como nutrientes, ya que no son componentes esenciales en el metabolismo ni son necesarios para el crecimiento y el desarrollo. Tampoco forman parte de la estructura celular. No son moléculas esenciales para la vida misma —por lo menos a corto plazo— a diferencia de minerales y vitaminas, sin los cuales una persona enferma relativamente rápido. Quizá por todo ello no se les ha otorgado la importancia que tienen. A día de hoy, es indiscutible que presentan efectos beneficiosos para la salud, más allá de los beneficios nutricionales básicos, y **desempeñan un papel importante en la prevención de las enfermedades crónicas** como las enfermedades cardiovasculares y el cáncer. La mayor parte de lo que conocemos acerca de los compuestos bioactivos se debe a los estudios de tipo experimental. Nos centraremos únicamente en los más investigados. El número de estudios realizados en seres humanos es escaso. Analizar los efectos de los compuestos bioactivos aislados resulta útil para saber cómo funcionan. Pero insistimos, no es exactamente lo mismo cuando estos compuestos se incorporan a nuestro organismo por medio de los alimentos e interaccionan con miles de moléculas.

¿Cómo nos protegen los fitoquímicos?

Para algunos investigadores, los fitoquímicos representan, actualmente, una de las mejores armas a nuestro alcance para prevenir el desarrollo de un cáncer. Nunca antes se había comprobado a nivel experimental que ciertas moléculas presentes en los alimentos pudieran tener efectos tan variados y de tanto calibre a nivel celular.

Como se ha visto en el capítulo 2, los fitoquímicos tienen diferentes mecanismos de acción a nivel celular para protegernos del cáncer.

MECANISMOS DE ACCIÓN DE LOS FITOQUÍMICOS
• Reparan el ADN dañado • Actividad antiinflamatoria, antioxidante y estimuladora del sistema inmunológico (sistema de defensas) • Favorecen el suicidio de las células cancerosas, impidiendo que sigan dividiéndose • Dificultan el crecimiento de las lesiones precancerosas • Inhiben la formación de nuevos vasos sanguíneos que alimentan al tumor • Activan enzimas con capacidad de bloquear y eliminar sustancias cancerígenas • Inactivan genes que predisponen al desarrollo del cáncer • Activan genes que impiden la formación de tumores • Actúan como reguladores hormonales

En el capítulo anterior hemos mencionado que el cáncer es un proceso gradual, que cursa por etapas. No todos los fitoquímicos ejercen las mismas funciones, ni actúan en los mismos estadios del desarrollo de un cáncer. Por este motivo, es tan importante comer alimentos que contengan diferentes tipos de fitoquímicos. Algunos actúan solo en una fase concreta, otros tienen capacidad para actuar tanto en la fase de iniciación como en la precancerosa o en la de progresión. Lo destacable es que poseen la propiedad de actuar sobre un gran número de acontecimientos distintos, todos ellos asociados al desarrollo del cáncer.

Clasificación de los fitoquímicos

La clasificación de los fitoquímicos no siempre es coincidente en los diferentes textos publicados, ya que resulta complejo clasificar los cerca de cinco mil fitoquímicos identificados hasta el momento. Nosotros nos centraremos en los más estudiados y sintetizaremos parte del contenido en diferentes cuadros, donde se expondrán las diferentes familias de fitoquímicos, sus moléculas más representativas y los alimentos que las contienen. Finalmente, te ofreceremos una clasificación por colores, que te podrá resultar muy práctica para orientarte en la elaboración de tus menús diarios.

Polifenoles

Representa la familia más amplia de fitoquímicos. Se caracterizan principalmente por su **capacidad antioxidante,** pero también antiinflamatoria.

		Moléculas	Alimentos
POLIFENOLES	FLAVONOIDES	Quercetina	Cebolla roja, manzana, uva negra, vino tinto, té, aceitunas, alcaparras, brócoli, pimentón, cacao
		Epigalocatequina 3-galato	Té verde
		Curcumina	Cúrcuma
		Isoflavonas (genisteína, daidzeína)	Soja
		Rutina	Naranja, grosellas
		Hesperidina	Limón
		Resveratrol	Uva negra, vino tinto, bayas, cacahuetes
		Apigenina	Apio, perejil
		Luteolina	Aceitunas, perejil, diente de león, romero, menta, brócoli, coliflor, espinacas, repollo
		Kaempfenol	Brócoli, coles de Bruselas
		Cianidina	Arándanos, moras, fresas, frambuesas, remolacha, col lombarda, cebolla roja
	ÁCIDOS FENÓLICOS	Ácido elágico	Frambuesas, fresas, cerezas, arándanos, frutos secos, granada, kiwi, pera, melocotón
		Ácido clorogénico	Granos de café
	LIGNANOS	Matairresinol	Semillas de lino y sésamo, avena, salvado de trigo

El grupo más amplio está representado por los **flavonoides**. Estos pigmentos son responsables del color amarillo-anaranjado de algunos alimentos. La quercetina es el flavonoide más abundante y el que presenta mayor poder antioxidante. Las frutas tienen un nivel relativamente alto de flavonoides, especialmente cuando maduran. La piel contiene entre cinco y diez veces más flavonoides que la pulpa. Si la eliminamos, reducimos considerablemente la cantidad de flavonoides ingeridos. Las frutas procedentes de la agricultura ecológica, una vez lavadas, se pueden consumir con piel, ya que presentan menos sustancias tóxicas que las que provienen de la agricultura convencional. Los niveles de flavonoides en los alimentos enlatados o congelados son inferiores con respecto a los productos frescos. El problema de los flavonoides es que presentan muy baja biodisponibilidad, lo que quiere decir que, después de ingerir alimentos con grandes cantidades de flavonoides, se alcanzan concentraciones bajas de los mismos en sangre. Cuando disfrutamos de una taza de té verde, solo un porcentaje muy reducido de la epigalocatequina 3-galato se va a absorber. Esto rompe con nuestro esquema mental de que todo lo que comemos se «aprovecha». No es así, en realidad, desconocemos la cantidad de fitoquímicos que necesitamos, pero sabiendo que tienen una biodisponibilidad tan limitada, no hace falta ser investigador para intuir que habrá que consumirlos con frecuencia.

En el laboratorio, han mostrado actividad anticancerosa frente a células procedentes de tumores de colon, estómago, próstata, ovario, mama, cuello uterino, cerebro y leucemia.

Entre los flavonoides más estudiados, destacan la quercetina, la curcumina y la epigalocatequina 3-galato (EGCG), que describiremos con mayor amplitud en el próximo capítulo.

Terpenos

Representan una familia muy amplia de fitoquímicos. Al igual que los polifenoles, los terpenos presentan una **gran capacidad antioxidante.**

		Moléculas	Alimentos
TERPENOS	**CAROTENOIDES**	Betacaroteno	Zanahoria, tomate, papaya, melón, naranja, espinacas, melocotón, boniato
		Licopeno	Tomate, sandía, pimiento rojo, pomelo
		Xantofilas (xantinas, fucoxantina, luteína)	Algas, espinacas, brócoli, judías verdes, té, naranja
	FITOESTEROLES	Esteroles	Semillas de girasol, calabaza, sésamo, soja, cereales integrales, nueces, coliflor, legumbres, aceites vegetales
	SAPONINAS		Legumbres, plantas aromáticas, hongo reishi, cebolla roja, espárragos
	MONOTERPENOS	Limoneno	Cítricos (limón, lima, naranja, mandarina y pomelo)

El grupo más amplio, está representado por los **carotenoides.** Estos otorgan a los alimentos un color amarillo-rojo-anaranjado. Están presentes en algunos alimentos de hoja verde, aunque su color queda enmascarado por el verde de la clorofila. Conviene ingerir abundantes alimentos que contengan carotenoides, ya que solo se absorbe en torno al 50 % de los carotenoides presentes en la dieta. La absorción de los betacarotenos se optimiza si el alimento se consume en forma de puré y se le añade aceite, ya que son compuestos liposolubles.

El conjunto de los estudios científicos disponibles apunta a que los alimentos que contienen carotenoides disminuyen el riesgo de padecer cáncer de boca, faringe, laringe, pulmón, esófago y, en menor medida, de cuello uterino.

Nuestro organismo convierte ciertos carotenos en vitamina A, si bien este proceso no lo desarrollan todas las personas. Estas formas de carotenos se conocen como provitaminas, siendo las más conocidas el **betacaroteno** y el **alfacaroteno**. Intervienen en la modulación del sistema inmunológico, la regulación de la proliferación celular y la síntesis de algunas hormonas. Un dato importante y ampliamente demostrado es que los fumadores que consumen suplementos de betacaroteno (es decir, no provenientes de alimentos) presentan un mayor riesgo de desarrollar cáncer de pulmón. Si eres fumador, no tomes suplementos de betacaroteno. Otros carotenos como el **licopeno** y las **xantofilas** carecen de actividad con la vitamina A, pero tienen una gran cantidad de antioxidantes. El licopeno abunda en el tomate, en el zumo de tomate y en la salsa de tomate. Su biodisponibilidad se incrementa cuando se cocina y se le añade aceite de oliva, ya que es una molécula liposoluble. También está presente en la sandía, el pimiento rojo y el pomelo. La **fucoxantina,** que se encuentra sobre todo en las algas, ha mostrado a nivel experimental una actividad anticancerígena superior al licopeno frente a las células procedentes del cáncer de próstata.

Los **fitoesteroles** se asocian con la prevención de las enfermedades cardiovasculares y con la reducción de los niveles de colesterol en sangre. También se les relaciona con la prevención del cáncer de colon y de mama. En animales de experimentación se ha comprobado que los fitoesteroles retardan el crecimiento y la extensión del cáncer.

Las **saponinas** se encuentran fundamentalmente en las legumbres. A nivel experimental, han mostrado acción frente a las células del cáncer de estómago y colon.

Los **monoterpenos** se encuentran principalmente en los cítricos. A nivel experimental, han mostrado su actividad sobre células cancerosas del cáncer de mama, piel, hígado, pulmón y estómago.

Compuestos azufrados de las aliáceas

El grupo de los **sulfuros de alilo** ha mostrado eficacia para prevenir varios tumores causados por sustancias cancerígenas. Los estudios concluyen que existe una relación firme entre el consumo de ajo y la disminución del riesgo de desarrollar cáncer de colon y recto. También confirman que el consumo de los vegetales de la familia de las aliáceas en general se asocia a una disminución del riesgo de desarrollar cáncer de estómago. Parece que el grado de protección está relacionado con la cantidad de ajo consumida. Un estudio muestra que las personas que consumían 20 gramos de ajo al día presentaban tres veces menos cáncer de estómago que las que consumían menos de 1 gramo al día.

COMPUESTOS AZUFRADOS	
Moléculas	**Alimentos**
Ajoeno	Familia de las aliáceas (ajo, cebolla, cebolleta, chalota, puerro)
Sulfuro de alilo	
Sulfuro de dialilo	

Compuestos azufrados de las crucíferas

Las crucíferas son los únicos alimentos ricos en unos compuestos azufrados denominados **glucosinolatos**. Estos han mostrado su actividad a nivel experimental sobre células provenientes del cáncer de mama, pulmón, colon, esófago, hígado y próstata. En cuanto a su mecanismo de acción, facilitan el bloqueo y la eliminación de sustancias cancerígenas, evitando que las células sean dañadas. También inducen el suicidio de las células cancerosas. Los brotes germinados de brócoli pueden contener cien veces más sulforafano (un glucosinolato) que el brócoli maduro.

GLUCOSINOLATOS	
Moléculas	**Alimentos**
Isotiacianatos (sulforafano)	Col, brócoli, germinados de brócoli, coliflor, coles de Bruselas
Indol-3 carbinol	Coliflor, brócoli

Otros fitoquímicos

Ácido fítico

Es un antinutriente, es decir, impide la absorción de otros nutrientes, como ciertos minerales. Se encuentra en los cereales integrales y las legumbres. Se une al calcio, hierro, magnesio y zinc, inhibiendo en gran medida su absorción. Lo positivo es que ha demostrado tener propiedades antioxidantes y a nivel experimental se ha mostrado eficaz para prevenir los tumores de colon.

Inhibidores de las proteasas

Las proteasas son unas enzimas que liberan las células cancerosas y favorecen el crecimiento de los tumores y su diseminación a distancia. Los inhibidores de las proteasas pueden frenar este proceso. Se localizan en todas las legumbres, siendo la soja la que contiene niveles más altos de estos fitoquímicos.

Clorofila

Otorga el color verde a los vegetales de hoja verde como el perejil, apio, espinacas, lechuga y acelgas. Cuando se desean obtener grandes cantidades de clorofila, se recurre a la hierba de trigo o a la alfalfa germinada. Este pigmento estimula el desarrollo de las bacterias intestinales beneficiosas, previene el estreñimiento, incrementa la oxigenación de la sangre y aumenta la actividad de las enzimas antioxidantes.

Fitoquímicos en las plantas aromáticas
El romero, la salvia, el orégano, el tomillo, el jengibre y otras plantas aromáticas poseen una potente actividad antioxidante y antiinflamatoria. Contienen fitoquímicos como los carotenoides, los terpenos, los esteroles, las saponinas y los ácidos fenólicos.

Banquete diario de color

Si los fitoquímicos presentan tantas propiedades beneficiosas, tendremos que ocuparnos de lograr un aporte adecuado de fitoquímicos para nuestro organismo. ¿Cómo? La respuesta es sencilla: **preparando recetas con mucho colorido**. A más color, más variedad de fitoquímicos. No tengas duda y atrévete con un banquete de fitoquímicos a diario. Una ensalada tipo arcoíris o un panaché de verduras policromático. Son maneras de asegurarte una variedad amplia de estas moléculas.

En el siguiente cuadro, los fitoquímicos se han clasificado en función del color y de los alimentos que los contienen.

Color	Fitoquímicos	Alimentos
Amarillo-anaranjado	Flavonoides	Melón «miel», melocotón, papaya, naranja, mandarina, clementina, limón, pomelo, albaricoque, nectarina, pera, piña, uvas blancas, pimiento amarillo
Amarillo-verde	Luteína y zeaxantina	Col rizada, brócoli, espinacas, lechuga romana, hojas de verdura (mostaza, nabo), guisantes, maíz, aguacate, kiwi, melón Galia
Anaranjado	Alfa y betacaroteno	Zanahoria, batata, calabaza, albaricoque, melocotón, mango
Blanco y crema	Alicina y fitoestrógenos	Ajo, cebolla, soja, rábano, achicoria
Rojo	Licopeno	Tomate, sandía, guayaba, pomelo rosa, fresas

Color	Fitoquímicos	Alimentos
Rojo-violeta	Antocianinas	Uvas, moras, arándanos, frambuesas, fresas, cerezas, grosellas negras, bayas de saúco, manzana roja, lombarda, remolacha roja, cebolla morada, alubias rojas
Verde	Glucosinolatos Clorofila	Brécol, coliflor, col, coles de Bruselas, col rizada, col china, colinabo, berro, nabo

IDEAS PRINCIPALES SOBRE LOS FITOQUÍMICOS

- Son pigmentos que otorgan color, olor y sabor a los alimentos.
- No todos los fitoquímicos ejercen las mismas funciones, ni actúan en los mismos estadíos del desarrollo del cáncer.
- Recuerda que la cantidad y el tipo de fitoquímicos presentes en los alimentos varía considerablemente de unos a otros. Algunas moléculas tan solo están presentes en algunos alimentos muy concretos. Por ello, conviene ingerir, a diario, diferentes tipos de fitoquímicos, ya que la cantidad y la naturaleza de estos compuestos varía de una verdura a otra y de una fruta a otra.
- Algunos fitoquímicos solo se encuentran en alimentos que apenas son consumidos en las sociedades occidentales: la soja, el té verde y la cúrcuma.
- Otros fitoquímicos se encuentran en alimentos de nuestra tierra, pero que no los consumimos con frecuencia: col, coles de Bruselas, brócoli... y coincide que son los únicos vegetales que contienen unas moléculas anticancerosas muy potentes, denominadas *glucosinolatos*.

Con lo mencionado hasta ahora, reflexiona si tu dieta habitual necesita algún cambio y si es el momento de abrir la puerta a alimentos que nunca antes habías considerado.

Vitaminas y minerales

Las vitaminas son sustancias que el ser humano es incapaz de producir, por lo que se aportan habitualmente por medio de la dieta. No participan en la formación de estructuras, ni son desintegradas para la obtención de energía. Son necesarias en cantidades muy pequeñas para la formación de otras sustancias que se precisan para las diferentes reacciones metabólicas. Existe cierta controversia en relación a la cantidad diaria recomendada (CDR). Esto hace referencia a la cantidad mínima requerida para mantener la salud y evitar enfermedades carenciales como el escorbuto, que se manifiesta por un déficit de vitamina C. Algunos clínicos e investigadores sugieren que se debería tener en cuenta la relación entre la CDR y la aparición de otras enfermedades crónicas como el cáncer, y no solo la relación con las enfermedades carenciales.

Algunas vitaminas, minerales y oligoelementos, al igual que los fitoquímicos, también se pueden comportar como antioxidantes. Ciertas vitaminas, como la vitamina B_{12} y el ácido fólico, tienen la capacidad de silenciar ciertos genes, evitando que estos se expresen.

Tenemos la costumbre de estudiar las vitaminas y los minerales uno por uno, como si cada uno de ellos funcionara aisladamente en el interior de nuestro organismo. Pero la realidad es bien diferente, ya que los alimentos que contienen vitaminas también contienen fitoquímicos y minerales y sus efectos en nuestro organismo representan un ejercicio conjunto y no tanto de cada sustancia por separado.

Dispones de amplia información sobre vitaminas y minerales en muchos libros de nutrición. Nosotros aportaremos datos sobre los micronutrientes que pueden tener relación con el cáncer.

Vitamina C o ácido ascórbico

Para comenzar, un dato curioso. El ser humano, la mayoría de los primates, las cobayas y los murciélagos no son capaces de sintetizar vitamina C en su organismo y tienen que aportarla con la dieta. Sin embargo, el resto de los mamíferos pueden producirla a partir de la glucosa.

Tiene propiedades antioxidantes —neutralizadora de los radicales libres—, pero también tiene capacidad de estimular el sistema inmunológico. Todos identificamos rápidamente la vitamina C con una naranja pero en general, casi todas las frutas y verduras contienen esta vitamina, incluso algunas en mayor proporción que los cítricos. Los pimientos rojos y verdes, el perejil, el brócoli, las coles de Bruselas, la cebolla, los berros, las espinacas, las fresas, el kiwi, el mango, el melón... son alimentos muy ricos en vitamina C. Por el contrario, los cereales contienen escasa cantidad de esta vitamina.

Tienes que tener cuidado al manipular y cocinar los alimentos que la contienen, ya que se deteriora con facilidad. Se trata de una vitamina termosensible, soluble en agua y muy sensible a la oxidación. Se pierde cuando se cocinan los alimentos a altas temperaturas. Por ejemplo, cocerla a 100 °C durante veinticinco minutos ocasiona una pérdida del 50 %. Parte de la vitamina se destruirá por el calor y parte pasará al caldo. Por este motivo, te aconsejaremos no desechar nunca los caldos y utilizarlos para preparar sopas o purés (ver capítulo 8). En cuanto a la sensibilidad a la oxidación, el contacto de esta vitamina con el aire y la exposición a la luz provocan su pérdida. Cuando preparamos un zumo de naranja, la vitamina C se conservará durante dos o tres horas si tapamos el recipiente y lo guardamos en el frigorífico. Las espinacas cocinadas y refrigeradas a 3 °C pierden el 60 % de su vitamina C al cabo de dos o tres días. Por todo ello, es importante que incorpores a tu dieta alimentos crudos que contienen vitamina C.

Las personas que se medican de manera continua o con frecuencia con ácido acetilsalicílico —aspirina—, algunos antiinflamatorios y anticonceptivos orales, tienen que prestar atención a la cantidad de alimentos con vitamina C que ingieren, ya que estos fármacos pueden disminuir sus niveles de vitamina C.

En relación con el cáncer, los estudios sugieren que el consumo frecuente de alimentos ricos en vitamina C disminuye el riesgo de desarrollar cáncer de esófago. Es previsible que el efecto sea debido a la acción conjunta de todas las sustancias que integran estos alimentos y no solo a la vitamina C. También se ha observado que el conjunto de estos alimentos puede contrarrestar el efecto tóxico de una sustancia con poder cancerígeno, llamada *nitrosamida*, que está relacionada con el cáncer de estómago. Un estudio muy ambicioso de veinte años de duración, en el que participaron la Universidad de Cornell de Nueva York, la Universidad de Oxford y la Academia China de Medicina Preventiva, investigó si existía una asociación entre la dieta y la prevalencia del cáncer. El estudio se llevó a cabo en 65 condados de la China rural, motivo por el que se le conoce como «El estudio de China». En él, se midieron en la sangre de los participantes los niveles de vitamina C, vitamina E y carotenoides. Se observó que en aquellas poblaciones que presentaban niveles bajos de vitamina C en sangre se incrementaban las posibilidades de padecer cáncer.

Con estos datos parece lógico pensar que si tomáramos suplementos de vitamina C estaríamos protegiéndonos frente al cáncer. Sin embargo, no existe evidencia científica que demuestre la eficacia de los suplementos de vitamina C, tanto para prevenir como para tratar el cáncer. En la actualidad no se dispone de información sobre cuál es el nivel de vitamina C en plasma capaz de producir una respuesta antitumoral, ni sobre la dosis clínica necesaria para obtener niveles plasmáticos terapéuticos.

Por ello, lo que te podemos aconsejar es que consumas abundantes alimentos que contengan vitamina C.

Ácido fólico o vitamina B_9

El ácido fólico tiene un efecto protector sobre el material genético, reduciendo el riesgo de que se produzcan mutaciones. También tiene capacidad de reparar el ADN dañado y de influir en la expresión de ciertos genes.

Las principales fuentes alimentarias de folatos se encuentran en verduras y hortalizas, entre las que destacan las acelgas, las espinacas, los grelos, la remolacha, las coles y los guisantes. Los garbanzos son las legumbres que más ácido fólico contienen. Las frutas como naranjas, el melón y el plátano, aportan folatos, pero en menor cantidad.

Acuérdate de incorporar a tu dieta alimentos crudos que contengan ácido fólico, porque esta vitamina es muy sensible a la luz y al calor y se disuelve en el agua de la cocción. La estimación de la eficacia con que se absorbe el ácido fólico varía según el tipo de alimento. De modo que no todo el folato que ingieres va a ser utilizado por tu organismo.

Incorpora el ácido fólico a tu organismo a través de la dieta, y no con suplementos, ya que si la lesión precancerosa ya está instaurada, la suplementación con ácido fólico podría estimular la capacidad celular para dividirse, provocando un efecto acelerador que podría tener efectos indeseables en la lesión precancerosa. Ten en cuenta que la mayoría de las lesiones precancerosas pasan inadvertidas y pueden transcurrir muchos años hasta que se transforman en un cáncer.

Las personas que se medican de manera continua o con frecuencia con ácido acetilsalicílico —aspirina—, algunos antiinflamatorios, agentes reductores del colesterol, los antiácidos, los antiepilépticos, los antidiabéticos orales y el metrotexato —inmunosupresor— tienen que prestar atención a la cantidad de alimentos con folatos que ingieren, ya que todos estos fármacos pueden disminuir los niveles de folatos en su organismo.

En relación al cáncer, los estudios sugieren que el consumo frecuente de alimentos ricos en ácido fólico también está relacionado con una disminución del riesgo de padecer cáncer de esófago. Al igual que ocurre con la vitamina C, el beneficio radicará en una acción conjunta de las sustancias que integran este tipo de alimentos. Hasta el año 2007, los estudios lo asociaban también a una disminución del riesgo de padecer cáncer de páncreas, pero las últimas investigaciones no han logrado constatar esta relación.

Vitamina A

Al igual que la vitamina C, tiene propiedades antioxidantes y estimuladoras del sistema inmunológico. Protege piel y mucosas, por lo que puede desempeñar cierto papel en la prevención del cáncer de boca, estómago, colon y cuello uterino. De hecho, se ha comprobado que la vitamina A, en forma de retinol, puede provocar la regresión de células cancerosas en el cuello uterino.

A diferencia de otras vitaminas, es soluble en grasa y estable al calor. Su biodisponibilidad puede mejorar en presencia de grasa. La cocción moderada también puede incrementar la absorción de la provitamina A (carotenoides).

En general, los alimentos con mayor contenido en vitamina A son hígado, aceites de pescado, los pescados grasos, la leche y los derivados lácteos, los huevos, las verduras de hoja oscura y las hortalizas muy pigmentadas como las zanahorias y los tomates. Si se consume en altas dosis, se acumula y puede resultar tóxica.

Vitamina E

Entre los mecanismos relacionados con el cáncer, destacan sus propiedades antioxidantes, su capacidad para reparar lesiones en el ADN y para estimular el sistema inmunológico.

Las fuentes principales de vitamina E son los aceites vegetales, las nueces, los cereales integrales y las hortalizas de hoja verde.

Hasta hace pocos años, el conjunto de los estudios asociaba el consumo de alimentos ricos en vitamina E con una disminución del riesgo de desarrollar cáncer de próstata, si bien esta relación no ha podido ser confirmada en la actualidad.

Vitamina D

La vitamina D se sintetiza en la piel por la acción de la luz solar, en su fracción ultravioleta B. Esto implica que, si nos queremos beneficiar de esta fracción, hay que tomar el sol en las horas centrales del día (en verano de 11.00 a 17.00 horas). Son horas en las que el sol es muy intenso y, por lo tanto, bastaría con una exposición de 20 minutos. Durante los meses de octubre, noviembre, diciembre, enero y febrero, prácticamente no hay fracción de ultravioleta B en latitudes europeas. Además de la latitud y la estación del año, en la formación de la vitamina D influyen otros factores como la polución ambiental, el área de la piel expuesta, la pigmentación de la piel, la edad y la aplicación de cremas protectoras solares, ya que estas reducen la producción de vitamina D. Hay que exponerse al sol con sentido común, sin excederse con los tiempos de exposición, ya que este nos protege de algunos tumores, pero, a su vez, puede favorecer el desarrollo del melanoma —un tipo de cáncer de piel.

Las fuentes alimentarias de vitamina D se encuentran principalmente en alimentos de origen animal como las sardinas, el salmón, el atún, el hígado, la leche y los productos lácteos y los huevos.

La vitamina D que ingerimos con la dieta o que se forma a partir del sol se almacena en el hígado. Pero es en el riñón, donde es transformada por la acción de una enzima en una forma muy activa que se denomina 1-25 hidroxi vitamina D. Un exceso de alimentos ricos en proteínas animales como la carne y la leche puede bloquear esta enzima e impedir que se forme esta forma activa de vitamina D. Los niveles de la vitamina D activa guardan una estrecha relación con los niveles de calcio en sangre. A medida que aumentan los niveles de calcio en sangre, disminuyen los niveles de vitamina D activa. Por el contrario, cuando disminuyen los niveles de calcio, aumentan los niveles de vitamina D activa. Por lo tanto, quédate con la idea de que un consumo alto de calcio de manera constante es probable que vaya asociado a bajos niveles de vitamina D activa. Por ello, tanto si tomas mucha proteína de origen animal como si consumes alimentos ricos en calcio con frecuencia, tu organismo producirá menos cantidad de vitamina D activa. Como explicaremos el consumo de elevadas cantidades de lácteos ricos en calcio incrementa el riesgo de desarrollar cáncer de próstata y se especula que sea debido a que los niveles altos de calcio regulan a la baja la formación de vitamina D activa.

Entre sus funciones, destacan la inhibición de la proliferación celular, la estimulación de la diferenciación celular y la regulación del sistema inmunológico. También posee cierta actividad antiinflamatoria y la capacidad para regular ciertos genes. Participa en el bloqueo y la desintoxicación de sustancias con poder cancerígeno. Cuando hay bajos niveles de vitamina D activa, estas funciones no se llevarán a cabo con normalidad y existirá más riesgo de favorecer el desarrollo de un cáncer. Estudios recientes han puesto en evidencia que los pacientes con cáncer presentan unos niveles bajos de vitamina D en sangre en el momento del diagnóstico. No se sabe si a causa o a consecuencia de la enfermedad. En nuestro país, representa el déficit vitamínico más frecuente. Por lo que si te expones poco al sol e ingieres pocos alimentos ricos en vitamina D, te recomendamos que te hagas una analítica. Esta es una situación relativamente frecuente por ejemplo en vegetarianos estrictos que habitan en el norte de Europa.

La incidencia de cáncer en aquellas áreas del mundo donde hay menos horas de sol es mayor. Se ha comprobado una mayor prevalencia de cáncer de mama, colon, ovario, esófago, estómago y páncreas. Por lo tanto, **a más luz solar, menos prevalencia de cáncer**.

El análisis del conjunto de los estudios publicados sugiere que existe una relación entre el consumo de alimentos ricos o enriquecidos con vitamina D y una disminución del riesgo de desarrollar cáncer de colon y recto.

Minerales

En cuanto a los **minerales**, son sustancias necesarias para regular la mayoría de las funciones del organismo. Deben ser ingeridos a través de la dieta diaria, ya que el organismo no puede sintetizarlos. Pero recuerda que no todo lo que se come, se absorbe. Hay elementos de la dieta que pueden reducir la absorción y la biodisponibilidad de algunos minerales. El ácido fítico presente en los cereales integrales y legumbres, el ácido oxálico de las espinacas y el consumo de altas dosis de fibra dietética pueden funcionar como antinutrientes. Por el contrario, veremos que la absorción de un mineral puede ser optimizada si se ingieren al mismo tiempo otros minerales y vitaminas. Los minerales más estudiados en relación al cáncer son el calcio, el selenio y el zinc.

Calcio

En los países con alto nivel económico, la principal fuente de calcio proviene del consumo de leche y productos lácteos. El calcio también se encuentra en otros alimentos de origen animal y en los vegetales. Existen muchos alimentos vegetales que contienen calcio, pero su biodisponibilidad es muy variable. En las acelgas, nabos, berros, espinacas y el cacao, su biodisponibilidad es muy limitada. Por el contrario, es muy aceptable en col, brócoli, frutos secos y legumbres.

El calcio participa en el control de la diferenciación y la proliferación celular. Se ha comprobado que tiene una acción inhibidora del crecimiento, tanto en las células sanas como en las células tumorales, a nivel gastrointestinal.

El conjunto de los estudios publicados concluye que el consumo de leche, alimentos ricos en calcio, enriquecidos con calcio y suplementos de calcio, se asocian a una disminución del riesgo de desarrollar cáncer de colon y recto. Sin embargo, con este mineral se produce una **situación curiosa,** ya que los estudios también concluyen que el consumo elevado y frecuente de leche y productos lácteos, así como el consumo de alimentos ricos en calcio o enriquecidos con calcio, se asocian a un incremento del riesgo de desarrollar cáncer de próstata.

Selenio y zinc

Ambos tienen propiedades antioxidantes y estimuladoras del sistema inmunológico. También participan en la activación de ciertas enzimas, algo necesario para que se puedan desarrollar innumerables reacciones químicas en nuestro organismo.

La cantidad de selenio de un alimento dependerá de la cantidad de este mineral presente en la tierra de cultivo. Curiosamente, esta cantidad varía mucho de unos lugares a otros. De modo que las frutas y verduras cultivadas en un suelo rico en selenio nos aportarán más cantidad de este mineral. No obstante, las principales fuentes de selenio son los alimentos ricos en proteínas como pescado, marisco, carne, legumbres, frutos secos y cereales integrales. El zinc está presente en las ostras, los frutos secos, los cereales integrales, el ajo y la zanahoria.

Si te das cuenta, muchos minerales, vitaminas y fitoquímicos tienen propiedades que apuntan en la misma dirección. Todos trabajan al unísono y resulta casi imposible cuantificar el protagonismo de cada uno de ellos en relación a la prevención del cáncer.

> Aporta fitoquímicos, vitaminas y minerales a través de la dieta. Ten en cuenta que el efecto de estas sustancias a dosis bajas o fisiológicas puede ser diferente que cuando se consumen a altas dosis, a base de suplementos.

Fibra dietética

Desde hace algunos años, se sabe que tomar fibra es beneficioso para la salud. La fibra dietética resulta difícil de definir, ya que hace referencia a una variedad de sustancias de origen vegetal con propiedades físicas y efectos biológicos distintos. El término *fibra* quizá no sea el más adecuado, ya que muchas sustancias que se consideran fibra no tienen ni el aspecto ni la forma de las hebras de un tejido. Por el contrario, otros alimentos que presentan una estructura fibrilar como la carne o los espárragos contienen escasa cantidad de fibra. Las principales fuentes de fibra son las verduras, las hortalizas, las frutas, las legumbres, los cereales integrales, las semillas y las algas.

La fibra está constituida por carbohidratos complejos que no se someten a la digestión, es decir, no se alteran por la acción de las enzimas digestivas. La flora bacteriana del colon fermenta algunos tipos de fibra. Hay que considerar este proceso de fermentación como un efecto beneficioso para el organismo, ya que favorece la formación de probióticos, es decir, de bacterias beneficiosas para nuestro intestino.

El concepto de fibra dietética surgió con la observación de la baja prevalencia de cáncer de colon, diabetes y enfermedades coronarias en zonas de África donde la población consumía dietas ricas en carbohidratos no refinados y cuyas heces eran particularmente voluminosas y semisólidas.

La fibra, dependiendo de cómo se relacione con el agua, se clasifica en tres categorías.

1. La **fibra insoluble** no se disuelve en el organismo, pero es capaz de retener agua y aumentar su volumen, lo que estimula el peristaltismo intestinal y previene el estreñimiento. Se localiza en el fitoesqueleto de los vegetales que proporciona rigidez a la planta. La mayoría de los cereales integrales, así como las legumbres y algunas frutas y verduras como la piña, y las alcachofas son alimentos ricos en fibra insoluble. Este tipo de fibra no se ve afectada por la acción de las bacterias intestinales y por lo tanto no es sometida a un proceso de fermentación. Por ello, se elimina intacta con las heces. Esta fibra arrastra compuestos tóxicos presentes en el intestino, minimizando las posibilidades de que estos puedan dañar las células del colon, al disminuir el tiempo en que permanecen en contacto con la mucosa del colon.
2. La fibra **soluble** y **viscosa** es la que, al mezclarse con agua, adquiere un aspecto gelatinoso. Tiene poco efecto sobre el volumen de las heces. Cuando alcanza el

colon es fermentada por las bacterias intestinales, dando lugar a la formación de probióticos. En general, los alimentos ricos en fibra viscosa enlentecen la absorción de los hidratos de carbono en el intestino. Ello hace que el ritmo en que la glucosa alcanza el torrente sanguíneo sea más lento, lo que resulta muy beneficioso para nuestra salud (alimentos con índice glucémico bajo). En esta categoría se encuentran los mucílagos, las pectinas y la goma de guar.

Los *mucílagos*, son un tipo de fibra soluble, de naturaleza viscosa, producidos por las semillas de ciertas plantas como la algarroba y el lino. El higo es uno de los frutos que más mucílagos tiene. Otros alimentos ricos en mucílagos son la borraja, el apio, el perejil, las judías verdes, las algas marinas, las legumbres, los limones, el membrillo, las almendras... Tienen la propiedad de hincharse con el agua y formar geles.

La *pectina* es un tipo de fibra que no aporta ningún nutriente a nuestro organismo, pero se encarga de eliminar compuestos tóxicos. Alimentos ricos en pectina son la naranja, la zanahoria, la manzana, la uva y el membrillo. Como tiene la propiedad de formar geles, se utiliza en la industria alimentaria como agente espesante en combinación con los azúcares, para la fabricación de mermeladas y confituras. Comercialmente, la pectina es fabricada a partir de la pulpa de las manzanas y las naranjas.

La *goma de guar* es la harina de una leguminosa que se cultiva en la India para el consumo humano y que se usa en la industria alimentaria para aportar fibra.

3. La fibra **soluble** y **líquida** es fermentada completamente por las bacterias del colon, estimulando la formación de bacterias beneficiosas a ese nivel. Esta fibra aumenta la masa fecal, debido a un incremento en el contenido de bacterias procedentes del colon. Aquí se incluyen la *inulina* y los *fructoligosacáridos*, que se lo-

calizan en el plátano, el tomate, las alcachofas, la achicoria y la familia de las aliáceas como el ajo, la cebolla, el puerro y el chocolate.

Ahora sabemos que no existe un único tipo de fibra. Sabemos también que cada tipo beneficia a nuestro organismo de diferentes maneras, por lo que es importante tomar varias clases de fibra.

Debes saber que no seguimos demasiado las recomendaciones sobre el consumo de fibra. De hecho, la cantidad de fibra que se consume en los países desarrollados es inferior a la recomendada. Un adulto debería consumir entre 20 y 35 gramos al día. En España, la cifra de consumo medio es de, aproximadamente, 18 gramos al día. Se recomienda que el 25 % de la fibra sea soluble y el 75 % insoluble. Hay personas que piensan que con la tostada de pan integral de la mañana han «cumplido» con la necesidad diaria de fibra. ¿Y de dónde sacas los 26 gramos restantes? Pasarse a los alimentos integrales es una buena manera de empezar. Pero además, las frutas y las verduras deben formar parte de cada comida, ya que ellas nos proporcionan la mayor parte de la fibra.

Te aconsejamos consumir alimentos ricos en fibra dietética: descubre por qué:

- El conjunto de los estudios publicados relaciona claramente el consumo frecuente y regular de este tipo de alimentos, con una disminución del riesgo de desarrollar cáncer de colon y recto. Esta asociación también se presenta, si bien de manera menos intensa, para el cáncer de esófago. Un dato a valorar es que en estos estudios, la fibra dietética proviene de los alimentos y no de suplementos alimentarios. No se sabe si añadir fibra aislada a los alimentos o a nuestros platos logra el mismo efecto. Lo que sabemos es que consumir alimentos vegetales que contienen fibra ocasiona un beneficio claro para nuestra salud.

- La bilis producida por el hígado hace de medio de transporte para eliminar compuestos tóxicos de nuestro organismo. La fibra puede atrapar a los ácidos biliares en el intestino y, por lo tanto, a las sustancias tóxicas que portan, facilitando su expulsión con las heces y evitando su absorción en el tubo digestivo. Una dieta baja en fibra puede favorecer que estos tóxicos no sean eliminados y sean de nuevo absorbidos en el intestino. Además, las bacterias intestinales pueden transformar estos compuestos tóxicos en otros aún más perniciosos y con potencial para favorecer el desarrollo de un cáncer.
- Se sabe que las células del colon pueden dañarse cuando entran en contacto repetidamente y durante largo tiempo con compuestos que tienen capacidad carcinógena. La fibra estimula el peristaltismo intestinal y diluye el contenido fecal, lo que facilita que disminuya el tiempo de tránsito intestinal. Por ello, los compuestos tóxicos permanecerán menos tiempo en contacto con la mucosa del colon y, como consecuencia, se minimizará el posible daño que estas sustancias puedan ocasionar.
- La fibra soluble, puede ser fermentada por la acción de las bacterias del colon, dando lugar a la formación de probióticos. Además, como consecuencia de esa fermentación se forman gases, ácidos grasos de cadena corta y ácido láctico. Este último incrementa la acidez en el colon, lo que dificulta el crecimiento de bacterias patógenas y favorece el desarrollo de bacterias beneficiosas. Los ácidos grasos de cadena corta aportan energía a las células del colon y favorecen la formación de una barrera intestinal que protege a las células del colon de los gérmenes. Estos ácidos grasos pueden estimular el desarrollo de bacterias intestinales beneficiosas, en detrimento de las patógenas. El ácido graso de cadena corta más importante que nos protege frente al cáncer

de colon es el ácido butírico. Incluso a bajas concentraciones, inhibe la proliferación celular de las células cancerígenas. Pero para que un organismo los produzca se necesita, por una parte, una cantidad suficiente de bacterias saludables en el colon como los lactobacilos y las bifidobacterias y, por otra, que la dieta aporte suficiente cantidad de fibra soluble.

Parece que algunas fibras son más eficaces que otras para aumentar los ácidos grasos de cadena corta en el colon. Las pectinas, presentes en las manzanas, los cítricos o leguminosas, producen más ácidos grasos de cadena corta que la fibra proveniente del trigo, del maíz o del salvado de avena.

- En general, los alimentos ricos en fibra viscosa enlentecen la absorción de los hidratos de carbono en el intestino. Ello hace que el ritmo con que la glucosa alcanza el torrente sanguíneo sea más lento, lo que beneficia nuestra salud. (Ver concepto de *carga glucémica* en el capítulo 5.)
- Los alimentos ricos en fibra dietética son ricos en vitaminas, minerales y fitoquímicos. Habitualmente son voluminosos y, salvo excepciones, aportan pocas calorías. Ya se han mencionado en el capítulo 2 las ventajas de una dieta baja en densidad energética.

Si bien el consumo de alimentos ricos en fibra dietética tiene diversos efectos beneficiosos para la salud, su consumo excesivo puede ocasionar un descenso en la absorción intestinal de hierro, magnesio, calcio y zinc.

Componentes de la dieta que pueden aumentar el riesgo de desarrollar un cáncer

La Agencia Internacional para la Investigación del Cáncer (AIRC) evalúa las sustancias químicas sospechosas y las clasifica en función de su capacidad para provocar cáncer. Cuando se sospecha que una sustancia puede tener capacidad para producir cáncer se somete a estudios en el laboratorio para demostrar si esa hipótesis es cierta. Se han descubierto abundantes sustancias que tienen capacidad carcinógena y que se pueden incorporar a nuestro organismo por diferentes vías como los alimentos, el tabaco, el aire contaminado que respiramos... Al igual que ocurre con las sustancias beneficiosas, en los estudios se utilizan dosis muy altas, aplicadas a intervalos regulares. Si, finalmente, se demuestra que la sustancia estudiada produce cáncer, la conclusión final será que «la sustancia X es cancerígena» y, probablemente, causará una gran alarma social si se comprueba que la sustancia estudiada está presente en alimentos de consumo habitual. Nuestra alimentación contiene muchas sustancias tóxicas como pesticidas, herbicidas, fungicidas, compuestos N-nitrosos, acrilamida, dioxinas, aminas aromáticas, hidrocarburos aromáticos policíclicos y metales pesados entre otras. ¿Estamos mintiendo cuando afirmamos que estas sustancias tienen capacidad cancerígena? La respuesta es claramente NO. ¿Quiere esto decir que, si las consumimos, vamos a desarrollar un cáncer? La respuesta sigue siendo NO, necesariamente. Aunque las consumiéramos con mucha frecuencia, no necesariamente desarrollaríamos un cáncer, ya que la actividad tóxica de estas sustancias no solo depende de sí mismas, sino de cómo interaccionan con el resto de los componentes de la dieta, como te explicaremos más adelante. Algunos autores sugieren que incorporar pequeñas dosis de esas sustancias nocivas a lo largo de nuestra vida puede provocar un efecto de bioacumulación y también un efecto de cóctel, es decir, acumulación de niveles bajos de muchas sustancias diferentes durante muchos años. Esta es una hipótesis fácilmente entendible sobre el papel, pero que no está demostrada y que, probablemente, será muy difícil de demostrar en los seres humanos, por la complejidad que ello implica. Un ejemplo de lo que estamos tratando lo encontramos en la sacarina. En su día, se comprobó que tenía capacidad carcinógena en las ratas. Sin embargo, millones de personas consumen sacarina todos los días, sin que se haya podido demostrar hasta el momento que facilite el desarrollo de un cáncer. Lee con atención lo que te vamos a contar a continuación, porque es posible que rompa con tus esquemas. Nos han educado a identificar los alimentos en función de las sustancias beneficiosas y sustancias nocivas que contienen, sin profundizar lo que realmente ocurre con ellas cuando se incorporan a nuestro organismo. Vamos a verlo.

Las sustancias tóxicas, una vez ingeridas, están sujetas a numerosos vaivenes en nuestro organismo. La mayoría de las veces no existe una relación lineal sencilla, a modo de: se ingiere el alimento que contiene la sustancia tóxica, se absorbe en el aparato digestivo, pasa a la sangre y de aquí, se distribuye a las células, dañando su material genético. Afortunadamente, también hay ciertos componentes de la dieta que interaccionan con las sustancias tóxicas, transformándolas. Ya hemos estudiado en el capítulo anterior cómo las enzimas de fase II tienen capacidad para bloquear y, posteriormente, eliminar a través de la bilis y la orina las sustancias tóxicas, impidiendo que dañen nuestras células. Recuerda que, mediante la dieta, podemos estimular la acción de estas enzimas. Para ello, deberás comer alimentos de la familia de las crucíferas y de las aliáceas, así como alimentos ricos en quercetina.

Existen otras enzimas que producen el efecto contrario. Después de penetrar en el interior de las células, la mayoría de las sustancias tóxicas no inician por sí mismas la lesión en los genes de las células. Previamente, tienen que ser transformadas mediante la acción de las enzimas de fase I en productos más reactivos, es decir, más tóxicos aún. Estos productos pueden alcanzar el ADN, dañándolo. Por suerte, la mayoría de las veces, esta lesión es reparada. Ya hemos visto cómo los fitoquímicos, las vitaminas y los minerales pueden desempeñar un papel importante en esta reparación. Pero también la actividad de las enzimas de fase I está sujeta a la influencia de la composición de la dieta. Para que lo entiendas bien, te vamos a contar unos experimentos realizados en ratones. Madhavan y colaboradores en la India, y posteriormente Colin Campbell y sus colaboradores en Estados Unidos, administraron a dos grupos de ratas aflatoxina, una de las sustancias con mayor poder cancerígeno que existen. Esta toxina está relacionada con el cáncer de hígado. Uno de los grupos fue alimentado con un 20 % de proteína animal, en este caso concreto con caseína, que es la principal proteína de la leche. Al otro grupo se le administró tan solo un 5 % de caseína. Los resultados fueron sorprendentes, ya que ambos grupos recibieron idéntica cantidad de aflatoxina, pero solo las ratas que siguieron una dieta alta en caseína desarrollaron cáncer de hígado. En el grupo alimentado con dosis bajas de caseína, ninguna rata desarrolló cáncer. Además, los experimentos demostraron también que en las ratas que habían desarrollado cáncer de hígado, la supresión de una dieta alta en caseína lograba bloquear notablemente su evolución. En todos estos experimentos, la dosis de caseína que se administró a las ratas era equiparable a la dosis de caseína que ingieren muchos seres humanos en su dieta habitual. Posteriormente, se repitió el experimento, pero utilizando proteína de origen vegetal, procedente de la soja o del trigo, y ninguna rata desarrolló tumores, a pesar de ingerirla a altas dosis. Profundizando más en la investigación, se descubrió que las dietas bajas en caseína lograban que una menor cantidad de aflatoxina penetrara en la célula. Además, disminuía la actividad de las enzimas responsables de transformar la aflatoxina en otro compuesto aún más tóxico, que era realmente el responsable de dañar el material genético de las células y ocasionar el cáncer de hígado.

Una situación similar a la producida en los experimentos de laboratorio se observó en seres humanos. En la década de 1970, el cáncer de hígado afectaba a numerosos niños en Filipinas. Esto se debía, sobre todo, al consumo de mantequilla de cacahuete, que estaba contaminada por aflatoxina. Se observó que la mayor incidencia de este tumor se presentaba en los niños que provenían de los hogares más acomodados, donde el consumo de proteínas de origen animal era superior.

Con estos ejemplos, queremos que entiendas que las sustancias con poder carcinógeno no son las únicas «culpables» y que el contexto de la dieta en que son consumidas también influye. No cabe ninguna duda de que todos los días ingerimos sustancias con capacidad cancerígena, pero las dosis son habitualmente muy pequeñas y, además, desconocemos aún muchos datos de lo que ocurre con ellas en el ser humano. También queremos que entiendas que, a veces, el alimento que estamos consumiendo, valorado en todo su conjunto, puede resultar mucho más nocivo para nuestra salud que la propia sustancia tóxica que contiene. Muchos alimentos procesados industrialmente como galletas y bollería industrial contienen grasa vegetal (sin identificar de qué tipo), ácidos grasos trans, sal, azúcares simples, harinas refinadas y, como fruto de su elaboración, acrilamida, que es una sustancia potencialmente cancerígena. Insistimos, de cara a desarrollar un cáncer, la forma global de alimentarnos quizá puede tener un mayor protagonismo que la dosis de sustancias tóxicas que podemos ingerir con los alimentos. La mayoría de los científicos están de acuerdo en que sería mucho más perjudicial para nuestra salud prescindir del consumo de verduras, hortalizas y frutas, por el miedo a ingerir los pesticidas, los herbicidas y los fungicidas que contienen, que lo contrario.

A pesar de todo, el sentido común y el principio de precaución nos dictan consumir alimentos lo menos contaminados posible, pero sin obsesionarnos con ello. No queremos crear alarmas ni miedos innecesarios. Pretendemos atribuir a la información disponible el rango que actualmente le corresponde. Profundizaremos más sobre estos temas en los capítulos que versan sobre dónde comprar y cómo cocinar los alimentos. De momento, el mejor consejo que podemos ofrecerte es que no te preocupes tanto por los detalles —sustancias aisladas— y ocúpate de que tu forma global de alimentarte sea la adecuada.

Quizás estamos deseosos por encontrar al culpable del cáncer para poder apartarlo de nuestras vidas y sentirnos seguros y a salvo. Pero, de momento, desconocemos la mayoría de las interacciones que producen tanto las sustancias beneficiosas como las sustancias nocivas presentes en los alimentos, una vez han sido ingeridos.

Vamos a estudiar a continuación las sustancias con capacidad cancerígena, es decir, aquellas que, por lo menos a nivel experimental, pueden ocasionar una lesión en el ADN de las células, causando mutaciones.

Nitratos, nitritos y nitrosaminas

Los nitratos se encuentran de manera natural en las plantas y la cantidad presente en las mismas depende de la especie, las condiciones del suelo y de la cantidad de fertilizante utilizado. En los países con alto nivel de desarrollo, los vegetales nos aportan entre el 70 y el 90 % de la ingesta de nitrato. Los vegetales de origen ecológico contienen menos nitratos que los que proceden de la agricultura convencional, ya que el contenido de nitratos aumenta con los aportes de abonos nitrogenados. La temporada del año tiene un papel importante. Para la transformación de los nitratos en proteínas, las plantas necesitan luz. Durante el invierno, los cultivos en invernadero pueden no recibir suficiente luz y los nitratos se acumulan en la planta, independientemente de que la agricultura sea ecológica o convencional. Por ello, cuando comemos vegetales estamos consumiendo, a la vez, estas sustancias tóxicas. Los vegetales que más nitratos contienen son la espinaca, la lechuga y la acelga. La Organización Mundial de la Salud (OMS) y la Agencia de Protección Ambiental de Estados Unidos han puesto límite a la ingesta diaria de nitratos (1,6 mg de nitrato por kg de peso corporal). Sin embargo, los vegetales aportan tantos beneficios que no cabe cuestionarse dejar de consumirlos.

Para reducir la cantidad de nitratos presentes en los vegetales puedes eliminar la parte más externa del vegetal antes de su consumo —las hojas externas son más ricas en nitratos—, lavar cuidadosamente las hojas de la verdura —los nitratos son muy solubles en agua— y consumir las frutas y hortalizas lo más frescas posible.

Los nitratos se encuentran también en las carnes procesadas —embutidos, salchichas, beicon, perritos calientes...—, ya que se emplean como conservantes para evitar la contaminación bacteriana. Sin embargo, es posible que la propia carne procesada represente un peligro mayor para nuestra salud que la cantidad de nitritos que contiene.

Entre un 5 y el 20 % del nitrato contenido en la dieta se transforma en el interior del organismo en nitritos. Los nitritos pueden reaccionar dentro de nuestro organismo con compuestos que proceden de la degradación de los aminoácidos, dando lugar a las nitrosaminas. Las nitrosaminas están consideradas como cancerígenas para el ser humano y se las relaciona, sobre todo, con el cáncer de estómago. Freír a altas temperaturas, así como los procesos de ahumado y curado, también pueden ocasionar la formación de nitrosaminas en los alimentos. El queso, el pescado conservado con nitritos, la cerveza y el whisky son alimentos que contienen nitrosaminas. No olvides que el conjunto de la dieta influye en la acción de estos compuestos tóxicos. Incorporar en nuestra dieta diaria **alimentos ricos en vitamina C, hortalizas, frutas y, en general, alimentos ricos en fibra soluble puede contrarrestar su efecto nocivo**. Por el contrario, un exceso de sal puede irritar la mucosa del aparato digestivo, y hacerla más vulnerable a la acción de las nitrosaminas.

Aminas heterocíclicas e hidrocarburos aromáticos policíclicos

Las aminas heterocíclicas (AH) se forman cuando la carne y el pescado son cocinados a altas temperaturas. En estas condiciones, los aminoácidos y la creatina (un compuesto que se encuentra en el tejido muscular) reaccionan entre sí, dando lugar a la formación de aminas heterocíclicas. Se han identificado, al cocinar, diecisiete tipos de aminas heterocíclicas que pueden tener riesgo cancerígeno. La temperatura es el factor más importante en la formación de estos compuestos. Freír, cocinar al grill, cocinar a la brasa y las barbacoas producen las mayores cantidades, ya que se alcanzan temperaturas muy altas.

Las barbacoas donde la carne, el pescado u otros alimentos se someten a altas temperaturas y directamente sobre la llama, provocan un goteo de grasa desde el alimento al fuego. Esto produce la formación de los **hidrocarburos aromáticos policíclicos** (HAP), que se adhieren a la superficie del alimento. Cuanto más intensa sea la temperatura y más cerca esté el alimento de la brasa, mayor será el grado de contaminación. Cuando se utiliza madera para preparar la brasa se forman más hidrocarburos aromáticos policíclicos que cuando se utiliza carbón.

En el pollo a la brasa o frito se forman en el alimento una mayor cantidad de aminas heterocíclicas e hidrocarburos aromáticos policíclicos que en la carne de vacuno y, sin embargo, el consumo de la carne de pollo no está relacionado con el riesgo de desarrollar un cáncer. Se sospecha que los compuestos tóxicos que se forman en la carne de vacuno presentan una mayor agresividad en el ser humano que los que se forman en el pollo. La grasa que contienen las carnes rojas o carnes procesadas tiene un perfil nutricional diferente que la grasa que contiene la carne de pollo. Ahora, cabe preguntarse: ¿dónde se encuentra el peligro realmente, en los HAP o en la propia carne roja o carne procesada? Si es posible, retira la grasa visible y aleja la parrilla del carbón.

Si te apasiona este tipo de cocina, no prescindas de ella, pero practícala en días especiales y controlando el tamaño de la ración. Acompaña este tipo de preparados con aquellos alimentos que tienen capacidad de bloquear y eliminar sustancias tóxicas, como las crucíferas, las aliáceas o los alimentos que contienen quercetina. Incluso con frutas y verduras ricas en vitamina C y betacarotenos.

Cuando se cocina en wok se alcanzan temperaturas muy altas y dependiendo del aceite que se utilice el humo que se forma al cocinar contiene aminas aromáticas que pueden ser inhaladas por los cocineros. Se ha observado que los cocineros asiáticos que practican este tipo de cocina durante varias horas al día presentan mayor incidencia de cáncer de pulmón.

Cuando se preparan carnes o pescados al horno o a la plancha, se alcanzan temperaturas inferiores y se forman menos aminas heterocíclicas. Sin embargo, el jugo o la salsa que se desprende en este tipo de cocción también contiene cantidades importantes. Hay estudios que sugieren que si las carnes son cocinadas en el microondas o a la plancha antes de ser sometidas a métodos de cocinado a muy altas temperaturas, contienen, también, menos aminas heterocíclicas. Se desconoce si se debe a que se reduce el tiempo que la carne pasa en la parrilla o a que también se eliminan los jugos de la carne.

Los cereales **tostados** son una fuente común de hidrocarburos aromáticos policíclicos. Es importante ser conscientes de que podemos estar consumiendo estos contaminantes en pequeñas cantidades pero a diario con los cereales del desayuno.

Dioxinas

Se incorporan a nuestro organismo al comer alimentos ricos en proteína de origen animal como carne, pescado, huevos y leche. Estas sustancias tóxicas se acumulan en la grasa, por lo que te recomendamos que adquieras alimentos bajos en grasa. Son persistentes, por lo que una vez consumidas, el organismo no las metaboliza, es decir, no las elimina y se almacenan en la grasa corporal y en la leche materna de las mujeres lactantes. El 90 % de la exposición a estas sustancias se debe al consumo de alimentos de origen animal.

Acrilamida

Cuando un mismo alimento contiene azúcares y un aminoácido llamado *asparragina* y se somete a altas temperaturas, se forma una sustancia con poder cancerígeno denominada *acrilamida*. Este compuesto está presente en alimentos como el café soluble, la achicoria, las patatas fritas, los gofres, los crakers, las galletas, los biscotes, el pan tostado. Muchos de los alimentos procesados industrialmente contienen esta sustancia, pero lógicamente no consta en la lista de los ingredientes. Imagina, por un momento, que pudieras eliminar esta sustancia química de las patatas fritas. ¿Estarías comiendo un alimento saludable? Un alimento con alto contenido en grasa y que te aporta muchas calorías dista de nuestra visión de alimento saludable... ¡aunque no tenga acrilamida!

Hierro hemo

El hierro hemo se encuentra solamente en alimentos de origen animal como el pescado, la carne, los productos derivados de la carne y los productos preparados a base de sangre como las morcillas. Las carnes rojas contienen abundante hierro hemo, pero no así las carnes blancas. Forma parte de algunas proteínas como la hemoglobina y mioglobina. La hemoglobina, presente en los glóbulos rojos, sirve para transportar el oxígeno desde los pulmones a los tejidos.

El hierro hemo puede inducir la formación de compuestos N-nitrosos. También está asociado a la producción de lesiones cancerosas en el colon, ya que puede tener un efecto tóxico directo sobre las células colónicas, dañando su ADN y facilitando su proliferación. Dado que el hierro hemo es atrapado por el calcio y la clorofila, te aconsejamos que consumas la carne roja con abundantes vegetales que contengan clorofila o bien que ingieras un comprimido de calcio.

Sal

El término sal es comúnmente utilizado para hacer referencia al cloruro sódico. Se utiliza como conservante y para incrementar el sabor de los alimentos.

Una persona puede controlar la cantidad de sal que utiliza al cocinar o aderezar un plato, pero escapa a su control la sal presente en los alimentos procesados como la del pan que consumimos a diario.

Existen datos bastante concluyentes de que la ingesta alta y frecuente de sal o el consumo de alimentos salados o preservados en sal está asociada a un incremento del riesgo de desarrollar cáncer de estómago (ver capítulo 5).

No te estamos pidiendo que prescindas de la sal en tus recetas, pero sí que la consumas con moderación. Todos conocemos a personas que antes de probar bocado añaden sistemáticamente sal al plato. Te aconsejamos que prescindas de alimentos salados o preservados en sal (galletas saladas, frutos secos salados...).

Alcohol

El etanol es el ingrediente activo en las bebidas alcohólicas y representa una importante fuente de energía dietética, es decir, aporta muchas calorías. **En la actualidad, el etanol es considerado un carcinógeno humano.**

La concentración de etanol varía en función del tipo de bebida. La cerveza contiene entre un 3 y un 7 % de alcohol, el vino entre un 9 y un 15 % de alcohol y los licores presentan un porcentaje que oscila entre un 35 y un 50 % e incluso superior.

Los estudios concluyen que existe una fuerte asociación entre el consumo frecuente de alcohol y el aumento del riesgo de desarrollar cáncer de boca, faringe, laringe, esófago, colon y recto, mama e hígado y, en menor medida, de páncreas (ver capítulo 5).

Otras sustancias

Ciertos alimentos pueden presentar sustancias tóxicas. Por ejemplo, pesticidas y fungicidas, utilizados en la agricultura convencional, metales pesados, presentes en los pescados y mariscos y en el agua. La Agencia Internacional para la Investigación del Cáncer clasifica el arsénico como un carcinógeno para el ser humano. La OMS recomienda no sobrepasar los 10 microgramos de arsénico por litro de agua. Aunque en nuestro medio es difícil superar esta cifra, conviene leer bien la composición del agua que consumimos, ya que el consumo de altas dosis de arsénico está asociado a un incremento del riesgo de desarrollar cáncer de pulmón y, en menor medida, de piel, riñón y vejiga.

Grasas y proteínas de origen animal

Si bien hasta ahora hemos hablado de sustancias que experimentalmente han demostrado tener capacidad cancerígena, no queremos finalizar este capítulo sin hacer alusión a las grasas y proteínas de origen animal. Aunque en este caso concreto estamos hablando de macronutrientes de nuestra dieta, creemos que es importante que conozcas la relación que pueden tener con el riesgo de desarrollar un cáncer. Si tuviéramos que resumir en dos líneas esta relación, te diríamos que el exceso de grasa de los alimentos y el exceso de calorías se transforman en nuestro organismo en grasa corporal. La grasa corporal, a su vez, puede producir un exceso de estrógenos, lo que puede facilitar el desarrollo de ciertos tumores —colon, recto, páncreas, pulmón y mama—. ¿Estamos sugiriendo que evites todas las grasas? Rotundamente, no.

La OMS recomienda que la ingesta de grasa en la dieta debe representar entre un 15 y un 30 % del aporte calórico diario. Estas cifras se han adaptado por consenso y no porque exista una evidencia científica que muestre que esto deba ser así. De hecho, algunos investigadores proponen cifras inferiores para el consumo de grasa. En cualquier caso, nosotros no nos alimentamos con una calculadora en la mano, así que simplemente debes conocer dónde se encuentran y disminuir su ingesta. En las sociedades industriales, el patrón de consumo medio es superior al que marca la OMS. Las grasas procedentes de la carne, la leche y sus derivados y los huevos, representan la mayor fuente de la grasa ingerida. Si te das cuenta, estos alimentos son también la fuente más importante de proteína de origen animal, de modo que la cantidad de alimentos de origen animal que consumes es un indicador de la grasa animal que ingieres a través de la dieta.

En el tejido graso se acumulan los tóxicos con los que entramos en contacto, por lo que la grasa del pescado, de la carne y de la leche también los contienen. Cuanta más grasa animal ingieras, más compuestos tóxicos entrarán en tu organismo, motivo por el que te aconsejamos que limites el consumo de alimentos muy ricos en grasas animales. Si consumes leche o productos lácteos es preferible que estos sean semidesnatados o desnatados. Si comes pescado graso, que sea de tamaño pequeño y no más de dos veces por semana. Si te apasiona la carne, decántate por carnes magras. Cuando sometemos las grasas a muy altas temperaturas, se forman sustancias tóxicas con potencial de acción cancerígena. Por ello, también tendrás que tener en cuenta los diferentes modos de cocción que se explicarán en el capítulo 8.

Otra cuestión relevante es que un alto consumo de grasa y proteína animal se asocia a unos niveles altos de estrógenos en sangre, lo que se asocia a su vez a una menarquia precoz (primera menstruación) y una menopausia tardía. De modo que las mujeres que siguen este tipo de dietas pueden aumentar su ciclo reproductor entre nueve y diez años aproximadamente, lo que implica estar durante más años expuestas a la acción de los estrógenos. Hemos mencionado que los estrógenos pueden actuar como factores de promoción de tumores hormonosensibles, como algunos tumores de mama. Se ha observado que las mujeres chinas y japonesas tienen ciclos menstruales más largos y una concentración de estrógenos en sangre más baja que las mujeres occidentales. Ello hace que los tejidos de la mama, el endometrio y los ovarios estén menos expuestos a la acción de estas hormonas. Coincide que el cáncer de mama es menos frecuente en estos países que en Occidente. Un estudio realizado en China mostró que incluso en mujeres de la China rural, que ya de por sí consumen menos alimentos de origen animal que en Occidente, reducir la grasa de la dieta de un 24 % a un 6 % disminuía significativamente el riesgo de padecer cáncer de mama. En general, el conjunto de los estudios sugieren que el consumo alto y frecuente de grasa se asocia a un aumento del riesgo de desarrollar cáncer de colon y recto, de páncreas, de pulmón y de mama en la mujer posmenopáusica.

La proteína animal tiene varios efectos en el organismo relacionados con el cáncer. Incrementa los niveles de IGF-1. Esta sustancia es un factor de crecimiento que actúa promocionando el desarrollo de las células cancerosas. Las dietas ricas en proteína animal también provocan una disminución de la formación de 1-25 hidroxi vitamina D. Como ya sabes, esta vitamina inhibe la transformación de tejidos sanos en tejidos enfermos y, por lo tanto, el déficit de esta forma activa de vitamina D aumenta el riesgo de padecer ciertos tumores.

ALIMENTOS «BUENOS» Y ALIMENTOS «MALOS»... ¡OJALÁ FUERA ASÍ DE SIMPLE!

Ya conoces qué moléculas tienen un poder anticancerígeno y cuáles un poder procancerígeno. Cabría pensar que, ingiriendo alimentos que contienen «moléculas buenas» y evitando o reduciendo el consumo de «moléculas malas», estaríamos en el buen camino para prevenir algunos tipos de tumores. Sin embargo, esta visión tan frecuentemente utilizada tiene el inconveniente de que plantea un enfoque muy simplista. Sin duda, resulta muy fácil de entender: «elimino lo malo y consumo lo bueno». Tiene lógica, ¿verdad? Pero, en el ámbito de la alimentación y de la nutrición, las cosas no son tan «simples». Empezamos a vislumbrar que el efecto protector de la dieta no solo se debe a la acción de ciertos nutrientes concretos, sino a las complejas interacciones de los múltiples constituyentes presentes en los mismos. Lo que condiciona la incidencia del cáncer no son las sustancias carcinógenas presentes en la dieta, sino la composición nutricional de la dieta en su conjunto.

Algunos investigadores estudian las sustancias que integran los alimentos. Su hipótesis de trabajo es que conociendo los nutrientes que contiene un alimento, podríamos llegar a entender su funcionamiento en nuestro cuerpo y hallar la dieta óptima para prevenir el cáncer. Sin menospreciar la labor de este tipo de investigaciones, que son absolutamente necesarias y han representado todo un avance para la ciencia, esta hipótesis no es real, por diversas razones que a continuación vamos a exponer. En **primer lugar**, porque probablemente quedan aún muchísimas moléculas por descubrir en los alimentos, lo que nos obliga a reflexionar que no podamos entender el funcionamiento de un alimento exclusivamente en base a los nutrientes que conocemos... en la actualidad. En **segundo lugar**, porque el efecto beneficioso de un alimento no se debe tan solo a la suma aritmética de cada uno de los nutrientes individuales que contiene, sino que el alimento funciona como un conjunto bien integrado, en el que las miles de sustancias que contiene interaccionan entre sí. La manzana contiene vitamina C que, como ya sabes, es un potente antioxidante. Lo curioso es que 100 gramos de manzana, que contienen aproximadamente 6 miligramos de vitamina C, presentan una actividad antioxidante equivalente a, aproximadamente, 1.500 miligramos de vitamina C procedentes de un suplemento. Esto se debe a que, en la manzana, existen además numerosos fitoquímicos que también tienen actividad antioxidante y que interaccionan con la vitamina C, potenciando su acción. Lo que ocurre con la vitamina C, ocurre también con otras moléculas. Los nutrientes de los alimentos interaccionan entre sí y trabajan de forma conjunta, creando múltiples combinaciones de efectos. Se sabe que los nutrientes funcionan de manera diferente si se toman en forma de suplementos que cuando se incorporan por medio de los alimentos. En efecto, algunos estudios relacionan el consumo de alimentos ricos en ciertas sustancias con un efecto beneficioso para la salud. Sin embargo, cuando se aportan estas sustancias en forma de suplementos, no es posible establecer esta asociación, como ha ocurrido por ejemplo con la vitamina E y el betacaroteno. El betacaroteno obtenido a través del consumo de alimentos está asociado a una menor incidencia de cáncer de pulmón. Sin embargo, cuando esta molécula se aporta a personas fumadoras en forma de suplementos, se asocia a un incremento importante en el riesgo de padecer este tumor.

El **tercer aspecto** hace referencia a la complejidad del propio metabolismo. Este representa la suma total de todas las reacciones químicas que mantiene la vida en el cuerpo. Mientras estás leyendo esta línea, se están produciendo en tu organismo millones de reacciones químicas. La complejidad metabólica es tan grande que resulta prácticamente imposible saber por completo cómo reacciona nuestro cuerpo a los alimentos que ingerimos y a los nutrientes que estos contienen. Cada nutriente participa en un sinfín de rutas metabólicas y es posible que cada uno de ellos esté involucrado en múltiples procesos relacionados con la salud y la enfermedad.

Por ello, subrayamos con insistencia que este tipo de investigación con un perfil reduccionista —descubrir moléculas y sus mecanismos de acción— debe complementarse con otro perfil de investigación más integrador y global, que estudie el alimento en todo su conjunto y no exclusivamente en base a sus componentes individuales. Trabajar con un microscopio no nos permite apreciar el panorama general. Se estudia una molécula que se encuentra fuera de su contexto natural, y que pertenece a una realidad mucho mayor. Algunos investigadores miran el árbol y otros, el bosque. El bosque necesita de los árboles para poder crecer y desarrollarse y el árbol necesita del bosque para adquirir relevancia. Con este símil, queremos señalar que, en nutrición, no podemos centrarnos solo en los detalles e ignorar la riqueza y complejidad del contexto global.

Volviendo a la prevención del cáncer, no olvides que las sustancias que tienen poder carcinógeno pueden ser neutralizadas si practicamos una dieta donde abunden alimentos que contienen micronutrientes con capacidad de bloquear y eliminar estas sustancias perniciosas. Hay cánceres que se pueden producir por falta de moléculas antioxidantes como vitaminas, minerales, fitoquímicos... Ocúpate de que estos alimentos estén presentes en tu mesa y de darte un banquete diario de color.

Sin embargo, otros tumores no tienen relación con estas moléculas y pueden estar asociados a factores hormonales o inflamatorios. Ciertos alimentos pueden provocar una respuesta hormonal y la liberación de factores de crecimiento que pueden favorecer el desarrollo de ciertos tumores. El consumo frecuente y a altas dosis de alimentos con alta densidad energética puede favorecer la obesidad que conduce a un aumento de grasa corporal en el organismo. Como explicaremos más adelante, la grasa funciona como una glándula que segrega sustancias con capacidad para promocionar el desarrollo del cáncer. Por otro lado, el consumo frecuente de alimentos con una alta carga glucémica también puede producir una respuesta hormonal con liberación de factores de crecimiento que favorecen una respuesta inflamatoria.

Rincón del vago

El objetivo de este capítulo es doble. Primero, mostrarte algunas sustancias presentes en los alimentos que, por lo menos a nivel experimental, es decir, en el laboratorio, han demostrado tener acciones anticancerígenas o acciones procancerígenas. En ocasiones, los medios de comunicación buscan titulares llamativos y extrapolan al ser humano los datos obtenidos en los estudios de laboratorio. Por ejemplo, se realizan estudios con ratas, pero lo que sucede en estos roedores, no es necesariamente lo mismo que lo que ocurre en las personas. Estos estudios nos proporcionan algunas pistas que son de gran ayuda, pero no por ello deben considerarse pruebas irrebatibles de una relación causa-efecto en el ser humano. La realidad es que, queramos o no, del ratón al humano... hay un buen tramo.

Los fitoquímicos, las vitaminas, los minerales y los oligoelementos y la fibra dietética tienen capacidad anticancerígena. A pesar de que se han descrito más de cinco mil fitoquímicos, para la mayoría de la población, los fitoquímicos son los grandes desconocidos. Los investigadores tienen puestas muchas esperanzas en estas moléculas de cara a la prevención de las enfermedades crónicas, entre ellas el cáncer. Nunca antes se había comprobado a nivel experimental que moléculas presentes en los alimentos pudieran tener efectos tan variados y de tanto calibre a nivel celular. La mayoría de los fitoquímicos se encuentran en el mundo vegetal. No olvides consumirlos a diario, en cantidad y variedad.

Los compuestos que tienen actividad procancerígena son: la sal, el alcohol, las sustancias que se emplean como conservantes como nitratos y nitritos o el hierro que contienen las carnes rojas. También se incluyen sustancias que se forman al cocinar los alimentos a altas temperaturas o a la brasa, directamente sobre la llama. Entre ellas, destacan las aminas heterocíclicas, los hidrocarburos aromáticos policíclicos y la acrilamida. Aunque no se dispone de evidencia, hay otros compuestos a tener en cuenta, como los pesticidas y fungicidas empleados en la agricultura convencional y los contaminantes, como los metales pesados y las dioxinas, presentes en los pescados y mariscos y toxinas que pueden contaminar ciertos alimentos.

El segundo objetivo es que entiendas que la prevención del cáncer mediante la alimentación no funciona con un enfoque simplista del tipo «come alimentos buenos» y «evita los alimentos malos». El efecto protector de la dieta no se debe a la acción de nutrientes concretos (como la vitamina C en los cítricos o el calcio en la leche), sino a las múltiples interacciones entre los cientos de sustancias que contiene ese alimento. Del mismo modo, el efecto procancerígeno de la dieta tampoco se debe únicamente a la presencia de ciertas sustancias tóxicas, sino de cómo interaccionan con el resto de los componentes de la dieta. Por lo tanto, no te obsesiones con los pequeños detalles y centra tu atención en algo más básico como que tu forma habitual de alimentarte tenga un perfil equilibrado y variado.

CAPÍTULO 4

ALIMENTOS CON PROPIEDADES ANTICANCERÍGENAS

Qué comprar y por qué

Este capítulo nace con dos objetivos. Uno de ellos, práctico, ya que te vamos a indicar con qué alimentos tienes que llenar tu cesta de la compra. El otro, científico, ya que se intenta justificar, desde un punto de vista científico, por qué se han seleccionado estos alimentos y no otros. Curiosamente, no estamos hablando de que compres alimentos sofisticados, producto de la alta tecnología aplicada en los grandes laboratorios. Al contrario, son productos que los ofrece la naturaleza y quizá por ello no llegamos a alcanzar la dimensión de su altísimo valor. Los estudios científicos nos muestran que la mayoría de las dietas que nos protegen frente al cáncer están compuestas, predominantemente, por alimentos de origen vegetal, que son una auténtica factoría de sustancias bioactivas, vitaminas, minerales y fibra dietética, que, en este momento, ya conoces. Ahora bien, no te equivoques. El consumo de estos alimentos tiene que estar integrado en el contexto de un patrón alimentario adecuado. Esto significa que no tendría mucho sentido comer brócoli, manzana y beber té verde si también vas a atiborrarte de alimentos procesados industrialmente y de bebidas azucaradas o alcohólicas.

Como vamos a hablar de las propiedades de muchos alimentos, te vamos a ofrecer la información resumida en cuadros para que, cuando desees consultar o repasar las ideas, las encuentres agrupadas. Los cuadros hacen referencia a un alimento o a una familia de alimentos y en ellos se exponen sus mecanismos de acción, así como el tipo de células cancerosas en las que han mostrado su actividad a nivel experimental. En caso de que no recuerdes bien el significado de los diferentes mecanismos de acción, puedes consultarlo en el segundo capítulo. También hacemos referencia a la frecuencia de consumo recomendada. La pauta que te ofrecemos es orientativa. Sabemos qué alimentos pueden ayudarnos a preservar nuestra salud, pero desconocemos la frecuencia y la dosis exactas. Como norma general, debes consumir varias veces al día alimentos que contienen fibra dietética, vitaminas, minerales y fitoquímicos, y que además aportan pocas calorías.

Te sugerimos que leas este capítulo con una doble actitud. Por un lado, con la esperanza de que los alimentos pueden hacer mucho por ti, pero a su vez, con una mirada crítica. Seamos realistas. Resulta muy complicado valorar la repercusión de un solo alimento en el riesgo de desarrollar un cáncer. La realidad es que, salvo excepciones, no disponemos de estudios tan específicos en el ser humano.

Los imprescindibles en tu despensa

Si lo que te interesa es conocer los alimentos que tienes que comprar por sus propiedades anticancerígenas y no tanto su justificación científica, vamos a facilitarte la tarea. El primer aspecto a tener en cuenta, se refiere a los alimentos que no deben faltar en tu despensa. Son **los imprescindibles** o los alimentos que, por sus propiedades, debes consumir a diario. Aunque desconocemos la dosis exacta que es preciso ingerir para lograr un efecto preventivo, sabemos que el consumo de estos alimentos tiene que ser frecuente. Todos ellos te van a aportar sustancias que pueden reducir el riesgo de padecer un cáncer, como fitoquímicos, vitaminas, minerales y diferentes tipos de fibra dietética. Además, aportan pocas calorías y su carga glucémica es baja o moderada.

1. *Verduras y hortalizas*: brócoli, col de Bruselas, coliflor, repollo, col lombarda, nabo, grelos, ajo, chalota, puerro, cebolla, tomate, pimiento, zanahoria, remolacha, aguacate, calabaza, calabacín, pepino y todos los vegetales de hoja verde como diferentes tipos de lechugas, canónigos, berro, acelga, alcachofa, borraja...
2. *Setas*: champiñón, shitake, maitake, boletus, girgolas... Combina variedades.
3. *Germinados*: brócoli, alfalfa, judía mungo, ajo, cebolla... Prueba diferentes variedades.
4. *Frutas*: manzana (sobre todo con piel roja), cítricos, frutos del bosque, cerezas, melón, sandía, granada, albaricoque, melocotón, nectarina, kiwi, plátano, pera...
5. *Frutos secos*: almendras, nueces, avellanas, uvas pasas, pistachos.
6. *Semillas*: lino, calabaza, sésamo, chía...
7. *Cereales integrales*: arroz, quinoa, trigo sarraceno, mijo, avena...
8. *Legumbres*: lentejas, garbanzos, alubias, judías mungo, guisantes...
9. *Especias y hierbas aromáticas*: canela, cúrcuma, curry, cardamomo, pimienta, jengibre, comino, perejil, laurel, apio, cilantro, orégano, albahaca, romero...
10. *Aceite de oliva virgen extra.*
11. *Té verde y zumo de granada.*
12. *Alimentos que contienen probióticos*: yogur natural enriquecido con probióticos, kéfir, miso, tamari, chucrut...

A continuación, te ofrecemos la lista de **los ocasionales** o los alimentos de consumo semanal.

1. *Pescado azul de pequeño tamaño*: anchoa, sardina, caballa, verdel, txitxarro...
2. *Algas.*
3. *Carne magra*: pollo, pavo, conejo...
4. *Huevos.*

Finalmente, están **los intrusos** o aquellos alimentos que debes evitar o consumir muy de vez en cuando.

1. *Carne roja*, en general carnes ricas en grasas y carnes procesadas: salchichas, beicon, embutido...
2. *Aceite de maíz, soja y girasol.*
3. *Alimentos procesados industrialmente*: galletas, snacks, cereales refinados, bollería y repostería industrial... La mayoría de ellos, contienen grasas, tanto de origen vegetal o animal, azúcares añadidos y harinas refinadas.
4. *Bebidas azucaradas.*
5. *Bebidas alcohólicas.*

Muchos alimentos que consumimos a diario son alimentos procesados. De hecho, el 61 % de las calorías que consume la población española proviene de alimentos altamente procesados. A nosotros nos gusta distinguir entre **alimentos mínimamente procesados** y **alimentos altamente procesados**. Para entender esta distinción, pongamos como ejemplo un yogur. Entendemos que un yogur está mínimamente procesado cuando se compone de leche y fermentos lácticos. Sin embargo, consideramos que un yogur está altamente procesado cuando, además de leche y fermentos lácticos, se le han añadido azúcares, aromas, nata, leche en polvo... Si aplicamos el mismo principio al pan, es fácil comprender que existen grandes diferencias entre un pan elaborado con harinas integrales, levadura madre y sal y otro pan elaborado con harina blanca refinada, levadura química, mucha sal y una combinación artificial de sustancias químicas, que son útiles para el que vende el pan, pero no para el que lo consume.

En los envoltorios de algunos alimentos procesados industrialmente aparece en letras grandes la frase «contiene fibra dietética». No te dejes engañar. En su conjunto, el beneficio que te puede aportar la fibra dietética es insignificante, en comparación con lo que te pueden perjudicar el resto de los ingredientes.

Te recordamos de nuevo que no está demostrado que la fibra dietética añadida a los alimentos sirva para disminuir el riesgo de padecer cáncer de colon y recto. Cuando quieras consumir fibra dietética, elige frutas, verduras, legumbres y cereales integrales. Esta fibra sí nos protege contra el cáncer.

INGREDIENTES DE UN ALIMENTO ALTAMENTE PROCESADO
Leche desnatada, azúcar, grasa vegetal (palma, coco), harina de trigo, agua, jarabe de glucosa, cacao, suero de leche en polvo, grasa láctea, leche desnatada en polvo (1,3 %), trozos de avellana, huevo en polvo, cacao magro (0,3 %), emulgentes (mono y diglicéridos de ácidos grasos, ésteres, cítricos de los mono y diglicéridos de ácidos grasos, lecitina de soja), manteca de cacao, almidón de trigo, estabilizantes (goma guar, goma garrofín, algas eucheuma transformadas), sal, aroma natural de vainilla, gasificantes (bicarbonato amónico y bicarbonato sódico), aromas, colorante (carotenos), azúcar caramelizado, extracto de malta de cebada, corrector de acidez (ácido cítrico). Puede contener trazas de otros frutos secos.

¿Te resulta atractiva esta lista? No es ficticia, es real. Estos ingredientes están copiados del embolsado de un alimento que hace las delicias de muchos mayores y niños en verano. ¿Adivinas de qué alimento se trata? Efectivamente, se trata de un helado.

Ahora ya conoces los imprescindibles en tu despensa. No pretendemos que consumas alimentos que te desagradan o que te suponga un esfuerzo importante incorporarlos a tu dieta cotidiana. Sin embargo, te aconsejamos que mantengas una mentalidad abierta y positiva y que no dejes de probar alimentos nuevos o alternativos. Si, por ejemplo, no te gustan los germinados de alfalfa o de soja, prueba los de puerro, cebolla o brócoli. Lo mismo podríamos decirte de las algas. Cuando pruebes un alga concreta, puede que no te agrade su sabor. Sin embargo, te animamos a que pruebes un combinado de algas, ya que vienen cortadas en partículas pequeñas y finas y es muy fácil que pasen desapercibidas en el contexto de un plato de legumbres, un puré de verduras o unos cereales.

Introducir todos estos alimentos en tu despensa de la noche a la mañana quizá no sea una buena idea. En el capítulo 10 te enseñaremos algunas estrategias para que vayas realizando cambios paulatinamente. No obstante, podrías empezar por ser más radical con lo que está de sobra en tu despensa: aperitivos salados, chocolate con leche y azúcar, repostería industrial, postres lácteos y azucarados, beicon, salchichas... en definitiva, los alimentos procesados y especialmente los altamente procesados. Si no los compras, no estarán en tu casa, y si no están a tu alcance, no podrás comértelos.

Otro aspecto que nos puede facilitar la tarea de la compra, es agrupar los alimentos. Disponer de un esquema con los **grupos de alimentos** que debemos comprar puede facilitarnos la calidad y la variedad de nuestra compra. Sobre todo al principio, quizá te resulte más útil que hacer una lista de la compra alimento por alimento.

Frutas
Verduras

Legumbres

Cereales integrales

Algas

Especias y hierbas aromáticas

Germinados

Semillas y frutos secos

Setas

Aceite de oliva

Alimentos enriquecidos con probióticos

Pescados, carnes y huevos

Lácteos bajos en grasa

Con esta información básica puedes echar a andar. Si, por el contrario, prefieres ampliar la información y conocer por qué te hemos recomendado estos alimentos y no otros, continúa con la lectura de este capítulo.

A continuación, vamos a analizar **los imprescindibles**. Los alimentos o familias de alimentos que, en los estudios científicos, han mostrado tener propiedades anticancerígenas.

Familia de las crucíferas

Consume crucíferas con regularidad, un **mínimo de tres veces por semana**. A esta familia, pertenecen el brócoli, la col con sus diferentes variedades, las coles de Bruselas, la coliflor, la col lombarda, la mostaza, el berro, el rábano, los grelos, el nabo, la colza y la canola (variante canadiense de la colza). Hay otras variedades menos conocidas. El romanesco, de aspecto muy llamativo, es un híbrido entre el brócoli y la coliflor. La col china se parece más a una lechuga que al repollo y el daikon (un tipo de rábano). Las flores tienen forma de cuatro pétalos dispuestos en cruz, de ahí el nombre de crucíferas.

Puedes consumirlas en ensaladas, cocidas al vapor, a la plancha, rehogadas con aceite de oliva, preparadas al wok o en puré. Tenemos la costumbre de consumirlas siempre cocinadas. Sin embargo, algunas de ellas también podríamos tomarlas crudas, en ensalada: la col, col lombarda, o el rábano, por ejemplo. La coliflor, el brócoli y las coles de Bruselas se consumen cocinadas. En el País Vasco, la forma más habitual de comer la col es como acompañamiento de las alubias rojas. Se trata de una buena combinación, pero no la única manera de consumir este alimento. Existe una tendencia a excederse en la cocción del repollo, perdiendo por este motivo, gran parte de sus propiedades nutritivas. En otros países del centro y norte de Europa es común comer la col fermentada —chucrut—, que aporta enzimas y bacterias beneficiosas, que contribuyen a restablecer el equilibrio de la flora bacteriana intestinal.

Te aconsejamos que comas crucíferas: descubre por qué

En el ámbito de las verduras y las hortalizas, la familia de las crucíferas es la que presenta mayores propiedades anticancerígenas. Se debe a su riqueza en moléculas fitoquímicas ricas en **polifenoles** y **glucosinolatos,** así como en vitamina C, vitamina E, selenio y fibra dietética. Presentan la ventaja de ser alimentos hipocalóricos y con baja carga glucémica.

Los glucosinolatos solamente se encuentran en las crucíferas. Su capacidad anticancerígena depende de su capacidad para liberar dos grupos de compuestos bioactivos diferentes: los **isotiocianatos** (ITC) y los **indoles**. Las moléculas anticancerígenas de estos vegetales se encuentran en estado latente en los diferentes compartimentos de la planta y necesitan la acción de una enzima llamada *mirosinasa*, presente en otros compartimentos del vegetal, para transformarse en moléculas activas anticancerosas. En el momento en que masticamos el alimento se ponen en contacto los diferentes compartimentos entre sí. Por ejemplo, en el brócoli, la crucífera con mayor capacidad anticancerígena, la glucorofamina, que es un ITC, al mezclarse con la enzima mirosinasa se transforma en **sulforafano**, que es una molécula con potente acción anticancerosa. De hecho, es el glucosinolato con mayor poder anticancerígeno. Si sometes el brócoli a altas temperaturas, la mirosinasa se inactiva, impidiendo la formación de sulforafano. También es posible perder los glucosinolatos cuando se cuece el brócoli en agua, ya que estos son solubles en este medio y pasan del alimento al agua de la cocción. Por lo tanto, es importante cocinar los alimentos de manera adecuada, para no perder los beneficios que nos pueden aportar. Hablaremos de ello en el capítulo 8.

La idea principal es que debes masticar bien estos alimentos para que los diferentes compartimentos de la planta se pongan en contacto entre sí y se produzcan las pertinentes reacciones químicas que dan lugar a la molécula anticancerosa. El brócoli resulta fácil de masticar y triturar, y no tanto la col, especialmente cuando se consume cruda o cocinada al dente.

El sulforafano es capaz de actuar directamente sobre la célula cancerosa, provocando su muerte. También tiene propiedades antiinflamatorias, antiangiogénicas, antibióticas y bacterioestáticas, sobre todo contra el helicobacter pylori, que es la bacteria responsable de la úlcera gástrica. Se estima que la infección por esta bacteria aumenta entre 3 y 6 veces el riesgo de padecer un cáncer de estómago.

Una de las acciones más importantes del sulforafano es estimular a las enzimas encargadas de desintoxicar nuestro organismo de sustancias potencialmente cancerígenas (enzimas de fase II). Ahora bien, para que el sulforafano ejecute su acción, esto es, desintoxique nuestro organismo, es especialmente interesante ingerirlo en la misma comida junto con los alimentos potencialmente carcinógenos. Por ejemplo, cuando consumas carne a la brasa, que te va a aportar sustancias con capacidad cancerígena, acompáñala de una buena ración de brócoli al dente y no de patatas fritas. Si eres fumador, practica una dieta rica en crucíferas, ya que algunos estudios asocian el consumo regular de estos vegetales con la reducción del riesgo de desarrollar cáncer de pulmón en personas con una determinada estructura genética. Se comprobó que las personas que presentaban niveles altos de ITC en la orina, debido al alto consumo de crucíferas, tenían un menor riesgo de padecer cáncer de pulmón. Estas moléculas activan a las enzimas de fase II que, como recordarás del segundo capítulo, bloquean y eliminan las sustancias tóxicas que incorporamos a nuestro organismo.

Otro estudio se realizó con personas que presentaban lesiones precancerosas y grave riesgo de desarrollar tumores prostáticos. Se dividió a estas personas en dos grupos de 24.

Uno de los grupos consumió cuatro platos de brócoli a la semana durante un año. Se tomaron muestras de tejido durante el estudio. Entre los que comieron brócoli, se registraron cambios en genes conocidos por tener un papel importante en la lucha contra el cáncer. Como ya se ha explicado en el segundo capítulo, algunos genes se desactivan y otros se activan. Parece que el brócoli activa la expresión de los genes que suprimen el desarrollo tumoral y desactiva la expresión de los genes que facilitan su desarrollo.

En otro trabajo publicado en el año 2006 se demostró que las moléculas presentes en los alimentos de la familia de las crucíferas tienen la capacidad de silenciar la expresión de los genes BRCA-1 y el BRCA-2, que están relacionados con el cáncer hereditario de mama y de próstata.

Además de los isotiocianatos, las crucíferas contienen otros fitoquímicos como el **indol-3-carbinol** (I3C) y el **isotiocianato de feniletino** (ITCFE). El alimento más rico en I3C es la coliflor, aunque también está presente en el brócoli y en las coles de Bruselas.

En el laboratorio, el I3C ha demostrado que inhibe la proliferación de las células cancerígenas y acelera el metabolismo de los estrógenos. Como sabes, los estrógenos son hormonas que pueden facilitar el desarrollo de algunos tumores. Al acelerar su metabolismo, se dificulta que estas hormonas puedan ser utilizadas por las células cancerosas como factor de promoción. Debido a ello, tiene capacidad de interferir en el desarrollo de tumores hormonosensibles, como por ejemplo, el cáncer de mama y el de endometrio. También se ha demostrado que tiene la capacidad de activar genes supresores de tumores e inactivar genes que favorecen el desarrollo del tumor.

El ITCFE está presente en la col china y en el berro. Al igual que el sulforafano, tiene la capacidad de detoxificar e inducir la apoptosis.

Aunque los principales fitoquímicos de las crucíferas son los ITC y los indoles, contienen también otros tipos de fitoquímicos y sustancias bioactivas como los carotenoides, la clorofila, la vitamina C, la vitamina E, el selenio y la fibra dietética. Son alimentos con baja carga glucémica y que aportan pocas calorías, por lo que, consumidos en un contexto adecuado, ayudan a combatir la obesidad, que es una de las causas más importantes del cáncer. **Su efecto protector se debe principalmente a la acción de las complejas interacciones de los numerosos constituyentes que poseen estos alimentos.**

A nivel experimental, se ha comprobado su capacidad para actuar sobre diferentes tipos de células cancerosas, a través de un número importante de distintos mecanismos de acción.

FAMILIA CRUCÍFERAS			
Alimento	**Consumo recomendado**	**Células cancerosas sobre las que actúan**	**Mecanismo de acción**
Brócoli Coliflor Col Coles de Bruselas Col rizada Col lombarda Grelos Rábano Nabo Romanesco Daikon Col china	Mínimo 3-4 veces por semana	Cavidad oral Esófago Pulmón Riñón Vejiga Estómago Colon Mama Ovario Próstata	Antiangiogénica Induce la apoptosis Estimula el sistema inmune Regula los niveles de estrógenos Antioxidantes Activan enzimas detoxificación Inhiben la expresión del gen BRCA-1 y BRCA-2 Evitan el paso del precáncer al cáncer

No es necesario que te aprendas todos los detalles que te estamos contando. Estamos tratando de justificar por qué te recomendamos que consumas crucíferas. Estos alimentos resultan interesantes, sobre todo de cara a prevenir el desarrollo de un cáncer. Los datos más relevantes para el día a día serían los siguientes:

- Consume crucíferas un mínimo de tres o cuatro veces por semana.

- Come algunas variedades crudas, además de las cocinadas.
- Para preservar sus propiedades, no las sometas a cocciones prolongadas.
- Mastícalas bien, para que se transformen en moléculas activas anticancerosas.
- Si consumes alimentos que contienen sustancias tóxicas, acompáñalos de crucíferas, ya que estas facilitan su bloqueo y eliminación.

A pesar de sus virtudes, debes consumir con precaución este grupo de alimentos si padeces de hipotiroidismo, ya que, las crucíferas son bociógenas y dificultan la absorción del yodo.

La cúrcuma presenta efectos sinérgicos con los isotiocianatos, por lo que conviene combinarlos en el mismo menú.

Sugerencia culinaria: *Brócoli y coliflor al vapor con refrito de cebolla y ajo, cúrcuma, pimienta negra y granulado de frutos secos.*

Familia de las aliáceas

Consume aliáceas todos los días. A esta familia pertenecen el ajo, la cebolla, la chalota, la cebolleta y el puerro. Las aplicaciones del ajo y la cebolla en la cocina son casi infinitas, ya que se pueden añadir a múltiples recetas. A muchas personas no les gusta el **ajo**, pero si es un alimento de tu agrado, no dejes pasar la ocasión. **Su aporte nutritivo efectivo es anecdótico en el conjunto de nuestra alimentación,** ya que, si bien encontramos ajos en la despensa de la mayoría de las casas, la cantidad de ajo que incorporamos a nuestros platos es muy pequeña. Mucha gente no consume ajo crudo por el mal aliento que provoca y por su fuerte sabor. Quien lo consume, lo hace en pequeñas cantidades y en refritos sobre verduras y pescados.

Al igual que ocurre con las crucíferas, algunos fitoquímicos del ajo se encuentran en un compartimento del bulbo y las enzimas en otro. Solo entran en contacto cuando el bulbo se mastica, se tritura o se corta. En el momento de pelar y cortar los ajos, se desarrollan reacciones químicas en su interior. Cuando la enzima alinasa entra en contacto con la aliína, se forma una sustancia muy inestable —la alicina—, que es la responsable del fuerte olor del ajo. Esta sustancia se transforma rápidamente en **compuestos azufrados**, como el **ajoeno**, el **sulfuro de dialilo** y el **disulfuro de dialilo**, entre otros. Estas dos últimas son las principales moléculas del ajo con capacidad para prevenir el cáncer.

Para lograr un aprovechamiento óptimo, te proponemos que comiences por poner en marcha tres pequeños cambios. Para empezar aparca la costumbre de dorar los ajos sin pelarlos ni cortarlos, ya que someterlos a altas temperaturas antes de cortarlos destruirá la enzima alinasa, lo que impedirá que se desarrollen las reacciones químicas necesarias para la formación de los compuestos azufrados. Lo ideal es consumirlos crudos, pero si los vas a cocinar, previamente tienes que pelarlos, cortarlos y dejarlos reposar durante 15 o 20 minutos para favorecer la formación de los mencionados compuestos. Cuando los cocines, presta atención a no dorarlos en exceso. Para contrarrestar su fuerte sabor, los podemos consumir con hierbas aromáticas como el apio y el perejil, incrementando de este modo el número de fitoquímicos que ingerimos. La mayoría de los estudios concluyen que a mayor consumo de ajo, mayor protección frente al cáncer de colon y recto. Algunos estudios sugieren también un consumo mínimo de dos dientes de ajo al día para lograr una acción preventiva.

Un proceso similar ocurre con la **cebolla**. Resulta más sencillo comer tanto los ajos como la cebolla cocinados, aunque de esta manera disminuyen sus propiedades, ya que pierden parte de la quercetina que contienen. Si no toleras la cebolla cruda, córtala en capas delgadas y mantenla en remojo durante un tiempo. Con este pequeño truco, facilitarás la tolerancia a este alimento. El **puerro**, habitualmente, lo consumimos cocinado. Cortado en finas capas y rehogado con otras verduras en la sartén, al vapor con una vinagreta, en puré con otros vegetales o en forma de sopa con patata y zanahorias (la típica porrusalda en el País Vasco).

Te aconsejamos que comas aliáceas: descubre por qué

Las propiedades anticancerígenas del ajo están asociadas principalmente con los tumores del aparato digestivo, como el cáncer de esófago, de estómago, de colon y recto, pero también se le relaciona con los tumores de pulmón, de mama y de próstata. El efecto protector parece ser más acusado concretamente para el ajo que para las otras verduras de la misma familia. El ajo combate los tumores causados por las nitrosamidas. En experimentos realizados con ratones, el sulfuro de dialilo ha mostrado su capacidad para neutralizar el desarrollo del cáncer de pulmón provocado por nitrosamidas, formadas por la transformación de la nicotina durante la combustión del tabaco.

Al igual que las crucíferas, el ajo activa los sistemas de desintoxicación para eliminar de nuestro organismo sustancias con poder cancerígeno. También es capaz de inducir la apoptosis en las células tumorales.

La cebolla, además de ser rica en compuestos azufrados, contiene vitaminas B y C y quercetina. La cebolla morada es la que más quercetina contiene. Este fitoquímico es uno de los flavonoides más habituales de la dieta humana. Es un inhibidor de las enzimas de fase I, es decir, evita que las sustancias tóxicas que aportamos a nuestro organismo se transformen en sustancias aún más tóxicas. Por este motivo, puede reducir el efecto cancerígeno del tabaco. Hay estudios realizados en seres humanos que sugieren que los fumadores disminuyen el riesgo de desarrollar cáncer de pulmón si consumen de manera regular abundantes alimentos ricos en quercetina.

Al igual que las crucíferas, las aliáceas tienen capacidad de actuar sobre diferentes tipos de células cancerosas a través de numerosos mecanismos de acción.

FAMILIA ALIÁCEAS			
Alimento	**Consumo recomendado**	**Células cancerosas sobre las que actúan**	**Mecanismo de acción**
Ajo Cebolla Cebolleta Chalota Puerro	Diario	**Ajo:** Esófago Estómago Colon Páncreas Piel Pulmón Mama **Cebolla:** Colon Estómago Próstata Ovario Mama Pulmón Cerebro	Antiinflamatoria Apoptosis Antiangiogénica Estimula sistema inmune Antiproliferativa Evita metástasis Antioxidantes Activan enzimas detoxificantes Reparan daños del ADN evitando mutaciones

Las crucíferas tienen un efecto sinérgico con las aliáceas, ya que el sulforafano presente en el brócoli tiene una acción complementaria con la quercetina de la cebolla y el ajo. Por lo tanto, combina ambos alimentos en una misma receta. Tenlo en cuenta, sobre todo si eres fumador, ya que, con esta dieta estimulas las enzimas de fase II e inhibes las de fase I.

Si te gustan las aliáceas y las toleras bien, consúmelas a diario, tanto crudas como cocinadas. Los estudios epidemiológicos, confirman que, en Occidente, la cantidad ingerida de estos alimentos es inferior a la que se asocia con una disminución del riesgo de desarrollar un cáncer.

Sugerencia culinaria: *Puerros al vapor con vinagreta de ajo, cebolla, brócoli desmigado, perejil, apio, huevo duro y salsa de soja fermentada (tamari).*

Hortalizas rojas y tomate

Consume hortalizas rojas o anaranjadas a diario. La zanahoria, la remolacha, el pimiento rojo y la calabaza deben su color al caroteno. El tomate es el protagonista principal, debido a su alto contenido en carotenoides, especialmente en licopeno. Lo puedes consumir de diferentes formas: crudo en ensalada, en salsa de tomate, zumo de tomate, sopa de tomate, gazpacho, cocinados al horno o a la plancha. El tomate kétchup contiene licopeno, pero no te lo aconsejamos, ya que, en su conjunto, no es un alimento saludable. Utiliza tomates maduros para evitar o minimizar la presencia de tomatina, que es una sustancia tóxica presente en el tomate inmaduro.

Te aconsejamos que comas tomate: descubre por qué

El tomate contiene vitaminas C y E, ácido fólico, minerales y fitoquímicos como los flavonoides y carotenoides. Aporta fibra dietética, tiene baja carga glucémica y es un alimento hipocalórico. El licopeno es el fitoquímico perteneciente a la familia de los carotenoides que, a nivel experimental, presenta mayor actividad anticancerígena. Cuanto más maduro es el tomate, más cantidad de licopeno contiene, siendo las variedades raft y pera las más ricas en licopeno. El momento de la recolección también influye, observándose un mayor contenido de licopeno en los tomates que se recogen maduros que en aquellos que han madurado en cámaras frigoríficas. Otros factores que influyen son el tipo de suelo y el clima en el que han sido cultivados.

En los estudios experimentales, la dosis de extracto de licopeno capaz de interferir en el crecimiento de las células cancerosas de la próstata equivaldría a consumir casi 1 kilogramo de tomate al día. Suponemos que, en el contexto de nuestra alimentación, no es necesario consumir cantidades tan elevadas, ya que la acción de esta molécula puede ser reforzada por otros nutrientes. El licopeno se encuentra también en otros alimentos como la sandía, el pimiento rojo, la papaya y el pomelo rosa. Para obtener la máxima concentración de licopeno proveniente del tomate se aconseja consumirlo cocinado o en forma de salsa de tomate o puré, porque la rotura de las células del tomate permite una mayor extracción de licopeno. Al tratarse de una sustancia soluble en grasa, es conveniente añadirle aceite de oliva.

Alimento	Consumo recomendado	Células cancerosas sobre las que actúan	Mecanismo de acción
Tomate (licopeno)	Diario (sobre todo cocinado)	Próstata Cavidad bucal Pulmón Colon	Antioxidante Apoptosis celular Inhibe el crecimiento del tumor Dificulta la metástasis

Hasta hace pocos años, los estudios epidemiológicos mostraban una relación entre el alto consumo de alimentos ricos en licopeno y una disminución del riesgo de desarrollar cáncer de próstata. Sin embargo, las revisiones más recientes sobre el tema, no han logrado constatar esa relación. En la actualidad, el protagonismo del licopeno en la prevención del cáncer de próstata está perdiendo vigencia. Un dato curioso es que los asiáticos, que apenas consumen tomate, se ven poco afectados por este tipo de tumor.

Un reciente estudio concluye que la acción anticancerosa del tomate no se debe solo al licopeno, sino al efecto sinérgico con otras sustancias también presentes en este alimento. Nuestro consejo es que consumas hortalizas rojas-anaranjadas a diario o por lo menos con mucha frecuencia.

***Sugerencia culinaria:** Zumo de tomate preparado: zumo de tomate, media cucharadita de cúrcuma, pimienta negra, unas gotitas de aceite de oliva virgen extra de primera presión en frío y unas gotitas de salsa de soja fermentada (Tamari). Decorar con perejil picado o albahaca.*

Cítricos

Consume cítricos a diario. A esta familia pertenecen el limón, la lima, la naranja, la mandarina y el pomelo. El limón lo puedes emplear para aliñar ensaladas o mezclarlo con bebidas frías como el té verde o el zumo de granada. La pectina es un tipo de fibra hidrosoluble presente en los cítricos. Para beneficiarnos de sus efectos, es preferible comer la pieza entera, en vez del zumo. No obstante, si te apasionan los zumos, procura no desechar la pulpa mediante el colado. Si tomas abundante zumo de naranja, acostúmbrate a diluirlo con agua para disminuir su índice glucémico.

La piel de los cítricos contiene polifenoles. Puedes utilizar ralladura de piel de cítricos e incorporarla a postres o ensaladas. Es preferible que sean productos ecológicos y limpiarlos meticulosamente antes de su consumo. Cuando compres cítricos, fíjate en el aspecto que tienen. Las piezas frescas suelen tener la piel limpia y sin manchas. Conviene conservarlos en lugares frescos. Cuando se guardan en la nevera, se deshidratan con cierta rapidez y van perdiendo jugosidad.

Te aconsejamos que comas cítricos: descubre por qué

Los cítricos aportan pocas calorías y son una fuente de vitamina C, minerales, fibra dietética y diversos fitoquímicos, sobre todo de la familia de los polifenoles y de los terpenos. Todo ello les confiere una actividad antioxidante y antiinflamatoria. Entre los polifenoles destaca la **hesperidina**, un flavonoide que se caracteriza por preservar la estructura de los vasos sanguíneos, aumentando su tono y reduciendo su permeabilidad. Como los procesos inflamatorios se caracterizan por un aumento de la permeabilidad capilar, la hesperidina previene la inflamación y priva a las células tumorales de factores estimuladores de crecimiento. Entre los terpenos, destacan los **betacarotenos** y el **limoneno**, este último presente en el limón y el pomelo, capaz de bloquear los sistemas encargados de eliminar moléculas anticancerígenas presentes en el organismo. De modo que las moléculas anticancerígenas, al no ser eliminadas, aumentan su presencia en sangre.

A nivel experimental, se ha comprobado que tienen capacidad de actuar sobre células cancerosas provenientes de diferentes órganos, siendo su repertorio de mecanismos de acción muy variado.

FAMILIA CÍTRICOS			
Alimento	**Consumo recomendado**	**Células cancerosas sobre las que actúan**	**Mecanismo de acción**
Naranja Limón Pomelo Mandarina	Diario (mejor como fruta entera pero también como zumo diluido con su pulpa)	Ovario Mama Esófago Estómago Colon Riñón Cerebro	Antioxidante Antiinflamatoria Apoptosis Protegen el ADN Inhiben la formación de carcinógenos Inhiben las enzimas de fase I Previene las lesiones del ADN por la quimioterapia Antiproliferativa

El conjunto de los estudios publicados asocian el consumo de cítricos con una disminución del riesgo de desarrollar cáncer de boca, laringe, faringe, esófago y estómago.

El pomelo puede tener efectos sobre el metabolismo de algunos fármacos. Si tu médico te ha prescrito nifedipino —fármaco empleado para el tratamiento de enfermedades cardiovasculares—, no tomes más de tres pomelos a la semana o consulta con tu médico al respecto. También debes tener precaución si padeces gastritis.

Sugerencia culinaria: *Macedonia de frutas con zumo de naranja y hierbas aromáticas (hierbabuena, menta). Añade a la macedonia la pulpa del zumo que quede en el exprimidor.*

Granada

Consume zumo de granada a diario. El zumo casero que obtenemos en la licuadora presenta menos propiedades que el que compramos en un comercio, ya que en el proceso de fabricación industrial se incluye también la piel, que es muy rica en taninos hidrosolubles. Por esta razón, y a diferencia de lo que ocurre con otras frutas, algunos autores resaltan que, beber zumo de granada es más interesante que comer solamente el grano. Nuestra recomendación es que compres zumo de granada ecológico en botella oscura de cristal, para que esté protegido de la luz. Para comer el fruto, encontrarás granadas en el mercado desde septiembre hasta febrero. Si han sido recolectadas en el momento oportuno, pueden conservarse en un lugar fresco durante varias semanas. La piel de una granada de calidad tiene que ser tersa, brillante y de un color vivo.

Te aconsejamos que comas granada: descubre por qué

La granada tiene un alto contenido en agua. Es muy rica en potasio, vitamina C, presenta baja proporción de hidratos de carbono y casi nula presencia de grasas, por lo que su aporte calórico es reducido. Los fitoquímicos presentes en esta fruta pertenecen a la familia de los polifenoles y contiene punicalagina, que es una de las moléculas con mayor capacidad antioxidante. Las propiedades antioxidantes de la granada son tres veces más elevadas que las del vino tinto y las del té verde. Estos antioxidantes se encuentran tanto en la pulpa como en la piel. Todos los antioxidantes de la granada actúan de forma sinérgica entre sí y con otros micronutrientes como las vitaminas y minerales que contiene, lo que le confiere diferentes mecanismos de acción.

Alimento	Consumo recomendado	Células cancerosas sobre las que actúan	Mecanismo de acción
Granada	Diario en temporada Diario en zumo todo el año (diluido)	Ovario Páncreas Próstata Mama Colon Pulmón	Antiinflamatoria Estimula el sistema inmune Apoptosis Antioxidante Potencia el efecto de la quimioterapia Reduce efectos secundarios de la quimioterapia Inhibe el factor nuclear kappa-beta

En un estudio realizado en animales con tumores de próstata se comprobó que el zumo de granada reducía el crecimiento de dichos tumores y los niveles de PSA (antígeno prostático específico).

En humanos, el estudio más citado en la literatura se realizó con varones ya operados que habían padecido cáncer de próstata y que comenzaban a presentar recidivas bioquímicas. Esto es, varones que, a pesar de haber sido tratados, volvían a presentar una tendencia ascendente en las cifras de PSA. Se observó en los pacientes estudiados que la toma diaria de 250 mililitros de zumo de granada retrasaba notablemente la recidiva.

También puede resultar interesante el consumo de zumo de granada en la mujer, ya que en el laboratorio se ha comportado como un inhibidor de la aromatasa, que es una enzima responsable de la producción de estrógenos. Como ya hemos comentado en numerosas ocasiones, estas hormonas pueden estimular la progresión de ciertos tumores de mama. Muchas mujeres que padecen cáncer de mama se medican con tamoxifeno. Pues bien, se ha descubierto que la granada incrementa la sensibilidad de las células del cáncer de mama al tamoxifeno, por lo que se recomienda que tomes su zumo a diario.

Queremos concluir con una reflexión final. Pocas personas en nuestro país tienen la costumbre de consumir zumo de granada. Sin embargo, hay bastantes indicios que nos hacen pensar que puede ser útil para prevenir el desarrollo de algunos tumores. Por ello, te aconsejamos que pruebes esta «sangría» superantioxidante.

Sugerencia culinaria: *Infusión de té verde y jengibre. Dejar enfriar. Mezclar con zumo de granada y zumo de limón al gusto. Añadir ralladura de piel de cítricos y hielo.* (*También puedes añadirle dos dedos de vino tinto macerado con romero.*)

Frutos rojos

En temporada, consume frutos rojos todos los días. También se les denomina frutas del bosque. A esta familia pertenecen las grosellas, las moras, los arándanos, las cerezas, las fresas y las frambuesas.

Puedes recolectar abundantes moras en temporada, congelarlas e ir consumiéndolas a lo largo del año. No pierden propiedades. Si las adquieres en el comercio, intenta que sean ecológicas, ya que tanto las fresas como las moras y las frambuesas son difíciles de limpiar (especialmente éstas últimas). No te aconsejamos congelar las fresas, ya que durante la descongelación se produce una importante pérdida de agua que repercute en sus propiedades organolépticas. No hay que recolectarlas inmaduras ya que, una vez arrancadas de la planta, la maduración se interrumpe. Las fresas, frambuesas y moras son las que tienen una vida media más corta. A la hora de comprar, hay que fijarse en que su color sea brillante. Los frutos deberán estar enteros, secos y no presentar moho. Los arándanos los puedes consumir también en forma de zumos diluidos. Las propiedades de estos alimentos se pierden si se consumen con leche.

Te aconsejamos que comas frutos rojos: descubre por qué

Aunque existen diferencias nutricionales entre las distintas bayas, en general, todas contienen vitamina, sobre todo del tipo C, minerales y fibra dietética, y se consideran alimentos hipocalóricos. Entre los fitoquímicos, destacan el ácido elágico, así como gran cantidad de **polifenoles**, como las antocianidinas y las proantocianidinas, cuyos mecanismos de acción se exponen en el siguiente cuadro.

FAMILIA FRUTOS ROJOS			
Alimento	**Consumo recomendado**	**Células cancerosas sobre las que actúan**	**Mecanismo de acción**
Arándanos Moras Grosellas Fresas Cerezas Frambuesas	Diario en temporada	Colon	Apoptosis Antiproliferativa Antioxidante Antiinflamatoria Antiangiogénica Inhiben la metástasis Activan enzimas detoxificantes

Sugerenia culinaria: *Tostada de frutos rojos y frutos secos. Uno de nuestros desayunos preferidos consiste en una fina lámina de pan integral con pinceladas de mermelada sin azúcar añadido y cubierta con diversos frutos rojos, trocitos de nuez y semillas de calabaza. Todo ello rociado con unas gotitas de aceite de oliva virgen extra de primera presión en frío.*

Manzana

Consume manzana todos los días. Puedes ingerirla cruda, en macedonia, añadirla a ensaladas, en puré de frutas, asada, en compota o en zumo. Nuestro consejo es que, preferentemente, consumas manzanas ecológicas bien lavadas y con su piel. Tenemos la costumbre de tomarlas de postre. Sin embargo, en tus recetas el puré de manzana y las manzanas asadas son una excelente guarnición para diversos guisos.

Te aconsejamos que comas manzana: descubre por qué

Esta fruta es muy rica en polifenoles —flavonoides— como las catequinas y la quercetina. También aporta betacarotenos, vitaminas, sobre todo C, minerales y fibra dietética. **El mayor contenido de flavonoides, de vitamina C y de fibra dietética de la manzana se encuentra en la piel.** Las manzanas rojas son las que más moléculas antitumorales contienen. Tiene poder saciante y un discreto aporte calórico. Si se deja oxidar la pulpa rallada, aumenta la concentración de taninos, sustancias con capacidad astringente, indicado en caso de diarrea.

Un estudio realizado en personas fumadoras puso de manifiesto que los que consumían una dieta rica en flavonoides derivados de la manzana y la cebolla (ambas contienen abundante quercetina), disminuían el riesgo de desarrollar cáncer de pulmón. Recuerda que el efecto final no se debe solo a los flavonoides, sino a la acción conjunta de todos los nutrientes presentes en el fruto.

Alimento	Consumo recomendado	Células cancerosas sobre las que actúan	Mecanismo de acción
Manzana	Diario	Mama Colon Hígado Pulmón	Ralentiza el crecimiento de las células tumorales Apoptosis Antioxidante Antiinflamatoria Regula niveles hormonales

Sugerencia culinaria: *Manzana ecológica cruda en dados, troceada con su piel, y granada. Rociar unas gotitas de limón y decorar con almendra picada. Requiere un buen lavado previo de la pieza de fruta.*

Legumbres

Consume legumbres con regularidad, aproximadamente 3 o **4 veces por semana**. Se pueden consumir con más frecuencia, si se toman como guarnición o como ingrediente de otros platos. Este dato es interesante, especialmente para los vegetarianos estrictos, ya que las legumbres representan una de las principales fuentes de proteína vegetal. Las más populares son las judías, los garbanzos, las lentejas, los guisantes y las habas. El cacahuete, que por su apariencia se cataloga como un fruto seco, pertenece a la familia de las leguminosas. El consumo de otras legumbres como los azukis, las judías mungo (soja verde), las lentejas rojas, la alfalfa y la algarroba no está muy extendido en nuestro medio. La más consumida en nuestro país es la lenteja, que es la que más hierro aporta. Este se absorbe peor que el que obtenemos a partir de alimentos de origen animal. Por este motivo, se aconseja consumir, en la misma comida, alimentos que contengan vitamina C, dado que este micronutriente favorece la asimilación del hierro. En España, el consumo de legumbres ha ido descendiendo progresivamente, a pesar de que representa una fuente barata de proteínas, fibra dietética, fitoquímicos, vitaminas y minerales.

Hay que desterrar la idea de que la legumbre es un alimento de invierno. Se puede tomar como plato caliente y también en frío, ya que se integra perfectamente en una ensalada. Hacer un cocido combinándolo con verduras y cereales, siempre que lo ajustemos a unas raciones adecuadas, resulta un plato muy equilibrado. En nuestro país, la forma más frecuente de comer legumbre es haciendo un cocido con chorizo, costilla y otros alimentos cárnicos, ricos en grasas saturadas y calorías. Un buen plato sopero lleno a rebosar y abundante pan. Estamos ante una receta con alta densidad energética, nada recomendable para personas sedentarias. En otras culturas, las legumbres se consumen en pequeña cantidad, como guarnición de otros platos. También es posible consumirlas en puré o en forma de germinados, especialmente de alfalfa y de lenteja. Estos, pueden añadir un aporte nutritivo muy interesante a ensaladas, verduras o cereales.

Las legumbres hay que comerlas siempre bien cocidas. De lo contrario, pueden resultar tóxicas para nuestro organismo. A diferencia de otros alimentos, siempre es mejor pasarse en la cocción que quedarse cortos. Se recomienda dejar las judías en remojo en agua fría desde la víspera, y en agua caliente los garbanzos y la soja. No es necesaria esta maniobra para las lentejas. No hay que utilizar el agua de remojo para cocinar.

Te aconsejamos que comas legumbres: descubre por qué

Son ricas en proteínas, si bien estas carecen de algunos aminoácidos esenciales. Para suplir esta ausencia, se recomienda combinarlas con cereales integrales, resultando así un plato muy equilibrado. Aportan hidratos de carbono de absorción lenta, lo cual favorece el mantenimiento de unos niveles de glucosa equilibrados en sangre. Son una buena fuente de diversos tipos de fibra dietética, así como de algunas vitaminas, minerales y fitoquímicos. Entre estos, destacan los flavonoides y algunos terpenos como los fitoesteroles y las saponinas, que han mostrado su acción frente a las células provenientes del cáncer de colon.

La evaluación del conjunto de los estudios sugiere que el consumo regular de legumbres puede estar asociado a una disminución del riesgo de desarrollar cáncer de estómago y de próstata.

LEGUMBRES			
Alimento	**Consumo recomendado**	**Células cancerosas sobre las que actúan**	**Mecanismo de acción**
Lentejas Alubias blancas, rojas o negras Garbanzos Habas Guisantes Judía mungo (soja verde)	3 o 4 veces por semana	Estómago Colon-recto Riñón Vejiga Ovario Próstata	Regulan los niveles de estrógenos Antiinflamatoria Estimulan el sistema inmune Antioxidante

El consumo de habas puede producir, en personas con una predisposición genética, una enfermedad conocida como *favismo*. Se trata de una anemia con un cuadro de mareos, cansancio y fiebre. Consume habas con moderación y en pequeña cantidad si tienes niveles elevados de ácido úrico en sangre.

Las personas con enfermedades autoinmunes como el lupus eritematoso, la esclerosis múltiple o la artritis reumatoide deben abstenerse de consumir germinados de alfalfa. Tampoco es recomendable consumir alfalfa si padeces un cáncer de mama, ovario o útero, que podría empeorar con la exposición a los estrógenos. Se sabe que la alfalfa tiene cierto efecto estrogénico. Por último, si estás en tratamiento con ciertos medicamentos como los inmunosupresores, estrógenos y warfarina y consumes alfalfa de manera habitual, consulta con tu médico.

Sugerencia culinaria: *Garbanzos con espinacas, algas, cúrcuma y pimienta negra. Acompáñalos con un cereal integral de tu gusto.*

Cereales integrales

Consume cereales integrales con regularidad. Ingerimos poca variedad de cereales, siendo los más consumidos en nuestro país el trigo, (empleado para la elaboración de pan y bollería) y el arroz blanco. Para endulzar muchos alimentos procesados industrialmente se utiliza el sirope de maíz.

Aspiramos a que te familiarices con otros cereales como el arroz integral, el mijo, la quinoa, el amaranto, el trigo sarraceno, la avena, el centeno, la espelta y el kamut. Lo importante es que compres cereales **integrales** y, preferentemente, de cultivo ecológico. Adquiere el hábito de consumir cereales completos y no solo el salvado. Es posible que te cueste acostumbrarte al arroz integral, ya que exige un ejercicio de masticación más intenso y prolongado. Puedes comenzar por introducir en tu dieta otro tipo de cereales como la quinoa o el mijo, que presentan una textura más suave que el arroz integral. Las posibilidades son muy variadas. Añadirlos a un puré de verduras, a una sopa, combinarlos con verduras, ensaladas y legumbres o simplemente como guarnición de ciertos platos. La avena puedes utilizarla para preparar postres como el porridge (ver receta en el capítulo 12) o incorporarla cuando prepares cremas, batidos de frutas o simplemente espolvoreándola sobre una ensalada.

La industria alimentaria ha descubierto que el término «cereal integral» vende, y lo emplea a modo de reclamo en los envases de ciertos alimentos procesados. La publicidad sobre los cereales fácilmente nos puede llevar a confusión y habrá que aprender a interpretar el etiquetado. Acostúmbrate a leer los ingredientes y no te dejes impresionar por el envase. Algunos productos etiquetados como «multicereales» o «siete cereales» sencillamente nos indican que el producto contiene más de un grano, pero no es garantía de que los granos sean enteros. Cuando la etiqueta de un producto indica que está elaborado con cereales integrales, normalmente este producto contiene una cantidad insignificante de granos enteros. Analiza tu desayuno. Un bol con cereales, puede ser una opción, siempre que lo hayas elegido bien. Bajo una apariencia saludable, puede esconderse un exceso de azúcar añadido a los cereales. La industria nos da a entender que se trata de un alimento excelente para comenzar el día llenos de energía, cuando en realidad muchas marcas suelen contener grasas trans, sirope de maíz, azúcares varios y sal. Con estos datos, piensa si los cereales refinados del desayuno son una buena elección para los pequeños y los mayores de tu casa.

En cuanto a las harinas con las que se elaboran diversos alimentos como el pan, si la etiqueta de un producto indica «harina de trigo», significa que es harina refinada y que ha sido despojada de sus valores nutricionales. En ocasiones, la harina blanca refinada puede llevar colorantes alimentarios de color marrón y un poco de salvado añadido, para dar la impresión de que es lo que no es. Si el producto está hecho con «harina enriquecida», significa que ha sido eliminado el salvado y se han añadido otros nutrientes, no tan saludables como el verdadero grano integral. Lo ideal es que consumas «harina de trigo integral», lo que significa que la harina ha sido molida a partir de granos enteros de trigo. Busca en la etiqueta «cereal integral 100 %» o «grano entero 100 %».

Otro alimento de consumo habitual en nuestros hogares es la pasta. Elige pasta elaborada con sémola de trigo duro integral, ya que en su molienda conserva el salvado y parte del germen. Lograrás un mayor aporte de fibra y su índice glucémico será menor.

Te aconsejamos que consumas cereales integrales: descubre por qué

Los cereales integrales son ricos en fibra dietética y en hidratos de carbono de absorción lenta. Contienen una cantidad elevada de almidón, antioxidantes, vitaminas del grupo B y E, numerosos minerales y algunos fitoquímicos como los ácidos fenólicos, los lignanos y el ácido fítico —este último funciona como un antinutriente—. Además, presentan entre un 8 y un 10 % de proteínas. Cuando estos alimentos se someten a un proceso de refinado, pierden la mayoría de estas sustancias beneficiosas y el alimento adquiere unas propiedades diferentes. Por ejemplo, alimentos que tenían un índice glucémico bajo o moderado se transforman en alimentos con un índice glucémico alto, lo que provoca una elevación rápida de la glucosa en sangre, con todas las consecuencias que ello conlleva (ver capítulo 5).

En el siguiente cuadro se señalan las células cancerosas sobre las que han mostrado su actividad a nivel experimental, así como los mecanismos de acción mediante los cuales ejercen su actividad anticancerosa.

CEREALES INTEGRALES*			
Alimento	**Consumo recomendado**	**Células cancerosas sobre las que actúan**	**Mecanismo de acción**
Arroz integral Quinoa Mijo Avena Espelta Trigo sarraceno	4 o 5 veces por semana	Boca Faringe Esófago Laringe Intestino Colon Vejiga Riñón	Regulador hormonal Antioxidante

*El pan no está incluido en el cuadro. Puedes consumir pan integral a diario, preferentemente de levadura madre y poca sal. Hay panes elaborados con diferentes tipos de cereales: espelta, centeno, trigo...

Sugerencia culinaria: *Quinoa con verduritas. Hay diferentes variedades de quinoa: gossi, cochabamba, linares... que puedes ir alternando. Sin embargo, la quinoa real es la más distribuida, debido a su pobre contenido en saponina, de manera natural.*

Té verde

Consume varias tazas de té verde al día. Puedes consumirlo a modo de infusión convencional o como una bebida refrescante, añadiéndole hielo, zumo de limón recién exprimido y una gota de sirope de agave o de estevia. También como granizado o mezclándolo con otras bebidas como el zumo de granada. Si te sientes nervioso o te cuesta conciliar el sueño, adquiere un té que no contenga teína.

El té verde contiene abundantes polifenoles, entre los que destacan las catequinas. La principal catequina del té verde es la **epigalocatequina 3-galato (EGCG)**.

Ten en cuenta que no todos los tés, aun siendo verdes, son iguales. La cantidad y el tipo de catequinas que contiene un té verde va a depender del lugar de cultivo, la variedad de la planta, la estación del año en que se recolecta y los procedimientos de elaboración. Algunos investigadores como Beliveau y Gingras han comprobado que la cantidad de EGCG que libera la infusión de las hojas varía notablemente entre los diferentes tipos de té. Estos autores afirman que el té verde japonés contiene más EGCG que el té chino. Sin embargo, a raíz del accidente nuclear ocurrido en Fukushima en el año 2011, los alimentos pueden haber sufrido cierta contaminación nuclear y, como medida preventiva, se aconseja no consumir alimentos procedentes de Japón.

El té que más catequinas aporta es el Sencha Uchyama, seguido por el Gyokuro. Llama la atención que, con frecuencia, en los envases de té no consta la variedad de té verde que contienen. El tiempo de infusión de las hojas también influye de manera importante en el contenido de polifenoles presentes. Se recomienda preparar el té verde sin que el agua alcance el punto de ebullición. Cuando se alcancen los 80 °C o comience un ligerísimo borboteo en los bordes del recipiente, es el momento de retirarlo del fuego. En cuanto al tiempo de infusión, hay autores que aconsejan esperar un mínimo de 10 minutos. Otros, por el contrario, recomiendan una infusión de 8 minutos y que jamás exceda de 10. Si el té es de mala calidad, el agua ha alcanzado el punto de ebullición o el tiempo de infusión es corto, obtendremos poco beneficio. En cualquier caso, una cuestión es la cantidad de catequinas que contiene un té y otra, la cantidad de estas sustancias que absorbe nuestro organismo. Un dato importante que debes conocer es que la biodisponibilidad de las catequinas es muy reducida y tampoco sabemos qué dosis necesitamos para que surjan sus efectos beneficiosos en nuestro organismo.

Te aconsejamos que consumas té verde: descubre por qué

Existe una creencia popular de que el té verde es uno de los principales alimentos anticancerígenos. Esta creencia es cierta por lo menos a nivel experimental, ya que en el laboratorio se han podido demostrar sus múltiples propiedades anticancerígenas.

Alimento	Consumo recomendado	Células cancerosas sobre las que actúan	Mecanismo de acción
Té verde	Diario	Vejiga Próstata Piel Mama Pulmón Esófago Estómago Colon Boca Riñón	Antiangiogénica Antioxidante Estimula el sistema inmune Potencia el efecto de la quimioterapia y la radioterapia Inhibe la producción de factor nuclear kappa-beta Antiinflamatoria Induce la apoptosis

Experimentos realizados en animales han puesto de manifiesto que el té verde previene el desarrollo de varios tumores provocados por sustancias cancerígenas, sobre todo cáncer de piel, mama, pulmón, esófago, estómago y colon. Los estudios existentes sugieren una acción preventiva frente al cáncer de vejiga y próstata.

Los estudios en seres humanos a gran escala son muy difíciles de realizar, dadas las múltiples variaciones que se pueden presentar. Un estudio de la Universidad de California, publicado en el *International Journal of Cancer*, asocia el consumo de té verde con una disminución del riesgo de desarrollar cáncer de mama.

El té verde presenta, además, sinergias con otros alimentos como la cúrcuma, el jengibre, las setas, la cebolla..., por lo que resulta interesante consumirlos en una misma comida. No mezcles té con leche, ya que la caseína de la leche inhibe el efecto de los flavonoides del té.

Tienes que limitar el consumo de té verde si estás embarazada o eres madre lactante, debido a su contenido en cafeína. Si padeces estreñimiento, evalúa cómo te sienta el té, ya que este es rico en taninos y tiene un efecto astringente. Si padeces anemia ferropénica, no abuses de este alimento, ya que dificulta la absorción del hierro. Tampoco conviene superar las cuatro tazas de té al día, ya que dificultaría la absorción de vitamina B_1.

Sugerencia culinaria: *Granizado de té verde con jengibre, menta y sirope de agave. Si eres previsor, puedes exprimir zumo de limón y congelarlo en cubitos. Será un compañero ideal para tus combinados de té verde.*

Aceite de oliva y aceitunas

Consume aceite de oliva todos los días, pero en cantidades reducidas. Día a día, recibimos el mensaje de que el aceite de oliva presenta múltiples propiedades beneficiosas, lo que puede llevarnos a considerar que, a más aceite, más salud. Sin duda, se trata de un alimento con propiedades beneficiosas, pero siempre que se consuma en su justa medida, ya que se trata de un alimento que aporta muchas calorías. En este sentido, es preciso subrayar dos aspectos: El primero, que la dosis diaria no debe superar las dos o tres cucharadas. Si bien tiene que representar la grasa principal en tu cocina, es posible que la estés consumiendo en exceso. Ten en cuenta que no solo la utilizamos para el aliño de las ensaladas, sino que gran parte de nuestras recetas de legumbres, cereales, carnes, pescados, huevos... también la contienen. En algunos restaurantes, se ha sustituido la mantequilla del aperitivo por el aceite de oliva. Todos intuimos que la mantequilla no es muy sana, pero reflexiona si tomarte un bollo de pan refinado untado en aceite justo antes de empezar a comer es una práctica aconsejable. En el esfuerzo por controlar la cantidad de aceite que consumes, reduce o evita los alimentos fritos en tu dieta. El segundo aspecto a tener en cuenta es que no todos los aceites de oliva son iguales. Muchas personas leen en la etiqueta «aceite de oliva» y lo relacionan con un alimento de calidad. Consume solo aceite de oliva virgen extra de primera presión en frío y no simplemente aceite de oliva. El método de extracción del aceite en frío retiene cantidades importantes de fitoquímicos bioactivos como los fitoesteroles y los polifenoles. La cantidad de polifenoles entre los que se incluyen las antocianinas, los flavonoides, el tirosol, el hiroxitirosol y los ácidos fenólicos oscila dependiendo del cultivo, el suelo, el procesado y la forma en que el aceite se produce y se almacena. Estos compuestos fenólicos son antioxidantes, modulan la inflamación, protegen a las células de sustancias cancerígenas y contienen vitamina E.

En relación con el cáncer, se ha demostrado que el ácido oleico (omega 9) presente en el aceite de oliva, puede disminuir la expresión de un oncogen involucrado en el cáncer de mama, ovario y estómago. Este oncogen recibe el nombre de HER2-neu. Este tipo de tumores se tratan con un fármaco llamado Trastuzumab que tiene como diana el HER2-neu. El ácido oleico incrementa la eficacia de este fármaco y de otro fármaco llamado Paclitaxel, que se emplea en el tratamiento del cáncer de mama y ovario.

Alimento	Consumo recomendado	Células cancerosas sobre las que actúan	Mecanismo de acción
Aceite de oliva virgen extra de primera presión en frío	Diario, en pequeñas dosis	Mama Estómago	Reducción de la expresión del oncogen HER2-neu Antioxidante

Sugerencia culinaria: *Aceitunas maceradas con ajo, cebolla, pimentón y varias hierbas.*

Probióticos, prebióticos y simbióticos

Consume todos los días alimentos que contengan probióticos y prebióticos.

¿Qué son los probióticos?

Los probióticos son microorganismos vivos que, administrados en cantidades adecuadas, producen beneficios en nuestra salud. Para que un producto sea considerado probiótico debe contener bacterias resistentes al paso del tubo digestivo y alcanzar el colon. Por ejemplo, un yogur no se considera un alimento probiótico, aun conteniendo más de quinientos millones de bacterias vivas por gramo, ya que estas no resisten la acidez del estómago o la bilis y no consiguen alcanzar el colon. Sin embargo, es posible enriquecer el yogur con cepas resistentes como las bifidobacterias y los lactobacilos. De esta manera, se transforma en un alimento probiótico. Ejercen su influencia sobre la composición y actividad de la flora bacteriana colónica.

También se consideran alimentos probióticos el kéfir, el miso, la salsa de soja fermentada, el té fermentado con el hongo kombucha, así como ciertas verduras fermentadas. Durante la fermentación se producen fermentos lácticos y enzimas y aumentan ciertos nutrientes, sobre todo la vitamina C y la vitamina B_{12}. Entre las verduras más recomendables para fermentar se encuentran la cebolla, el pepino, la zanahoria, el pimiento y, sobre todo, la col, que es con la que se prepara el chucrut. En relación al miso, el Instituto Japonés del Cáncer ha comprobado su eficacia para reducir las sustancias radioactivas de nuestro organismo. Algunos estudios sugieren que consumir miso dos veces por semana puede reducir el riesgo de desarrollar cáncer a largo plazo. Cuando cocines, no sometas al miso y a la salsa de soja fermentada a temperaturas extremas, ni calientes ni frías, y no los añadas durante la cocción. De este modo, preservarás la integridad de sus enzimas.

En el tubo digestivo residen billones de bacterias. Habitualmente asociamos las bacterias con la infección y la enfermedad. Sin embargo, tienes que saber que, básicamente, existen dos tipos de bacterias: las beneficiosas y las perjudiciales o patógenas. La flora intestinal tiene que estar constituida principalmente por bacterias beneficiosas. Entre estas destacan las bifidobacterias y los lactobacilos. Por lo tanto, consume probióticos a diario o, por lo menos, de manera regular, ya que la residencia de estas bacterias en el colon es corta y se requiere un aporte regular. El colon contiene un billón de bacterias por milímetro cúbico y representa el hábitat microbiano más habitado del planeta. Nuestro organismo contiene más bacterias intestinales que células. A estas bacterias se les denomina *flora bacteriana intestinal* o *microbioma*. La medicina comienza a otorgarles cada vez más importancia. En el año 2011 se publicó en la revista *Nature* un estudio internacional con importante participación española que mostró, por primera vez, que la flora intestinal de los humanos podía dividirse en tres grandes tipos. Aunque cada persona sea muy distinta, la flora bacteriana del intestino se puede alinear en cada uno de esos tres posibles patrones.

Lo relevante es que ciertas sustancias presentes en los alimentos se van a metabolizar de forma diferente, en función del tipo de flora bacteriana presente en nuestro intestino. Entre sus funciones, destacan la formación de vitamina K, vitamina B, ácido fólico y la fermentación de algunos tipos de fibra dietética. Los probióticos también degradan compuestos tóxicos, impidiendo su paso a la sangre. La procedencia de los probióticos en nuestro organismo puede tener dos fuentes. Una directa (ingesta de yogures, alimentos fermentados...) y otra indirecta, provocada por la fermentación de la fibra dietética en el intestino.

Las bacterias mantienen una relación muy estrecha con las células de la pared intestinal y con el sistema inmunológico. El 75 % de las células inmunitarias están localizadas en el intestino y las bacterias beneficiosas tienen un papel importante en su desarrollo. Los factores que pueden alterar el equilibrio de la flora bacteriana intestinal son los fármacos, sobre todos los antibióticos y la quimioterapia. En estas situaciones se recomienda consumir suplementos de probióticos.

Una alimentación abundante en carnes, lácteos y grasas, favorece el crecimiento de bacterias patógenas. Estas tienen la capacidad de transformar compuestos excretados por la bilis en elementos cancerígenos. Por lo tanto, la disminución del potencial cancerígeno que se puede desarrollar en el intestino depende, en cierta medida, de la disminución de bacterias patógenas. La alteración del equilibrio de la flora bacteriana intestinal puede ocasionar trastornos leves como la diarrea. Cuando esta alteración es mantenida a largo plazo, puede favorecer la aparición de enfermedades inflamatorias en el intestino que, a su vez, pueden elevar el riesgo de desarrollar cáncer.

Te aconsejamos que consumas probióticos: descubre por qué

Los probióticos optimizan el funcionamiento del sistema inmune y reducen la inflamación. Tienen capacidad de estimular la glutation transferasa, una enzima con capacidad antioxidante que neutraliza los radicales libres. A nivel experimental, se ha observado que inhiben el crecimiento de los tumores y producen moléculas que impiden la aparición de mutaciones en el ADN. En el colon, se ha observado que dificultan el paso del precáncer al cáncer. Favorecen la evacuación intestinal, con lo que se favorece el arrastre de sustancias tóxicas presentes en el intestino.

La presencia en las heces de bacterias patógenas se relaciona con un incremento del riesgo de desarrollar cáncer de colon. Sin embargo, la presencia de lactobacilos acidophilos se asocia con una disminución del riesgo. Los probióticos han mostrado su actividad frente a las células provenientes de tumores de cáncer de colon y vejiga. También resultan útiles para eliminar la bacteria helicobacter pylori, que está relacionada con el cáncer de estómago. Experimentos realizados en ratones a los que se les han implantado células cancerosas humanas han puesto de manifiesto que añadir kéfir a la dieta del roedor provoca una disminución del crecimiento de los tumores.

En seres humanos, ningún estudio ha evaluado a largo plazo la relación entre el consumo regular de alimentos ricos en probióticos y el riesgo de desarrollar cáncer de colon. Hay datos que son esperanzadores, pero no concluyentes. El consumo diario de 300 gramos de yogurt enriquecido con bacterias en personas sanas reduce el riesgo de que ciertas sustancias cancerígenas presentes en las heces dañen el ADN de las células, y reduce el riesgo de mutaciones.

Se ha observado que administrar suplementos de lactobacilos y bifidobacterias durante tres meses a pacientes con adenoma de colon produce una acidificación de las heces y una disminución de la proliferación celular.

En el siguiente cuadro se señalan las células cancerosas sobre las que han mostrado su actividad a nivel experimental, así como los mecanismos de acción mediante los cuales ejercen su actividad anticancerosa.

ALIMENTOS PROBIÓTICOS			
Alimento	**Consumo recomendado**	**Células cancerosas sobre las que actúan**	**Mecanismo de acción**
Yogur enrinquecido con bifidobacterias Kéfir Miso Tamari	Diario (regular)	Colon Vejiga	Estimulan el sistema inmune Detoxifican el intestino Antioxidante Antiinflamatoria Frenan el crecimiento de los tumores

Reduce el consumo de miso o de salsa de soja fermentada si tienes que limitar en tu dieta el aporte de sodio.

¿Qué son los prebióticos y los simbióticos?

En el tercer capítulo hemos hablado ampliamente de la fibra dietética. Si lo recuerdas, algunos tipos de fibra, como la fibra soluble y viscosa y la fibra soluble y líquida, son fermentadas en el colon por la acción de las bacterias allí presentes. La fermentación de estas fibras da lugar a la formación de probióticos. Resumiendo, los prebióticos son sustancias no digeribles (fibra) que, al ser fermentadas en el colon, dan lugar a la formación de probióticos. Los **simbióticos** son alimentos que contienen prebióticos y probióticos. Por lo tanto, aunque no seas consumidor de productos lácteos enriquecidos con probióticos, consumir alimentos con fibra soluble aportará, de manera indirecta, probióticos a tu intestino.

Sugerencia culinaria: *Sopa de miso con verduritas y algas.*

Algas marinas

Consume algas marinas dos veces por semana y en pequeñas cantidades. Aunque su uso no está extendido en nuestra cultura culinaria, en Japón representa un alimento de consumo habitual. Los estudios científicos ponen de manifiesto que pueden ser muy beneficiosas para nuestra salud en general y para prevenir el cáncer en particular.

No te vamos a engañar diciéndote que es un alimento exquisito y que vas a disfrutar con él (aunque para gustos están los colores). En general, su textura, aspecto y sabor no invitan a enamorarse de ellas. A pesar de ello, te animamos a que, poco a poco, introduzcas las algas en tu cocina, debido a las grandes cualidades que poseen.

Hay que consumirlas en pequeñas dosis y no con excesiva frecuencia, ya que, a pesar de su riqueza en muchos compuestos bioactivos, son muy ricas en yodo y un exceso de este oligoelemento podría perjudicar nuestra salud. En nuestro medio, se emplean, sobre todo, como espesantes y gelificantes para la fabricación de ciertos postres lácteos, platos preparados y alimentos procesados industrialmente.

Algunas algas conviene rehidratarlas, poniéndolas a remojo un mínimo de media hora. Otras se encuentran listas para ser consumidas directamente del envase. Puedes comenzar por adquirir bolsas que contienen un combinado de algas. Si, por el contrario, prefieres probar una sola alga, te recomendamos la variedad arame, ya que tiene cierto sabor dulzón. Una buena estrategia para comenzar a tomarlas es añadirlas a un puré de verduras, ya que así pasan más desapercibidas. También es posible incorporarlas durante las últimas fases de cocción de ciertos guisos, como cereales, legumbres, sopas...

Te recomendamos controlar su procedencia para evitar posibles contaminaciones por metales pesados como el mercurio o el plomo. Existe un tipo de alga (hijiki), que, debido a su concentración en arsénico, ha llevado a determinados estamentos oficiales a recomendar que se evite su consumo. Es muy frecuente importar algas procedentes de Japón. Sin embargo, a raíz del accidente nuclear ocurrido en el año 2011 en Fukushima, las exportaciones de alimentos procedentes de Japón han descendido por el posible riesgo de contaminación nuclear. En el norte de España hay empresas que se dedican al cultivo de algas y que poseen el sello ecológico.

Te aconsejamos que comas algas: descubre por qué

Las algas actúan tanto en la fase de inicio como en la fase precancerosa del desarrollo de un tumor. Son muy ricas en minerales como el yodo, el potasio, el hierro, el calcio y en vitaminas B, C, E y betacarotenos. Contienen proteínas de alto valor biológico y fibra, tanto soluble como insoluble, y aportan escasas calorías. A la fracción soluble se le atribuyen diversas funciones, entre ellas, interferir en los factores inflamatorios de crecimiento y la diferenciación a nivel celular. Contienen poca materia grasa siendo la gran parte ácidos grasos omega 6 y omega 3, en una proporción 1:1. También son ricas en clorofila y betaglucanos. Entre los fitoquímicos presentes en las algas destacan el fucoidano y la fucoxantina. El primero se encuentra en las algas kombu y wakame. Tiene la capacidad de inducir el suicidio de las células tumorales. Por su parte, la fucoxantina, que pertenece a la familia de los carotenoides, tiene la capacidad de frenar el crecimiento de las células cancerígenas. A nivel experimental, se ha comprobado que su actividad para inhibir el crecimiento de las células de cáncer de próstata es mayor incluso que la del licopeno. También induce la apoptosis de estas células.

Son un alimento importante en la prevención de los tumores hormonosensibles. Se ha demostrado tanto en animales de experimentación como en mujeres premenopáusicas su acción reguladora hormonal, incrementando la duración del ciclo menstrual y disminuyendo la concentración de estrógenos sanguíneos.

Si padeces un problema de tiroides, consulta con tu médico antes de comenzar a consumir algas. Si eres hipertenso, consume algas con moderación, ya que estas presentan un elevado contenido en sodio. Las personas con altos niveles de ácido úrico deben consumirlas con prudencia.

Las algas más conocidas

- **Nori**: Es el alga más consumida en el mundo y de las pocas que no necesita ser rehidratada. Se puede tostar durante unos segundos y cortarla en trocitos, que añadiremos directamente a nuestros platos. El 35 % de su peso en seco lo representan las proteínas, por lo que puede estar especialmente indicada en dietas vegetarianas o veganas. Es uno de los pocos alimentos vegetales que contiene ácidos grasos omega 3 de cadena larga (EPA). Es fuente de betacarotenos. Se ha demostrado que tiene capacidad de lograr la interrupción de las mutaciones en las células cancerígenas.
- **Arame**: Es el alga ideal para comenzar a acostumbrarse al sabor y la textura de estas verduras marinas. Destaca por su contenido en hierro.
- **Kombu**: Para reducir su tiempo de cocción, se aconseja dejarla en remojo una hora antes. Es rica en minerales, proteínas, fucoxantina y fucoidano. Es el alga más rica en yodo, de modo que debes prestar cuidado con la dosis.
- **Wakame**: Es el alga más utilizada para realizar la famosa sopa de miso. Tiene un ligero gusto a pescado. Contiene tres veces más calcio que la leche. También contiene fucoxantina y fucoidano. Algunos estudios la relacionan con la prevención del cáncer de colon. Se aconseja su consumo en mujeres tratadas de cáncer de mama.
- **Espagueti de mar**: Su forma recuerda a los espaguetis y tiene un ligero gusto a calamar. Es muy rica en vitamina C, fibra, calcio y hierro.

- **Lechuga de mar:** Contiene diez veces más vitamina C que las naranjas.
- **Dulse:** Es muy rica en proteínas, hierro y vitaminas.
- **Otras algas:** El agar-agar y el carragaheen son empleadas por la industria alimentaria como gelificantes, espesantes y emulsionantes. La espirulina se puede adquirir en comprimidos o en forma de polvo. Es muy rica en fucoxantina y proteínas.

Los estudios experimentales han mostrado que los componentes de las algas tienen diferentes mecanismos de acción y son capaces de actuar sobre distintos tipos de células cancerosas.

ALGAS			
Alimento	**Consumo recomendado**	**Células cancerosas sobre las que actúan**	**Mecanismo de acción**
Nori Kombu Wakame Arame Kelp Dulse Agar-agar Espirulina	2 veces por semana (en pequeñas cantidades)	Melanoma Colon Mama Leucemia Pulmón Hígado Vesícula Riñón Ovario Próstata	Antioxidante Antiinflamatoria Antiangiogénica Inducen la apoptosis Regulan las hormonas Frenan el crecimiento de las células cancerígenas Estimulan el sistema inmune

Sugerencia culinaria: *Sopa de hortalizas con mezclum de algas.*

Setas

Las setas son un alimento que puedes comer, si lo deseas, a diario. Existen más de cien mil especies de setas. Solo con que te acostumbres a consumir media docena de ellas de manera regular, lograrás obtener un beneficio importante para tu salud. Sin embargo, a pesar de esta amplia variedad, con diferentes sabores y texturas, solemos tomar siempre las mismas. Quizás es el momento de que te animes a probar nuevas variedades. Habitualmente, acompañan a otros platos a modo de guarnición. Se pueden utilizar en ensaladas, combinadas con verduras, en revuelto o para preparar una crema de setas. También puedes incorporarlas durante la cocción de ciertos platos como cereales, legumbres, sopas... Se pueden adquirir frescas o deshidratadas. Estas últimas contienen las mismas propiedades que las frescas. Al igual que con las algas, puedes encontrar en el mercado bolsas que contienen una combinación de setas deshidratadas. Para rehidratarlas, cúbrelas con agua y mantenlas en remojo, aproximadamente, media hora. El líquido procedente de la hidratación lo puedes utilizar para tus guisos.

Te aconsejamos que comas setas: descubre por qué

Las setas contienen fibra, hidratos de carbono, proteínas, numerosos minerales, vitaminas y enzimas. Se trata de un alimento hipocalórico y con un bajo índice glucémico. Contienen polisacáridos como los betaglucanos, betaproteoglucanos y péptidoglucanos. Estos tienen la capacidad de estimular el sistema inmunológico, importante para luchar contra el desarrollo de las células cancerígenas. A nivel experimental, frenan la aparición de metástasis, al inhibir el factor nuclear kappa-beta.

Un estudio puso de manifiesto que los granjeros japoneses que cultivaban y consumían de manera regular la seta enokitake tenían una mortalidad menor por cáncer. Más recientemente, el consumo frecuente de setas se ha asociado a una disminución del 50 % en el riesgo de desarrollar cáncer de estómago. Otro estudio realizado con mujeres chinas mostró que la ingesta diaria de 10 gramos de setas disminuía el riesgo de desarrollar cáncer de mama en un 64 %. Si se complementaba con té verde, el riesgo se reducía en un 89 %.

Sabemos que la quimioterapia disminuye nuestras defensas. Las setas estimulan el sistema inmunológico y pueden representar una ayuda importante durante esta fase del tratamiento.

Aquellas personas que presentan cifras elevadas de ácido úrico en sangre deben consumir setas con moderación.

Tipos de setas

- **Champiñón:** Es la más cultivada del mundo y la más consumida en Occidente. Tiene menos propiedades anticancerosas que las setas de origen asiático. Contiene unas proteínas parecidas a las de las leguminosas (lectinas), que a nivel experimental se ha visto que impiden el crecimiento de ciertas células cancerosas.
- **Shitake:** Es la segunda seta más cultivada en el mundo. La puedes adquirir fresca o deshidratada. Contiene lentiniano, un polisacárido con capacidad de estimular el sistema inmunológico. Cuando se compara a pacientes con cáncer de colon o estómago que únicamente reciben quimioterapia con aquellos que, además, reciben suplementos de lentiniano, se observa en estos últimos un incremento de la longevidad y una regresión de los tumores.
- **Maitake:** Los estudios indican que es la seta con mayor capacidad de estimulación del sistema inmunológico. En otros países es posible encontrarla fresca, pero a nosotros nos llega deshidratada o en cápsulas. Se ha demostrado que el consumo frecuente de esta seta induce la apoptosis de las células tumorales. Contiene betaglucano, que es el responsable de sus propiedades inmunológicas y anticancerosas. Cuando se utiliza en forma de suplementos potencia la acción de la quimioterapia y es capaz de reducir el tamaño de algunos tumores, si se compara con los pacientes que reciben únicamente quimioterapia.
- **Boletus:** Destacan por su alto contenido en selenio.

- **Gírgolas:** Es una seta común en Europa y América del Norte. Su actividad anticancerosa se ha demostrado en células tumorales cultivadas en el laboratorio.
- **Champiñón del sol:** Los estudios muestran que estimula el sistema inmunológico e induce la apoptosis de las células tumorales. Un estudio realizado en seres humanos ha demostrado que su consumo en forma de suplementos disminuye los efectos secundarios de la quimioterapia y la radioterapia.

En el siguiente cuadro se señalan las células cancerosas sobre las que las setas han mostrado su actividad a nivel experimental, así como los mecanismos de acción mediante los cuales ejercen su actividad anticancerosa.

SETAS			
Alimento	**Consumo recomendado**	**Células cancerosas sobre las que actúan**	**Mecanismo de acción**
Maitake Shitake Reishi Champiñón del sol	3 veces por semana. Si lo deseas, a diario	Ovario Mama Próstata Estómago Colon	Estimulan el sistema inmunitario Incrementan el efecto de la quimioterapia Frenan el crecimiento del tumor y la aparición de metástasis

Sugerencia culinaria: *Espaguetis integrales con setas shitake y ajos tiernos. Decorar con apio picado.*

Uva negra

El vino tinto y la uva negra son las principales fuentes de **resveratrol,** una molécula anticancerosa perteneciente a la familia de los polifenoles. A pesar de ello, no te vamos a aconsejar que consumas vino de manera regular. Hay textos, aunque sin datos concluyentes, que sugieren que dos copas de vino tinto en el varón y una en la mujer, tienen consecuencias positivas para la salud cardiovascular. Más allá de estas dosis, los riesgos se incrementan exponencialmente. En relación al cáncer, el consumo de alcohol está claramente asociado al desarrollo de algunos tumores y no existe una dosis mínima segura.

La vid produce el resveratrol como mecanismo de defensa frente al estrés medioambiental. El contenido de esta molécula en la uva es escaso, excepto en situaciones puntuales, como cuando sufre el ataque de un hongo. Las cepas localizadas en lugares donde el clima es lluvioso y templado son más susceptibles a sufrir las agresiones de los microrganismos y, por lo tanto, tienen una mayor cantidad de resveratrol. Cuando la uva es irradiada con luz ultravioleta, se puede alcanzar una concentración hasta dos mil veces superior en comparación al contenido inicial. Por este motivo, se está barajando la posibilidad de comercializar «uvas funcionales», tratadas con luz ultravioleta.

Los polifenoles se encuentran, sobre todo, en la piel y en la pepita de la uva. Comer directamente la uva, apenas nos aporta resveratrol, ya que su asimilación por el organismo es reducida. El zumo de uva y el de arándanos rojos contienen una cantidad de esta molécula notablemente inferior a la del vino tinto. Entre los vinos, el tinto es el que más compuestos fitoquímicos contiene, debido a que el proceso de fermentación se realiza con la uva entera, obteniendo más cantidad y diversidad de moléculas. En este vino se encuentran fitoquímicos como las antocianidinas, las proantocianidinas, los flavonoles, el resveratrol... En los vinos blancos, la piel y las pepitas se excluyen del proceso de fermentación.

A nivel experimental, el resveratrol tiene la capacidad de interferir en la progresión de los tumores. Ello se debe a que puede intervenir en las tres etapas necesarias para el desarrollo del cáncer que son la de iniciación, la promoción y la progresión (ver capítulo 2). En cada una de estas etapas, el resveratrol es capaz de inducir mecanismos de inhibición y bloqueo de este riesgo, incita a las células defectuosas al suicidio, estimulando al guardián del genoma y mejorando la capacidad de reparación de los genes alterados. La lista de propiedades beneficiosas es inmensa: molécula antioxidante, moduladora del fenotipo celular, antiangiogénica, antiinflamatoria, antiproliferativa, favorece la diferenciación celular, induce la apoptosis y hace a las células cancerosas más susceptibles a la acción de la radioterapia. El resveratrol puede presumir de tener más de dos mil referencias en la base PubMed, pero a día de hoy no presenta una utilidad práctica. En el laboratorio, se utilizan dosis de 1 gramo o superiores. Esto equivaldría a consumir cuarenta litros de vino al día. Todos estos datos son experimentales y apenas existen ensayos en seres humanos. Por lo tanto, la única forma de ingerir una dosis óptima y sin posibles efectos adversos sería recurriendo a los suplementos, pero estos tienen una mala absorción cuando se ingieren por vía oral.

Sugerencia culinaria: *Uva negra ecológica bien lavada. Decórala con copos de avena y frutos secos.*

Cúrcuma

Consume cúrcuma todos los días. En nuestro país, no existe la costumbre de utilizarla con fines culinarios. Sin embargo, es una de las especies más utilizadas en la cocina india. La cúrcuma representa aproximadamente el 20 % de los ingredientes del curry. Nuestro principal consejo es que además del curry, utilices cúrcuma en tus guisos y aderezos. Puedes añadirla a las verduras, legumbres, purés, cereales, salsas y zumos y utilizarla en el aliño de las ensaladas. Mezcla bien el aceite con la cúrcuma y posteriormente añade la pimienta negra, el limón y el tamari. Puedes comenzar añadiendo pequeñas cantidades de este polvo dorado a tus preparaciones culinarias e ir incrementando la dosis hasta alcanzar una cucharadita de café al día. Posee una escasa biodisponibilidad. Para favorecer su absorción y evitar que se expulse con las deposiciones debes mezclarla con pimienta negra (en el curry esta mezcla ya está presente). También aumenta su absorción si se ingiere con enzimas proteolíticas (piña, papaya) o se hace hervir durante tres minutos. Su eficacia anticancerosa aumenta cuando se combina en una misma comida con té verde.

Te aconsejamos que consumas cúrcuma: descubre por qué

Existen aproximadamente cuatro mil publicaciones científicas en relación a la cúrcuma. Su principal molécula anticancerosa es la curcumina. Es la molécula que posee mayor número de propiedades anticancerígenas de todos los vegetales. A nivel experimental, ha demostrado su capacidad para inhibir el crecimiento de casi todas las células tumorales. En roedores transgénicos que desarrollaron pólipos en el intestino de manera espontánea, la administración de cúrcuma frenó significativamente su desarrollo. Es el antiinflamatorio natural más potente identificado a día de hoy. Tiene la capacidad de reducir la concentración de una enzima llamada cicloxigenasa-2 (COX-2). Esta enzima es responsable de la producción de moléculas que provocan inflamación. El ácido acetilsalicílico (aspirina) y el antiinflamatorio celecoxib también inhiben esta enzima y reducen el riesgo de cáncer de colon. A pesar de ser una de las moléculas más estudiadas a nivel experimental, no existen estudios a gran escala en humanos. En estudios realizados por franjas de edad, los hindúes presentaban menores tasas de cáncer que los europeos y los americanos. Aunque esto sea cierto, resulta complicado cuantificar qué porcentaje de responsabilidad tiene la cúrcuma en estas diferencias. En cualquier caso, el sentido común nos dicta que, a la vista de la información científica disponible, la cúrcuma es un alimento que deberíamos incorporar de manera rutinaria a nuestra dieta.

A nivel experimental, los datos que ofrece la cúrcuma son

espectaculares, ya que inhibe el crecimiento de casi todas las células tumorales, por medio de diferentes mecanismos de acción.

Alimento	Consumo recomendado	Células cancerosas sobre las que actúan	Mecanismo de acción
Cúrcuma	Diario	Inhibe el crecimiento de casi todas las células tumorales	Estimula la apoptosis Antiinflamatoria Estimula el sistema inmune Antioxidante Inhibe el factor nuclear kappa-beta Enlentece el avance de la metástasis Potencia el efecto de la quimioterapia y la radioterapia

Las personas que están en tratamiento con anticoagulantes deben saber que la cúrcuma puede incrementar el riesgo de sangrado.

Sugerencia culinaria: *Crema de aguacate con cúrcuma y pimienta negra. Añadir germinados de brócoli.*

Jengibre

Es también una de las especias más utilizadas en la cocina india, pero no se dispone de tanta información científica como en el caso de la cúrcuma. Es también uno de los ingredientes del curry. Lo puedes consumir fresco para preparar infusiones, incorporarlo a la cocción de ciertos alimentos como cereales o legumbres, rallado en ensaladas, o en polvo, añadiéndolo a guisos. En el mercado, lo puedes encontrar rallado, en polvo, seco o fresco. La infusión se emplea para tratar las náuseas y los vómitos asociados a la quimioterapia.

Te aconsejamos que consumas jengibre: descubre por qué

El gingerol, principal fitoquímico presente en el jengibre, tiene capacidad antiinflamatoria y antioxidante. Es capaz de inducir la apoptosis de las células cancerosas y posee una acción antiangiogénica, es decir, impide la formación de nuevos vasos sanguíneos que nutren al tumor y le permiten crecer. A nivel experimental, se ha demostrado que el jengibre elimina las células de cáncer de ovario y evita que las células sean resistentes al tratamiento con quimioterapia. En roedores, un aporte diario de jengibre inhibe el crecimiento y la progresión del cáncer de próstata en más del 50 % de los ratones.

Alimento	Consumo recomendado	Células cancerosas sobre las que actúan	Mecanismo de acción
Jengibre	2-3 veces por semana	Próstata Ovario	Antioxidante Antiinflamatoria Estimula la apoptosis Antiangiogénica Aumenta la sensibilidad a la quimioterapia

El jengibre tiene efectos sinérgicos con el té verde, por lo que conviene combinarlos en el mismo menú.

Sugerencia culinaria: *Infusión de té verde con jengibre fresco. Ramita de menta fresca.*

Alimentos ricos en ácidos grasos omega 3

Consume de manera regular más alimentos que contienen ácidos grasos omega 3 y menos alimentos que contienen ácidos grasos omega 6.

El tema de los ácidos grasos omega 3 y omega 6 es tremendamente complejo y a día de hoy no disponemos de una evidencia clara y precisa, ya que existen estudios en los que se obtienen conclusiones contradictorias. Por esta razón, vamos a intentar simplificar este apartado al máximo y ofrecerte la información más aceptada y con un carácter práctico para el día a día.

A la familia de los ácidos grasos omega 3 pertenecen el **ácido alfalinolénico, el ácido eicosapentanoico** (EPA) y el **ácido docosahexaenoico** (DHA).

A la familia de los ácidos grasos omega 6 pertenecen el **ácido linoleico, ácido gammalinolénico** (GLA), el **ácido dihomogammalinolénico** (DGLA) y el ácido araquidónico.

¿En qué alimentos se encuentran los ácidos grasos omega 3?

- **Alimentos ricos en alfalinolénico**:
  - Aceites: linaza, canola, nuez, soja
  - Vegetales de hoja verde oscura
- **Alimentos ricos en ácido eicosapentanóico** (EPA)
  - Pescado graso: arenque, sardina, anchoa, salmón, atún, bonito, verdel, caballa
- **Alimentos ricos en ácido docosahexaenoico** (DHA)
  - Pescado graso: arenque, sardina, anchoa, salmón, atún, bonito, verdel, caballa
  - Aceite de algas

¿En qué alimentos se encuentran los ácidos grasos omega 6?

- **Ácido linoleico**:
  - Aceite de girasol, maíz, cártamo, prímula rosa, cáñamo, habas de soja, calabaza, germen de trigo, nuez, sésamo, borraja
- **Ácido gammalinolénico** (GLA)
  - La borraja es la principal fuente de GLA. También se encuentra en el aceite de grosellero negro y la prímula rosa
- **Ácido dihonogammalinoléico** (DGLA)
  - Leche materna humana

- **Ácido araquidónico**
  - Carne, lácteos, huevos y otros productos de origen animal

Si bien las dos familias de omegas son necesarias, es preciso mantener un equilibrio adecuado. En la actualidad, consumimos muchas más grasas omega 6 que omega 3. Hay datos que estiman que la dieta occidental contiene diez veces más ácidos grasos omega 6 que omega 3. Por ello, tendrás que hacer un esfuerzo por reducir la cantidad de alimentos ricos en ácidos grasos omega 6 e incrementar el consumo de los alimentos ricos en ácidos grasos omega 3. En términos generales, te aconsejamos que reduzcas el consumo de carne, leche, queso, huevos y alimentos industriales altamente procesados que contienen muchos aceites vegetales ricos en omega 6. No utilices aceite de girasol o maíz para cocinar o aliñar tus platos. Acostúmbrate a utilizar aceite de oliva virgen extra de primera presión en frío. La margarina de maíz es un intruso en tu nevera.

Para incrementar en tu dieta los aportes de omega 3 consume semillas de lino trituradas o semillas de chía, algas y vegetales de hoja verde. El pescado graso es una fuente rica en omega 3. Sin embargo, la grasa del pescado acumula muchas sustancias tóxicas presentes en el mar que pueden perjudicar nuestra salud. Te aconsejamos que comas pescado de pequeño tamaño y con moderación (dos veces por semana). Un reciente estudio ha publicado que niveles altos de ácidos grasos omega 3 en el organismo, por encima de los niveles de ácidos grasos omega 6, inhibe el desarrollo del cáncer de mama en humanos. Otro estudio publicado en el año 2011 sugería que un alto consumo de omega 3 procedente del pescado no reducía la prevalencia del cáncer de próstata, sino que incluso podía incrementar su riesgo. Los científicos consideran que una de las ventajas de las algas marinas sobre el pescado es que su consumo presenta menor riesgo de contaminación. Sin embargo, las algas contienen mucho yodo y hay que tener cierta precaución en este aspecto.

Los ácidos grasos omega 3 tienen cierta susceptibilidad a la peroxidación lipídica, lo que provocaría la formación de radicales libres. Por este motivo, hay que consumir estos alimentos con otros alimentos que tengan capacidad antioxidante (frutas y verduras ricas en vitamina C, vitamina E y fitoquímicos).

En el siguiente cuadro se señalan las células cancerosas sobre las que los omega 3 han mostrado su actividad a nivel experimental, así como los mecanismos de acción mediante los cuales ejercen su actividad anticancerosa.

Alimento	Consumo recomendado	Células cancerosas sobre las que actúan	Mecanismo de acción
Alimentos ricos en omega 3	Diario	Mama	Antiinflamatoria Estimula la apoptosis

Sugerencia culinaria: *Txitxarro al horno con guarnición de verduras al dente.*

Semillas de lino

Consume todos los días dos cucharadas de semillas de lino recién molidas. Es un alimento muy interesante para prevenir el cáncer. Las puedes encontrar en el mercado, tanto de color dorado como marrón, teniendo ambas las mismas propiedades anticancerosas. Puedes espolvorear las semillas de lino sobre sopas, legumbres y cereales, ensaladas, purés de verduras o frutas, batidos, postres cremosos...

Una vez abierto el paquete, conviene guardarlo en el frigorífico. Lo ideal es machacar las semillas en un mortero o molerlas en un molinillo antes de su consumo. No conviene molerlas y guardarlas en un recipiente, ya que se oxidan con facilidad. Si las ingieres sin moler, disminuye mucho su biodisponibilidad, expulsándose con las deposiciones.

El aceite de semillas de lino contiene niveles inferiores de lignano y de fibra que las semillas. Su sabor no resulta muy agradable. Si tienes previsto consumir este tipo de aceite, adquiere botellas de cristal de pequeño tamaño y oscuras. Mantén el frasco siempre cerrado para evitar la oxidación del aceite y protégelo de la luz, del calor y del aire. Utilízalo siempre crudo y nunca para cocinar.

Te aconsejamos que consumas semillas de lino: descubre por qué

Las semillas de lino son ricas en unos fitoquímicos llamados *lignanos* y en ácidos grasos omega 3. Los lignanos son unos fitoestrógenos que tienen un papel en el desarrollo de los tumores hormonosensibles, dificultando la unión de los estrógenos con las células.

Cuando existe una lesión precancerosa, los estrógenos pueden servir de factor de promoción de esa lesión, es decir, pueden estimular su crecimiento y desarrollo. Los lignanos tienen una estructura química similar a los estrógenos y compiten con ellos, regulando los niveles de hormonas que se ponen en contacto con la célula cancerosa. Esto puede favorecer que se reduzca el riesgo de desarrollar un cáncer de mama, tanto en las mujeres premenopáusicas como posmenopáusicas.

En relación al cáncer de próstata, algunos estudios han puesto de manifiesto que la ingesta de semillas de lino puede disminuir el tamaño de un cáncer de próstata y los niveles de PSA, antes de practicarse la cirugía extirpadora.

En el siguiente cuadro se señalan las células cancerosas sobre las que han mostrado su actividad, así como el mecanismo de acción mediante el cual ejercen su actividad anticancerosa.

Alimento	Consumo recomendado	Células cancerosas sobre las que actúan	Mecanismo de acción
Semillas de lino	Diario	Mama Ovario Próstata	Regulan los estrógenos Antiinflamatoria Antiangiogénica Antioxidante Evitan la metástasis

Sugerencia culinaria: *Porridge espolvoreado con semillas de lino recién molidas.*

Hierbas aromáticas

Consume hierbas aromáticas todos los días, ya que contienen múltiples propiedades anticancerígenas. La cantidad que vas a consumir es pequeña, por lo que se recomienda ingerirlas con mucha frecuencia. Se podría pensar, a priori, que las hierbas aromáticas sirven únicamente para decorar u ofrecer un toque de distinción a nuestros platos. Por ejemplo, colocar unas hojas de perejil o de menta en nuestro plato ofrece una nota de color y frescor que a muchas personas les puede resultar atractiva. Sin embargo, a nivel experimental se ha demostrado que contienen moléculas que pueden influir en los procesos asociados al desarrollo del cáncer. Aunque su mecanismo de acción es variado, destacan principalmente por su alto contenido en **sustancias antiinflamatorias**. Como ya se explicó en el capítulo 2, al reducir la inflamación se modifica el entorno de la célula precancerosa, impidiendo que tenga un ambiente favorable para su progresión.

Existen numerosas hierbas aromáticas, pruébalas y comienza a introducir en tu dieta aquellas que te resulten más agradables. Es suficiente ingerirlas en pequeñas cantidades para obtener sus beneficios. Condimentar tus platos con hierbas aromáticas te va a permitir utilizar menos sal, lo cual representa un beneficio añadido. También se utilizan para macerar vinos, aceites... Lo podrás ver en las recetas.

Las hierbas aromáticas se pueden agrupar en dos familias. La familia de las lamináceas y la familia de las apiáceas. A la familia de las lamiáceas pertenecen la menta, el tomillo, el romero, el laurel, la albahaca, el orégano, la salvia y la mejorana. Las apiáceas están intregradas por el perejil, el perifollo, el apio, el hinojo, el comino y el cilantro. El perejil y el apio contienen un polifenol llamado **apigenina** que está siendo muy estudiado en la actualidad. Su actividad anticancerosa parece potente. A nivel experimental, esta molécula inhibe el crecimiento de células cancerosas de mama, colon, pulmón, próstata y leucemia.

A partir de ahora quizá cambies tu mirada y no veas en las hierbas aromáticas hojas puramente decorativas. En su interior existe una auténtica farmacopea anticancerosa.

Te aconsejamos que consumas hierbas aromáticas: descubre por qué

Poseen actividad antiinflamatoria y antioxidante y son ricas en **terpenos**. Estos pueden interferir en el desarrollo del cáncer, bloqueando la expresión de algunos oncogenes implicados en el crecimiento de las células cancerosas. El **carnosol**, un terpeno abundante en el romero y el orégano, ha mostrado su actividad anticancerosa en ratones predispuestos genéticamente a desarrollar un cáncer de colon. También contienen **ácido usólico**, que tiene capacidad antiinflamatoria, antiangiogénica e induce la apoptosis de las células tumorales. Las lamináceas también contienen **polifenoles** como la **luteolina**, que abunda en el tomillo y la menta y que tiene una capacidad antiangiogénica.

FITOQUÍMICOS EN LAS PLANTAS AROMÁTICAS	
Hierba o planta	**Clase de fitoquímico**
Escaramujo	Carotenoides
Alfalfa, manzanilla, alholva, trébol rojo	Cumarinas
Manzanilla, ginkgo, espino, raíz de regaliz, cardo	Flavonoides
Semilla de lino, cardo	Lignanos
Ortiga, semilla de calabaza	Fitoesteroles
Equinácea, romero, salvia, tomillo	Ácidos fenólicos
Alfalfa, serpentaria, ginseng, raíz de regaliz	Saponinas
Albahaca, eucalipto, ginkgo, orégano, romero, salvia, tomillo, valeriana	Terpenos

Sugerencia culinaria: *Tortilla de finas hierbas con ensalada de espinacas, berros y canónigos.*

Chocolate

Date un capricho y **consume todos los días un par de onzas de chocolate negro**. El chocolate hay que consumirlo con moderación, ya que contiene mucha grasa y, por lo tanto, es rico en calorías. Puedes comenzar consumiendo chocolate negro al 70 % para ir acostumbrando al paladar. Pasado un tiempo, prueba el chocolate negro con 85 % de cacao y sin azúcar añadido. También puedes utilizar cacao puro desgrasado para preparar algunos postres.

Te aconsejamos que comas chocolate: descubre por qué

El cacao contiene cantidades muy elevadas de **polifenoles** como las **proantocianidinas**, los **flavonoides** y las **catequinas** que, como hemos visto, están también presentes en otros alimentos como el té verde, la cebolla y las frutas del bosque. Estas moléculas confieren al chocolate negro unas propiedades antioxidantes importantes. Tienes que tener presente que la leche impide la absorción de los polifenoles del chocolate negro. Ahora sabes que para el chocolate negro, la leche es mala compañera.

Germinados

Consume germinados (brotes) con mucha frecuencia. En España no hay costumbre de consumir semillas germinadas y al igual que las hierbas aromáticas se emplean para dar un toque decorativo o vistoso al plato. Sin embargo representan uno de los alimentos más nutritivos que existen, abarcando una gran variedad donde elegir: alfalfa, soja, brócoli, cebolla, puerro, lentejas, trigo, rábanos... Únicamente las semillas de la familia de las solanáceas (tomate, patata, berenjena, pimiento, etc.) no son válidas para germinar, ya que resultan tóxicas. Se trata de un alimento que lo podemos añadir a las sopas, purés, ensaladas, verduras, legumbres y cereales. Puedes hacerlos germinar en tu casa o bien adquirirlos en el mercado. En la actualidad, dispones de una amplia variedad en la mayoría de los supermercados. Nuestro consejo es que pruebes, poco a poco, las diferentes variedades existentes. Aquellas que sean de tu agrado, incorpóralas de manera permanente y definitiva a tu dieta.

Te aconsejamos que consumas germinados: descubre por qué

Los germinados probablemente representan el ejemplo más claro de un alimento del que apenas existen estudios publicados y, sin embargo, pueden ser ampliamente beneficiosos para nuestra salud en general. La germinación es un proceso extraordinario que libera las energías latentes del grano. Consumir germinados equivaldría a comer un producto recién cogido de la huerta o del árbol pero que, además, contiene muchos más nutrientes que el fruto maduro. Por ejemplo, los germinados de brócoli pueden contener cien veces más sulforafano que un brócoli maduro. Además, son los alimentos menos contaminados que existen, ya que no se aplica ningún tipo de sustancia química sobre ellos.

De los fenómenos que aparecen en la germinación, el incremento espectacular del contenido en vitaminas es el más notable. También destacan por su alto contenido en enzimas y minerales.

Científicos chinos realizaron en el año 2005 un interesante ensayo a doble ciego. Hicieron un seguimiento a cien sujetos en una zona rural donde se presentaban casos de cáncer de hígado con relativa frecuencia, debido al consumo de cereales contaminados por una toxina derivada de un hongo, llamada *aflatoxina*. La conclusión fue que los brotes de brócoli reducían el riesgo de padecer cáncer de hígado en las personas estudiadas.

Soja

Hemos dejado el análisis de la soja para el final, ya que no nos atrevemos a ofrecerte una pauta orientativa de consumo. Los datos que disponemos en relación a las propiedades de la soja para prevenir el cáncer son contradictorios, especialmente para el cáncer de mama.

Las principales fuentes alimentarias de soja son las habas de soja naturales, habas de soja tostadas, el miso, la salsa de soja fermentada, el tofu, el tempeh, la leche de soja y los germinados. El **miso** es una pasta fermentada que se prepara mezclando habas de soja, sal y un agente fermentante que procede del arroz y que contiene aspergillus. El proceso de la fermentación puede durar entre tres meses y cinco años. Al tratarse de un producto fermentado, caduca a muy largo plazo. La **salsa de soja** se obtiene por fermentación de las habas de soja. Hay diferentes variedades, como el shoyu, que contiene trigo, y el tamari, que solo contiene habas de soja. Tanto el miso como la salsa de soja deben ser añadidos a los guisos en el último momento de la cocción, ya que, de lo contrario, pierden sus propiedades. El **tofu** tiene un aspecto similar al queso fresco. Las habas de soja se dejan previamente en remojo en agua y después se presurizan. Esta presurización provoca la extracción de un líquido blanquecino que es la leche de soja. El tofu se obtiene por la coagulación de esta leche, utilizando para ello nigari (compuesto marino), cloruro de magnesio u otras sustancias. Su sabor es soso e insípido y hay que condimentarlo adecuadamente con especias, hierbas aromáticas y salsas, para que resulte agradable de comer. No se recomienda comerlo crudo, ya que contiene antinutrientes —sustancias que impiden la absorción de otros componentes de la dieta—. La **leche de soja** es también un alimento insípido, por lo que la industria alimentaria, para facilitar su venta, le añade múltiples sustancias como azúcares, aromas, siropes, etc., transformando las características del alimento original. Es aconsejable leer bien los ingredientes, ya que algunas bebidas de soja se fabrican a partir de proteínas de soja aisladas y no a base de habas de soja. El **tempeh** es un alimento que se obtiene fermentando la soja previamente cocida. Las habas de soja tostadas tienen una apariencia parecida a los cacahuetes y contienen una elevada cantidad de proteínas e isoflavonas. Si vas a consumir la soja a modo de cocido, hay que dejarla en remojo en agua caliente durante veinticuatro horas y someterla después a una cocción de, al menos, tres horas.

El consumo de soja es muy elevado en Asia y muy bajo en Occidente. La forma en que se consume este alimento en ambas zonas geográficas es totalmente diferente. En Asia se consume abundante salsa de soja como condimento, tofu, tempeh y miso para preparar sopas. En Occidente, se consume en forma de aceite de soja o proteínas de soja, ambos como ingredientes de los alimentos industriales procesados. También se consume en forma de leche y yogures, añadiéndole azúcares, aromas y siropes, para hacer el producto un poco más atractivo.

Los principales fitoquímicos de la soja pertenecen al grupo de los polifenoles y se denominan **isoflavonas**. El aceite de soja y la salsa de soja no contienen isoflavonas. Las principales isoflavonas de la soja son la **genisteína** y la **daidzeína**. Químicamente, se asemejan mucho a los estrógenos (hormonas sexuales femeninas) y, por esta razón, se les denomina **fitoestrógenos**.

Los tumores hormonosensibles son aquellos en los que las hormonas participan en su desarrollo. En el caso de las mujeres, algunos tumores de mama y ovario pueden estar promocionados por los estrógenos. Los fitoestrógenos de la soja, dado que tienen una estructura química similar a la de los estrógenos, funcionan como antiestrógenos. Esto quiere decir que compiten con los estrógenos para interactuar con los receptores de la célula cancerosa. Algunos receptores de las células quedarán ocupados por los fitoestrógenos y no por los estrógenos. Los fitoestrógenos tienen una acción estrogénica muy débil en comparación con los estrógenos. Con esta acción contribuyen a reducir el riesgo de desarrollar cáncer de mama. La genisteína tiene, además, la capacidad para bloquear la actividad de ciertas enzimas involucradas en la proliferación incontrolada de las células tumorales. Actúa sobre diversas proteínas implicadas en el crecimiento de las células tumorales del cáncer de mama y de próstata.

Se ha hablado mucho de las propiedades de las isoflavonas presentes en la soja para prevenir el cáncer de mama. La realidad es que la evaluación de los estudios publicados hasta el momento muestra resultados contradictorios. Durante años se nos ha transmitido la idea de que la baja incidencia de cáncer de mama en Japón se debía al alto consumo de este alimento. Sin embargo, los estudios más recientes ponen en entredicho esta conclusión y apuntan a que el consumo regular de soja durante la infancia, antes de la subida de los estrógenos que marca la pubertad, podría ser una de las razones que explicaría la disminución del riesgo de desarrollar un cáncer de mama. Si se comienza a consumir este alimento en la edad adulta, parece perder su efecto protector. Lo más probable es que las diferencias en la incidencia del cáncer de mama no se deban exclusivamente al factor de la soja, sino a la amplia disparidad en la forma habitual de alimentarse. Incluso en un mismo país, como China, se ha puesto en evidencia que en las zonas rurales, donde la incidencia del cáncer de mama es relativamente baja, este tumor se presenta con mayor frecuencia en aquellos condados donde se consume una mayor cantidad de alimentos de origen animal.

En un futuro, la nutrigenómica nos ofrecerá más información del porqué de estos resultados tan contradictorios. En la actualidad, la teoría de que las isoflavonas de la soja disminuyen el riesgo de desarrollar cáncer de mama está perdiendo protagonismo. Incluso, a nivel experimental, un estudio ha puesto de manifiesto que la genisteína puede dañar a los genes, favoreciendo el desarrollo del cáncer de mama. Es evidente que la industria alimentaria ha mostrado una clara tendencia a magnificar sus virtudes, en muchos casos sin una suficiente base científica contrastada.

Otro estudio realizado en animales concluye que cantidades bajas de soja alimentaria podrían abolir el efecto preventivo de algunos medicamentos como el tamoxifeno y los inhibidores de la aromatasa, que son fármacos que se prescriben para el tratamiento de tumores de mama hormonosensibles. Queremos destacar que a día de hoy no se aconseja el consumo de soja en mujeres que hayan padecido un cáncer de mama hormonosensible y/o que estén en tratamiento con los mencionados medicamentos. Aunque existen algunas dudas al respecto, la Asociación Americana del Cáncer recomienda no consumir soja hasta que el tratamiento con estos fármacos haya concluido.

Antes de comprar alimentos procesados, lee la lista de los ingredientes, ya que muchos de ellos contienen soja. En algunas etiquetas, en lugar de «aceite de soja» consta «aceite vegetal», sin especificar el tipo de aceite del que se trata.

En relación al cáncer de próstata, aunque existe una información limitada, algunos estudios epidemiológicos y experimentales apuntan a que la soja puede ejercer cierto papel en la prevención de este tipo de tumor. Se sabe que la incidencia del cáncer de próstata en los asiáticos, y especialmente en los japoneses, es menor que en los europeos. El secreto puede estar en la composición de su flora bacteriana intestinal y no solo en el alimento. En la población occidental, tan solo un tercio posee el tipo de flora intestinal que es capaz de metabolizar la isoflavona daidzeína y transformarla en equol, que es un compuesto que presenta efectos beneficiosos en la incidencia del cáncer de próstata. En comparación con la población occidental, los asiáticos son más propensos a producir equol. Lo importante es saber que el secreto no está solo en el alimento, sino en cómo este es metabolizado en nuestro organismo.

Al contrario de lo que ocurre con el cáncer de mama, el consumo de soja no está contraindicado en las personas que están siendo tratadas de cáncer de próstata y reciben tratamiento hormonal.

Si estás embarazada, no debes consumir soja, ya que se relaciona con un incremento del riesgo de leucemia en los niños. Tampoco debes consumirla si padeces hipotiroidismo. La soja impide la absorción del calcio por su contenido en fitato y es una causa frecuente de fenómenos alérgicos.

En el siguiente cuadro se señalan las células cancerosas sobre las que la soja ha mostrado su actividad a nivel experimental, así como los mecanismos de acción mediante los cuales ejercen su actividad anticancerosa.

Alimento	Consumo recomendado	Células cancerosas sobre las que actúan	Mecanismo de acción
Soja	Moderado en mujeres Con regularidad en hombres	Mama (estudios contradictorios) Próstata Pulmón Ovario	Regulan los niveles de estrógenos Antiproliferativas

Sugerencia culinaria: *Cocido de judías mungo con arroz integral y algas.*

Otros alimentos

Hay muchos alimentos de los que no hemos hablado en este capítulo, pero no por ello debes dejar de consumirlos. Por ejemplo, todas las hortalizas de hoja verde como la lechuga, la escarola, la espinaca, los berros, los canónigos, la acelga, la borraja... contienen fibra dietética, vitaminas, minerales y muchos fitoquímicos con capacidad anticancerígena. Además, son alimentos con escaso aporte calórico y baja carga glucémica. Otros alimentos que no debes dejar de consumir son la calabaza, el calabacín, el pepino, la berenjena y una amplia variedad de frutas como la piña, el kiwi, el melocotón y la nectarina.

No queremos concluir este capítulo sin ofrecerte un concepto que nos parece muy importante. Una alimentación anticáncer, no consiste tan solo en consumir, de manera regular, los alimentos que te hemos recomendado en este capítulo. Estos alimentos, tienen que estar integrados en el contexto de una dieta equilibrada. No existe el alimento mágico, milagroso o el superalimento que mucha gente quiere comprar o que la industria alimentaria nos quiere vender. Lo que existe son alimentos que tienen propiedades saludables que nos pueden ayudar a preservar nuestra salud y, por lo tanto, a prevenir el desarrollo de un cáncer.

En cualquier caso, tu dieta no está formada por alimentos individuales, sino por diferentes grupos de alimentos. Por este motivo, en el siguiente capítulo vamos a estudiar lo que nos aporta la ciencia sobre el consumo de los diferentes grupos de alimentos y su relación con el riesgo de desarrollar un cáncer.

La alimentación y la nutrición es un «todo equilibrado» y no puede estar basada en una lista de productos milagrosos.

Rincón del vago

Hemos analizado los alimentos que poseen mayores propiedades anticancerígenas. Algunos de ellos puede que te hayan resultado desconocidos. Nos atreveríamos a afirmar que muchas personas no han probado nunca las setas asiáticas maitake y shitake o las algas, la cúrcuma, los germinados, el jengibre y algunas hierbas aromáticas. Otros alimentos, aun siendo más conocidos, son habitualmente poco consumidos: la col, las coles de Bruselas, la granada o los cereales integrales. Finalmente, está el grupo de los alimentos más conocidos y de consumo habitual en nuestro entorno. Entre otros, la cebolla, el puerro, la manzana, los cítricos y las legumbres. Pero incluso para los alimentos más conocidos, su consumo sigue siendo bajo.

Según la encuesta nacional 2011 de la Agencia Española de Seguridad Alimentaria y Nutrición (AESAN), la cantidad media de fruta consumida en nuestro país no llegaba a tres piezas al día. Solo el 37,8 % de la población consumía fruta diariamente, siendo los cítricos y las manzanas, las frutas más consumidas. Otra cifra que da una idea de los desajustes en nutrición es que tan solo el 43 % de los españoles consumía verduras y hortalizas diariamente. Por otro lado, la leche y los productos lácteos eran los alimentos más consumidos.

Los cuadros de este capítulo, hacen alusión a un «consumo recomendado». Hemos mencionado anteriormente que, con los alimentos, no podemos ofrecerte una dosis ni una frecuencia concretas, como si fueran una medicina. Por lo tanto, la cifra es simplemente orientativa. Sin embargo, los estudios sugieren que, para lograr el efecto preventivo, el consumo de estos alimentos tiene que ser frecuente.

Muchas veces caracterizamos un alimento concreto por el alto contenido de un nutriente que contiene. Por ejemplo, la vitamina C en los cítricos, el calcio en la leche... Pero lo realmente importante es saber que el resultado de la acción de ese alimento en nuestro cuerpo va a depender de las múltiples interacciones entre los cientos de sustancias que contiene ese alimento. Básicamente, todos ellos son alimentos que aportan pocas calorías, tienen una baja carga glucémica y son ricos en fitoquímicos, vitaminas, minerales y diferentes tipos de fibra dietética.

CAPÍTULO 5

GRUPOS DE ALIMENTOS Y CÁNCER

La evidencia científica

Entre el deseo y la realidad

Las investigaciones en materia de alimentación y cáncer buscan conocer si existe una relación de causalidad entre el consumo de ciertos grupos de alimentos y el desarrollo de un cáncer. Para intentar demostrar la existencia de dicha relación, los expertos revisan los estudios publicados en revistas científicas de alto impacto, analizan sus resultados y obtienen conclusiones. Esta información proviene tanto de estudios experimentales realizados en el laboratorio, utilizando cultivos de células o animales de experimentación, como de estudios realizados a gran escala en seres humanos, empleando, básicamente, cuestionarios. La **evidencia científica** se refiere al empleo de la mejor información científica disponible para obtener conclusiones y tomar decisiones, tanto individuales como colectivas. La mejor evidencia es la que se obtiene a partir de una combinación de diferentes tipos de estudios científicos.

En ocasiones, la información que nos llega a la población sobre alimentación y cáncer no está basada en estudios científicos. Algunos medios de comunicación ofrecen afirmaciones y recomendaciones que se basan en tradiciones o en conceptos que se sostienen sobre el papel, pero que no se han demostrado. También se sacan fuera de contexto resultados obtenidos en investigaciones científicas de alto nivel, pero que aún se encuentran en fase experimental

Una de las características de este libro es que no deseamos

crear falsas expectativas. Nos hubiera encantado que todas las recomendaciones y conclusiones que vamos a mostrar estuvieran basadas en la evidencia científica. Así será para algunos alimentos. Es indiscutible que para otros muchos, la ciencia, a día de hoy, no ofrece evidencia suficiente y no podemos obtener conclusiones, ni favorables ni desfavorables, en relación al consumo de un determinado grupo de alimentos y el riesgo de desarrollar un cáncer.

La investigación en los últimos veinte años ha puesto de manifiesto que el rol que tiene la nutrición en el desarrollo del cáncer es más complejo de lo que en un principio se podría pensar. A pesar de los miles y miles de artículos publicados, lo que sabemos en la actualidad es insignificante, si lo comparamos con todo lo que queda aún por descubrir.

La evidencia y sus grados

En el año 2007, la Fundación Mundial para la Investigación del Cáncer y el Instituto Americano para la Investigación del Cáncer (WRCF/AICR) publicaron un informe conjunto. Es el mayor estudio jamás realizado sobre la relación entre **hábitos de vida y cáncer**. Participaron 21 expertos, colaboraron 234 científicos y se evaluaron cerca de 500.000 artículos. El trabajo de recopilación y estudio se prolongó durante cinco años. Desde su publicación, se va actualizando a medida que aparecen nuevos estudios.

El informe estableció una jerarquía o **grados de evidencia** que permite un acceso rápido y eficaz para juzgar la calidad de la información disponible y sirve de guía para la toma de decisiones.

¿Qué grados de evidencia existen? Simplificando, utilizaremos cuatro categorías.

1. **Evidencia de grado alto**. Existe evidencia de grado alto cuando disponemos de abundantes y diferentes tipos

de estudios metodológicamente correctos y todas las conclusiones apuntan en la misma dirección, es decir, la mayoría de los estudios obtienen resultados similares. Ello crea una relación de causalidad intensa y contundente entre el consumo de ciertos grupos de alimentos y el incremento o la disminución del riesgo de desarrollar un cáncer. Por ejemplo, disponemos de una evidencia de grado alto de que el consumo frecuente de carne procesada incrementa el riesgo de desarrollar cáncer de colon y recto. Esto no significa que todo el que coma con frecuencia embutidos, salchichas, beicon, hamburguesas... vaya a desarrollar un cáncer de colon, sino que la información científica disponible asocia su consumo frecuente con un incremento del riesgo de padecer cáncer de colon. La evidencia también es de grado alto entre el consumo de alcohol en los hombres y el aumento del riesgo de desarrollar cáncer de colon.

Existe también una evidencia de grado alto de que el consumo frecuente de alimentos ricos en fibra dietética disminuye el riesgo de desarrollar dicho cáncer. Una persona que no consume carnes procesadas **ni alcohol** y su dieta es rica en alimentos que contienen fibra dietética inclina la balanza hacia la salud de su colon. No obstante, existen otros muchos factores que influyen, y la suma de todos ellos hace que la balanza se incline hacia la salud o hacia la enfermedad.

2. **Evidencia de grado medio.** Existe abundante información científica, pero las conclusiones de los estudios no siempre coinciden. Se crea una relación de causalidad entre el consumo de cierto grupo de alimentos y el aumento o la disminución del riesgo de desarrollar un cáncer, pero es una relación menos intensa y contundente que cuando es de grado alto. No debemos pasarla por alto, ya que existen muchos estudios que apuntan en una misma dirección.

Disponemos de una evidencia de grado medio de que el consumo frecuente de ajo, disminuye el riesgo de desarrollar cáncer de colon y recto.

Las evidencias de grado alto y medio se consideran evidencias sólidas y, por lo tanto, está justificado realizar políticas de prevención dirigidas a la población.

3. **Evidencia de grado limitado-sugerente.** Este grado de evidencia indica que la información científica que disponemos para establecer una relación de causalidad entre el consumo de ciertos alimentos y el desarrollo de un cáncer es limitada. Aunque la información sea limitada, se dan suficientes indicios que sugieren que esa relación puede existir. También puede ocurrir que existan estudios publicados con resultados contradictorios, de tal manera que resulte difícil obtener una conclusión. No se dispone de datos concluyentes, pero sí sugerentes. Este tipo de evidencia no justifica las políticas de prevención social, pero sí justifica, a nuestro entender, la toma de decisiones a nivel personal. A la espera de nuevos estudios, puede ser útil la aplicación de los conocimientos disponibles hasta el momento.
4. Por último, puede ocurrir que, la evidencia sea tan limitada que no permita obtener ninguna conclusión. Existen pocos trabajos publicados sobre dicho tema o son de tan baja calidad que impiden crear una relación de causalidad y obtener unas conclusiones. No hay información suficiente para que se emita un juicio. Por ejemplo, cuando se compara la calidad nutritiva de los alimentos orgánicos y los convencionales, la mayoría de artículos son de mala calidad y no cumplen con los requisitos para entrar en un estudio. Por ello, la evidencia científica es inconsistente y resulta difícil obtener una conclusión clara y contundente.

Finalmente, no olvides que en ciencia, se trabaja habitualmente con **verdades provisionales** y, a medida que aparecen más investigaciones, el grado de evidencia puede ir modificándose. También influye el grado de exigencia de los nuevos protocolos establecidos. En la actualidad, para considerar que una relación presenta una evidencia científica de grado alto tiene que cumplir unos requisitos más estrictos que hace veinte años. En la década de 1990, la relación de causalidad entre el consumo de frutas y verduras y la disminución del riesgo de desarrollar ciertos tumores era de grado alto y en la actualidad es de grado medio. Por el contrario, en el año 2007 existía una evidencia de grado medio de que los alimentos ricos en fibra dietética disminuían el riesgo de desarrollar cáncer de colon y recto. Cuatro años más tarde, esta evidencia se consideró de grado alto. Por lo tanto, tenemos que guiarnos por la evidencia del momento en el que vivimos.

Toma de decisiones

Los resultados y las conclusiones que aportan los estudios científicos, hay que interpretarlos con cautela, ya que todos los estudios presentan limitaciones y aspectos confusos. No hay que considerar la evidencia científica como un dogma infalible, sino como unas pistas orientativas que pueden facilitarte la tarea de tomar decisiones relativas a tu alimentación.

Aunque en este capítulo te ofreceremos la información científica más actual sobre grupos de alimentos y su relación con el cáncer, la evidencia no toma las decisiones, somos nosotros quienes lo hacemos. Por esta razón, importa no solo citar la evidencia, sino saber interpretarla de manera coherente para que la incorpores a tus decisiones personales. Es más, creemos que esta toma de decisiones, debe ir más allá de la evidencia científica y fundamentarse en conocimientos mucho más amplios, basados, en numerosas ocasiones, en principios tan poco científicos como el **principio de precaución** y el **sentido común**.

Cuando hablamos del **principio de precaución** nos referimos a actuar con cautela ante la incertidumbre científica y esto se traduce en que **actúes ante un posible riesgo** sin esperar a los resultados de la investigación científica. Aplica este principio de precaución cuando los datos sean limitados y siempre haciendo un balance de los riesgos y los beneficios. Hasta ahora, no se ha demostrado que los pesticidas, en las dosis en que se emplean, sean nocivos para la salud humana, lo cual no significa que no lo sean. Sabemos que algunos pesticidas a dosis elevadas pueden resultar cancerígenos. Por lo tanto, ante esta incertidumbre, podrías aplicar el principio de precaución y tomar la decisión de consumir alimentos lo menos contaminados posible.

En alimentos como la cúrcuma, el té verde y muchas especias se han identificado moléculas con capacidad anticancerígena. Son estudios a nivel experimental, pero no existe evidencia en el ser humano. El **sentido común**, ante estos datos muy sugerentes aunque limitados, debería recomendarte tomar estos alimentos que, al menos en el laboratorio, han demostrado poseer una intensa capacidad anticancerígena.

La ausencia de una certeza científica no debe ser excusa para no consumir alimentos que, presumiblemente, tienen propiedades anticancerígenas... ¡siempre y cuando su consumo no presente ningún riesgo para el ser humano! Por lo tanto, cuando no se dispone de una evidencia científica sólida e incluso podrían pasar años hasta alcanzarla, algunos estudios aislados pueden resultarnos de mucha utilidad para protegernos mucho antes de que se haya diseñado un protocolo a partir de ellos.

Cuando no todo es blanco ni negro

Cuando se estudia el efecto de los alimentos en el organismo, tenemos el inconveniente de que no podemos administrar exactamente el mismo alimento a las personas estudiadas. Aunque todos los participantes coman tomate, no todos los tomates son exactamente iguales, por lo que no estarán comiendo, en realidad, el mismo tomate. Cuando se estudian las carnes, habría que valorar su procedencia, cómo se ha alimentado el animal, la cantidad y calidad de las grasas que contiene, cómo se cocina, la cantidad y frecuencia de la ingesta... Y esto es aplicable a cada grupo de alimentos estudiado.

Por ello, la evaluación de las consecuencias de la dieta en el cáncer es una tarea muy complicada. Las comidas y bebidas que ingerimos están constituidas por más de 25.000 biocompuestos, algunos bien conocidos y otros aún sin descubrir. Estos compuestos bioactivos se relacionan entre sí y forman combinaciones muy complejas, por lo que resulta extremadamente complicado medir sus efectos con exactitud. Algunas de ellas crean sinergias, es decir, incrementan su actividad. Por ejemplo, sabemos que las crucíferas presentan sinergias con las aliáceas o la cúrcuma con el té verde. Otras moléculas actúan como antinutrientes, dificultando la absorción de otros compuestos en nuestro organismo. Por todo ello, **el riesgo o el beneficio de nuestra alimentación no se mide por la suma aritmética de cada sustancia por separado**. La nutrición es un concepto muy extenso y complejo, con múltiples variables y, cada una de ellas, con muchos grados de expresión. Por lo tanto, resulta casi imposible conocer la realidad completa de lo que realmente ocurre en nuestro organismo cuando ingerimos alimentos.

Evidencia científica y grupos de alimentos

En los dos capítulos anteriores, hemos estudiado las sustancias y los alimentos que presentan propiedades anticancerígenas. Pero nosotros no comemos sustancias ni alimentos aislados, sino que nos nutrimos con diferentes grupos de alimentos. Por ese motivo, **la evidencia evalúa grupos de alimentos y no alimentos concretos, y menos aún moléculas concretas**. Estudia, por ejemplo, la leche y productos lácteos, las verduras y las frutas, los cereales, los alimentos ricos en fibra, las grasas, el pescado y el marisco, etc. A día de hoy, salvo excepciones, no tiene mucho sentido afirmar que la ingesta o la supresión de un alimento concreto evita o promociona el desarrollo un cáncer. Afirmaciones del tipo «los hindúes tienen menos cáncer porque ingieren cúrcuma» o «la población del Cáucaso es longeva porque toma abundante kéfir» no solo no están demostradas, sino que resultarían, además, muy difíciles de demostrar.

Muchos de los estudios que se realizan a gran escala en humanos se basan en cuestionarios de frecuencia alimentaria que interrogan a la población estudiada sobre sus hábitos alimentarios. Una de las principales limitaciones de estos estudios, es la baja especificidad y precisión de las preguntas utilizadas para obtener la información, así como la imprecisión de las respuestas recogidas en los cuestionarios, lo que influye notablemente en el resultado final. Los datos recopilados permiten obtener conclusiones promedio para poblaciones completas, pero no es posible sacar conclusiones para sujetos concretos.

Finalmente, no hay que olvidar que la dieta no lo es todo, y que su último efecto a nivel celular dependerá no solo de lo que comemos, sino también de la **variabilidad individual de cada organismo**. No todas las personas absorben la misma cantidad de sustancias en el intestino, ni tienen el mismo tipo de flora bacteriana, ni metabolizan los principios activos del mismo modo, ni excretan las sustancias de desecho con una dinámica similar, tampoco presentan la misma dotación enzimática... No consideres la información que te ofrecemos como si fuera un dogma infalible.

Por paradójico que parezca, los alimentos que comemos no controlan del todo nuestra nutrición. Lo que nuestro organismo hace con estos alimentos es lo realmente determinante.

Dos personas que se alimentan igual no se nutren igual.

Grupos de alimentos y riesgo de desarrollar un cáncer

En adelante, estudiaremos la relación entre los diferentes grupos de alimentos y el riesgo de desarrollar un cáncer. Haremos un breve semblante de cada grupo de alimentos y posteriormente expondremos las conclusiones de la evidencia científica. Estas tablas que aparecen al final del capítulo, te podrán servir de guía rápida, sencilla y fácil de entender. Asimismo, comentaremos las limitaciones y los aspectos confusos que presentan los estudios y, finalmente, reflexionaremos sobre las conclusiones ofrecidas.

Lo fácil sería pasar por alto las limitaciones de los estudios y concluir con rotundidad que, comiendo abundante de tal o cual grupo de alimentos, no desarrollarás un cáncer. Lo difícil es asumir que en alimentación hay que tomar decisiones sin disponer de certezas absolutas. Por ello, aspiramos a despertar en ti espíritu crítico y que puedas reflexionar —con conocimiento— sobre las decisiones que vas a tomar.

Frutas y vegetales no almidonados

La definición de frutas y vegetales es con frecuencia arbitraria y subjetiva, basada más en aspectos tradicionales que científicos. Si bien no existe unanimidad en la clasificación de **los vegetales no almidonados**, en general, incluye los vegetales de hoja verde como la lechuga, la escarola, las acelgas, las espinacas, los berros, los canónigos, el apio, la familia de las crucíferas y los vegetales de la familia de las aliáceas y otros como la berenjena, los pepinos, el calabacín, las setas, los pimientos, los tomates, las alcachofas y los tubérculos sin almidón como la zanahoria y el nabo.

Las frutas incluyen la manzana, la pera, la familia de los cítricos, la familia de las frutas del bosque, el melón, la sandía, la uva, el melocotón, el albaricoque...

Las frutas y los vegetales no almidonados aportan muchos compuestos con potencial de acción anticancerígena como ciertos antioxidantes —carotenoides y vitamina C—, diversos fitoquímicos —glucosinolatos, indoles, dialilsulfuros, fitoestrógenos, clorofila, flavonoides, etc.—, vitaminas y minerales. Son alimentos con un alto contenido en nutrientes y fibra dietética, aportan pocas calorías y presentan una baja carga glucémica.

Estos compuestos, como ya se ha explicado en los capítulos 3 y 4, se asocian, por lo menos a nivel experimental, con una disminución del riesgo de desarrollar cáncer. Su efecto protector no se debe a la acción de una molécula concreta, sino a las interacciones de los numerosos constituyentes del alimento. Existe una compleja mezcla de fitoquímicos en los alimentos vegetales y esto puede tener efectos aditivos y sinérgicos responsables de su actividad anticancerígena. Si deseas recordar las propiedades de estos compuestos, te remitimos a los dos capítulos anteriores.

En general, existe una relación de causalidad entre el consumo de frutas y vegetales no almidonados y la disminución del riesgo de padecer ciertos tumores. Esta relación es más consistente para unos tumores que para otros, tal y como se muestra en los siguientes cuadros:

GRADO DE EVIDENCIA		DISMINUYE EL RIESGO DE DESARROLLAR CÁNCER		
		Tipo de alimento	**Alimento**	**Tumor**
	MEDIO	Vegetales sin almidón	Hortalizas de hoja verde, crucíferas, aliáceas, tomate, zanahoria, berenjena, pimiento, pepino, calabacín, etc.	Boca, faringe, laringe, esófago, estómago
		Vegetales aliáceos	Puerro, cebolla, chalota, cebolleta, ajo	Estómago
		Ajo	Ajo	Colon y recto
		Frutas	Cítricos, manzana, melocotón, kiwi, fresas, piña, etc.	Boca, faringe, laringe, esófago, pulmón, estómago
		Alimentos que contienen carotenoides (intrínsecos o añadidos)	Zanahoria, tomate, pimiento rojo	Boca, faringe, laringe, pulmón
		Alimentos que contienen betacaroteno (intrínseco o añadido)	Zanahoria, tomate, papaya, melón, naranja, espinacas, melocotón, boniato	Esófago
		Alimentos que contienen vitamina C (intrínseca o añadida)	Kiwi, fresa, cítricos, pimiento rojo, brócoli	Esófago

Tomado de: WCRF / AICR (actualizado con Continous Update Project).

Grado de evidencia		DISMINUYE EL RIESGO DE DESARROLLAR CÁNCER		
		Tipo de alimento	**Alimento**	**Tumor**
GRADO DE EVIDENCIA	LIMITADA-SUGERENTE	Vegetales no almidonados	Hortalizas de hoja verde, crucíferas, aliáceas, tomate, zanahoria, berenjena, pimiento, pepino, calabacín	Nasofaringe, pulmón, colon y recto
		Zanahoria	Zanahoria	Cérvix
		Frutas	Cítricos, manzana, frutos rojos, uva	Nasofaringe, hígado, colon y recto
		Alimentos que contienen folato (intrínseco o añadido)	Espinacas, brócoli, lechuga, naranja, papaya	Esófago
		Alimentos que contienen quercetina (intrínseca o añadida)	Manzana, cebolla, té verde y negro, uva negra, vino tinto, cítricos, bayas, vegetales verdes	Pulmón

Tomado de: WCRF / AICR (ampliado con Continuous Update Project).

Si analizas bien los cuadros, observarás que no existe una evidencia de grado alto que relacione el consumo de frutas y verduras no almidonadas con una disminución del riesgo de desarrollar cáncer. En la década de 1990, la relación de causalidad entre el consumo de estos alimentos y la disminución del riesgo de desarrollar cáncer era más intensa que en la actualidad. Esta disminución del grado de evidencia se debe principalmente al incremento del grado de exigencia de los nuevos protocolos establecidos. Nuestro consejo es que no menosprecies la evidencia de grado medio ni de grado limitado-sugerente y consumas varias veces al día este amplio grupo de alimentos. Puedes incorporar una ensalada variada en todas las comidas y acompañar prácticamente todos los platos con algo de verdura, a modo de guarnición.

Salvo con el consumo de ajo, no se ha encontrado una asociación sólida entre el consumo de este tipo de vegetales y el riesgo de desarrollar cáncer de colon. Si eres mujer, tal vez te habrás percatado de que no existe evidencia científica que asocie el consumo de vegetales no almidonados con la disminución del cáncer de mama y ovario. Existen estudios aislados que asocian el consumo de crucíferas con una disminución del riesgo de padecer cáncer de mama, así como de sufrir recaídas. Un estudio publicado en el año 2009 reveló que las mujeres que consumían una ración de crucíferas diariamente tenían un 50 % menos de posibilidades de sufrir un cáncer de mama. Una investigación europea puso de manifiesto que las mujeres que consumían crucíferas por lo menos una vez por semana tenían un 17 % menos de posibilidades de padecer un cáncer de mama. Otro estudio realizado en China y publicado en el año 2012 concluyó que el consumo de crucíferas en los tres años posteriores al diagnóstico reducía la posibilidad de desarrollar una recidiva y morir a causa del cáncer, y cuanto mayor era la frecuencia con que se consumían, menor era la posibilidad de una recaída. Pero cuando se examina la evidencia disponible en todo su conjunto, no se dispone de suficientes datos para establecer esa relación de manera sólida.

Si eres varón, habrás oído decir que los alimentos que contienen licopeno protegen, en cierta medida, de desarrollar cáncer de próstata. Esta sugerencia ha sido válida hasta el año 2014. A finales de ese año, se publicó un nuevo informe del World Cancer Research Found sobre el cáncer de próstata, que concluye que no es posible establecer una asociación entre el consumo de alimentos ricos en licopeno (tomate, sandía, pomelo, caqui, pimiento rojo) y una disminución del riesgo de desarrollar cáncer de próstata.

Los estudios tienen sus **limitaciones**. Comemos frutas y hortalizas de muy diferente manera, lo que afecta a la calidad nutritiva del alimento en cuestión. Es muy distinto comer los alimentos crudos o cocinados. Aun tomándolos crudos, habría que diferenciar si se come el alimento con piel o sin piel, entero o triturado, en puré, en forma de zumos o licuados. Si se toman cocinados, las técnicas culinarias les afectarán de manera desigual. No se cocina igual en microondas que si se fríe el alimento o se prepara al vapor, a la plancha o al horno, como se explicará más adelante. Además, también influye notablemente la receta en la que está incluido el alimento.

Otra limitación viene marcada por la diferente composición que presentan los mismos grupos de frutas y hortalizas. Esta depende de factores como la exposición al sol, la calidad del suelo, el tipo de agricultura practicada, el momento de la recolecta, el grado de madurez, el tiempo que transcurre desde la recolección al consumo y los métodos de preservación y preparación. En otras palabras, no todos los tomates tienen la misma composición, ni todas las naranjas la misma cantidad de vitamina C. Por ejemplo, las hojas exteriores de la lechuga pueden contener una mayor cantidad de micronutrientes que las que se encuentran en el interior, y una fruta recolectada que madura en cámara frigorífica tendrá menor cantidad de nutrientes que la que madura en su medio natural.

Además de las limitaciones, también se presentan ciertos **aspectos confusos**. Se sabe que los fumadores consumen menos fruta y verdura que los no fumadores. Por lo tanto, ¿a qué se deben los cánceres en estas personas? ¿Al hecho de no comer frutas y hortalizas o al hecho de fumar? Probablemente, ambos factores estarán involucrados y resulta confuso dilucidar el grado de responsabilidad de cada uno de ellos. No cabe duda de que el tabaco incrementa el riesgo de cáncer, pero si esa persona ingiere abundantes moléculas capaces de bloquear y eliminar de su organismo los compuestos carcinógenos presentes en el tabaco, es posible que reduzca su riesgo. Otro aspecto que puede dar lugar a confusión es que los grandes comedores de carne suelen consumir pocos vegetales y hortalizas. ¿Qué ocurriría si los grandes comedores de carne roja y procesada consumieran grandes cantidades de vegetales no almidonados? ¿Tendrían la misma incidencia de cáncer?

Resumiendo, el conjunto de los estudios muestra que existe una relación de causalidad entre el consumo regular de frutas y hortalizas no almidonadas y la disminución del riesgo de desarrollar ciertos cánceres. **Consumir con frecuencia estos alimentos no nos exime completamente de padecer los tumores que se han expuesto, pero parece claro que minimiza el riesgo de desarrollarlos.**

¿CUANTO MÁS, MEJOR?

«Consume abundantes frutas y verduras» es un mensaje con el que nos bombardean reiteradamente. En este contexto, se refiere a que comas ensaladas variadas, diferentes verduras y fruta variada, **todos los días**.

Abundante no es sinónimo de *atiborrarte*. Nuestro consejo es que no abuses ni siquiera de los alimentos que tienen propiedades saludables.

La clave está en la variedad, el equilibrio y la moderación... ¡A DIARIO!

Vegetales almidonados

Los vegetales almidonados incluyen los cereales —granos—, tubérculos y plátanos. Representan los alimentos básicos para una gran parte del mundo. Las zanahorias, remolacha y nabos no se incluyen entre los vegetales almidonados.

Los distintos tipos de cereales varían en su composición nutricional, sus efectos biológicos y en los tipos de fibra que contienen. Los principales son el trigo, el maíz, el arroz, el mijo, la cebada, la avena, el centeno y el sorgo. Su composición depende del grado de refinamiento. Los granos enteros contienen almidón, fibra dietética y una cantidad variable de proteínas, aceites esenciales, vitamina B, vitamina E, tocotrienoles, hierro y fitoquímicos. Cuando se eliminan las capas exteriores, permanecen el almidón y la proteína. Este almidón se utiliza como ingrediente de numerosos alimentos procesados industrialmente. Los cereales integrales son más saciantes que los refinados, lo que contribuye a disminuir la ingesta de otros alimentos más ricos en grasas y azúcares.

Los granos refinados se consideran más fáciles de cocinar y masticar. Poseen una vida útil más larga que los cereales enteros, ya que no contienen grasa y no adquieren un sabor rancio. En los países industrializados, el consumo principal de cereales es a base de arroz blanco, pan blanco, pasta y alimentos procesados que contienen cereales junto a otras sustancias como azúcar, sirope de maíz, grasa, almidón y sal, proporcionando gran densidad energética. Algunos cereales del desayuno, incluso los integrales, contienen este tipo de sustancias.

Los tubérculos incluyen la patata, el boniato, la yuca, la mandioca y el ñame, siendo la patata el más consumido en nuestra sociedad. Son alimentos ricos en almidón. Si se ingieren con la piel, poseen un alto contenido en fibra dietética.

La patata no es un alimento que destaque por sus propiedades anticancerígenas. Representa una fuente importante de hidratos de carbono y es rica en potasio y vitamina C, si bien la cantidad de esta vitamina se reduce cuando se cocina el alimento. Es mejor lavarla minuciosamente y consumirla con su piel, ya que su contenido nutricional mejora considerablemente. Hay que desechar la piel cuando la patata está verde, ya que contiene una sustancia tóxica llamada solanina. En resumen, la patata presenta una alta carga glucémica y su aporte calórico es muy elevado si se fríe. Si te apasionan las patatas fritas, no prescindas de ellas, pero consúmelas ocasionalmente y en pequeñas cantidades.

En general, la evidencia de que los cereales y los tubérculos afectan a la disminución del cáncer es **insustancial**, en lo que se refiere a la cantidad y consistencia de los estudios publicados.

Todo lo anterior no implica que este grupo de alimentos no minimice el riesgo de desarrollar un cáncer. En realidad, significa que no se dispone de información científica suficiente que nos permita emitir una conclusión contundente. Sabemos que los cereales que no han sido sometidos a un proceso de refinamiento contienen fibra dietética y otros compuestos bioactivos. También sabemos que existe una fuerte asociación entre el consumo frecuente de alimentos ricos en diferentes tipos de fibra dietética y la disminución del riesgo de padecer cáncer de colon y recto. Aunque los estudios se hayan realizado para la fibra dietética en general y no solo para la que contienen los cereales integrales, cabe deducir que estos pueden resultar útiles para minimizar el riesgo de este tipo de tumor. La fibra hace que los carbohidratos presentes en los cereales se absorba de manera más lenta y menos brusca. Por lo tanto, nuestro consejo es que consumas cereales no refinados.

Un estudio publicado en la revista de la Sociedad Médica Americana en enero de 2015 relaciona el consumo habitual de cereales integrales con una mayor longevidad. Pero los estudios presentan **limitaciones**, ya que son pocos los que distinguen entre cereales sin refinar, cereales refinados o con cierto grado de refinamiento. Este es un dato clave, ya que de unos cereales a otros, varía sustancialmente el contenido en fibra dietética, lo que influye en el funcionamiento del intestino y, por lo tanto, en nuestra salud. Los granos refinados tienen un índice glucémico superior a los no refinados. Además, hay aspectos que **confunden**. Por ejemplo, en las sociedades con alto nivel económico, la población que come con regularidad alimentos integrales tiende a tener hábitos y estilo de vida saludables. Con frecuencia, ni fuman ni beben alcohol, por lo que resulta difícil conocer el grado de responsabilidad de cada uno de los factores intervinientes.

Legumbres

Se incluyen las alubias, las lentejas, los garbanzos, los guisantes, la soja y los cacahuetes, siendo las dos últimas las legumbres más consumidas en el mundo. Las semillas de algunas legumbres pueden germinar y se ingieren los brotes. Las legumbres son ricas en proteínas. Como media y valorando su peso en seco, 100 gramos de legumbre contienen 20 gramos de proteína. Y 100 gramos de soja contienen 37 gramos de proteína. Las proteínas de las legumbres contienen aminoácidos esenciales que no tienen las proteínas de los cereales y viceversa. Por este motivo y especialmente si eres vegetariano, resulta muy interesante combinar estos alimentos a lo largo del día (no es preciso que sea en la misma comida). Poseen un alto contenido en carbohidratos complejos y baja cantidad de grasa, a excepción de las habas de soja y los cacahuetes. La soja se distingue de las otras legumbres porque contiene fitoestrógenos, inhibidores de las proteasas, saponina y fitoesteroles, que minimizan la absorción del colesterol. Son ricas en fibra dietética, que no es digerida en el intestino y es fermentada por las bacterias del colon, dando lugar a la formación de probióticos.

Las legumbres se incorporan a nuestra alimentación de muy diversas maneras. En España, a modo de cocido de alubias, de garbanzos, de lentejas... En el este de Europa como hummus. En el norte de Europa es típica la sopa de guisantes. En Japón, la soja se consume como tofu, salsa de soja fermentada, miso y tempeh. En Estados Unidos, como fríjoles horneados o mantequilla de cacahuete. En los países con alto consumo de alimentos de origen animal, el consumo de legumbres no es elevado.

La evidencia muestra que el consumo frecuente de legumbres puede reducir el riesgo de desarrollar cáncer de estómago y de próstata, siendo la evidencia disponible de grado **limitado-sugerente**.

Este beneficio se producirá si el consumo de legumbres es frecuente y regular. Acostúmbrate a consumir diferentes tipos de legumbres, entre tres y cuatro veces por semana. Consúmelas con moderación, que no rebosen en el plato sopero. Es más recomendable que acompañen a otros platos, a modo de guarnición o como integrantes de una ensalada. Si es así, puedes consumirlas a diario.

Alimentos que contienen fibra dietética

Recuerda que tienes amplia información sobre la fibra dietética en el capítulo 3. En el presente capítulo mostraremos lo que nos aporta la evidencia científica al respecto.

La revisión de todos los estudios publicados concluye que el consumo regular de alimentos que contienen diferentes tipos de fibra dietética ejerce una función protectora en la prevención del cáncer de colon y recto. Esto quiere decir que las personas que consumen de manera regular abundante fibra dietética están más protegidas frente al cáncer de colon. Los resultados del estudio EPIC, realizado en más de 500.000 personas de diez países europeos, muestran un potente efecto protector de la fibra dietética en la prevención del cáncer colorrectal. Un dato a valorar es que en este estudio, la fibra dietética proviene de los alimentos y no de suplementos alimentarios. Lo que sabemos es que consumir alimentos vegetales que contienen fibra ocasiona un beneficio claro para nuestra salud.

Cabe destacar que, en el año 2007, el grado de evidencia para la fibra dietética era de grado medio. Cuatro años más tarde, en 2011, los expertos, en base a varios estudios publicados con posterioridad, otorgaron a esta relación una evidencia de **grado alto**.

Los estudios también sugieren que hay indicios entre el consumo de este grupo de alimentos y la disminución del riesgo de desarrollar cáncer de esófago, si bien la evidencia de la que disponemos al respecto es de grado **limitado-sugerente**.

Lo que te acabamos de comentar no significa que la fibra dietética sea la varita mágica para prevenir el desarrollo del cáncer de colon y recto. No se trata de una sustancia simple y única que ocasiona un beneficio simple y único, sino que representa a numerosas sustancias, cuyos beneficios se traducen a través de innumerables reacciones químicas y fisiológicas. No sabemos a día de hoy qué subfracciones de fibra ejercen un rol más determinante en la protección del cáncer colorrectal. Se sugiere que, tal vez, se deba a un efecto combinado de los diferentes tipos de fibra dietética.

Con los datos en la mano, uno de los mejores consejos que te podemos ofrecer es que consumas alimentos con **diferentes tipos de fibra dietética**. No te limites a la fibra de las verduras y frutas, combínala también con la fibra proveniente de cereales integrales, legumbres, semillas, setas, algas...

Grasas y aceites

Las grasas son utilizadas por las plantas, los animales y los seres humanos como un medio de almacenamiento de energía. Forman parte de la estructura de las membranas de nuestras células y son precursoras de importantes hormonas. A nivel popular, el término se asocia a una alimentación sabrosa, pero a su vez peligrosa. Antes de 1990, los expertos, en base a los estudios existentes, consideraban que las dietas altas en todo tipo de grasas eran causantes de cáncer de pulmón, colon, recto, mama, endometrio y próstata. También se consideraba que las dietas ricas en colesterol eran causa posible de cáncer de pulmón y páncreas. A la grasa, se la relaciona además con las enfermedades cardiovasculares y la obesidad que, por sí misma, incrementa el riesgo de cáncer.

Los estudios realizados desde 1990 y hasta la actualidad han debilitado la teoría de que las grasas y los aceites sean causantes directos de cáncer. ¿A qué se deben estas diferencias tan notables? Durante mucho tiempo, se incluía a todas las grasas en un mismo bloque. En la actualidad, el concepto incluye diferentes tipos de grasa, con perfiles nutricionales y biológicos completamente distintos. Para que nuestro organismo funcione correctamente, debemos ingerir diferentes tipos de grasa. La OMS, recomienda que su ingesta en la dieta represente entre el 15 y el 30 % del aporte energético diario. En estos valores, la ingesta de grasas saturadas no debe superar el 10 %. Estas no dejan de ser unas cifras designadas tan solo por consenso y que, desde el punto de vista práctico, no nos ayudan en nada. De hecho, para algunos autores, el consumo de grasa total no debe aportar más del 10 % de las calorías diarias y el aporte de colesterol debe ser el mínimo posible.

Lo que sí se sabe es que en las sociedades industrializadas, el patrón de consumo de grasas es superior al que marca la OMS. Las grasas procedentes de los alimentos de origen animal, como la carne, leche y sus derivados y los huevos, representan la mayor fuente de esta sustancia. Todos estos alimentos son ricos en grasas saturadas y colesterol. El estudio de China relaciona el consumo de alimentos ricos en grasas y proteínas de origen animal con una mayor prevalencia de cáncer. En este estudio se observó que las personas que presentaban tasas elevadas de colesterol en sangre tenían una mayor prevalencia de cáncer.

Muchos alimentos procesados industrialmente contienen considerables cantidades de aceites de origen vegetal. El aceite de soja es el más consumido en el mundo, siendo particularmente un consumo alto en Norteamérica y en algunos países de Asia y África. Le siguen el aceite de girasol y el de palma. El aceite de oliva se consume más en el sur de Europa, particularmente en España, Italia y Grecia. El aceite de colza se consume, sobre todo en el norte de Europa y Canadá.

Los diferentes tipos de grasa

Las **grasas saturadas** se encuentran, principalmente, en alimentos de origen animal como carnes rojas, cordero, cerdo, tocino y manteca, en los lácteos y sus derivados —nata, mantequilla, queso, yogures, cuajada...— y en los huevos. En alimentos de origen vegetal, las encontramos en el aceite de coco y de palma y en la manteca de cacao. Habitualmente son grasas sólidas a temperatura ambiente. Cuando este tipo de grasa se somete a temperaturas muy elevadas como en las barbacoas o frituras, sufren transformaciones que forman compuestos muy tóxicos.

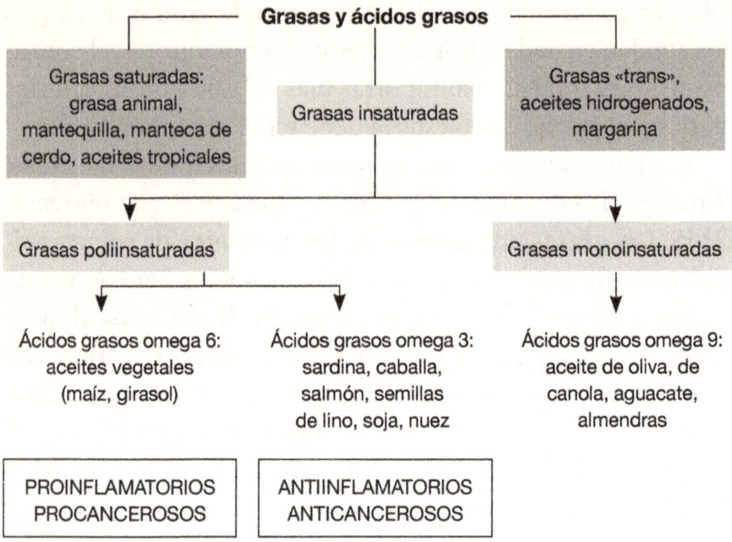

En la grasa, tanto humana como animal, se acumulan muchas sustancias tóxicas. Este es uno de los motivos por los que se aconseja el consumo de productos de origen animal bajos en grasa como leche semidesnatada o desnatada y carne de pollo o pavo en vez de carne roja.

Los ácidos grasos insaturados, a su vez, se pueden clasificar en **monoinsaturados** o **poliinsaturados**.

- *Monoinsaturados*: El representante principal es el ácido oleico, también llamado omega 9, que está presente en el aceite de oliva, el aguacate y los cacahuetes.
- *Poliinsaturados*: A este grupo pertenecen los ácidos grasos omega 6 y omega 3. Entre los ácidos grasos omega 6 destaca el ácido linoleico, presente en concentraciones altas en los aceites de girasol, maíz, soja y cártamo. El ácido araquidónico es un ácido graso omega 6 que se encuentra en la carne roja, la yema de huevo y las vísceras. Entre los ácidos grasos omega 3, destaca el ácido alfalinolénico, presente sobre todo en las semillas de lino y de chía, en el aceite de colza y en vegetales de hoja verde.

El EPA y el DHA son ácidos grasos omega 3 que se encuentran en la grasa del pescado y en las algas.

Los ácidos grasos omega 3 y omega 6 se consideran esenciales para la salud humana y hay que aportarlos con la dieta, ya que nuestro organismo no los puede sintetizar (si deseas recordar la información sobre los ácidos grasos, consulta el capítulo 4). Antes de la Revolución industrial, la proporción en la dieta entre ácidos grasos omega 6 y omega 3 era muy similar. En la actualidad, especialmente en los países con alto desarrollo económico, esta relación se ha desequilibrado considerablemente a favor de los ácidos grasos omega 6.

Los ácidos grasos **trans** se producen en la industria alimentaria de forma artificial. Se forman cuando se procede al refinamiento de los aceites de soja y de colza y cuando se somete a los aceites vegetales a un proceso de hidrogenación. La hidrogenación fue descubierta a comienzos del siglo XX y fue utilizada, al principio, para elaborar la margarina. En la actualidad se recurre a este proceso para la elaboración de múltiples alimentos procesados industrialmente. La hidrogenación completa convierte los aceites insaturados procedentes del mar, de las plantas o de las semillas en ácidos grasos saturados. Mediante este proceso, el aceite líquido adquiere consistencia semisólida. Hasta un 25 % de la grasa de las galletas, los productos horneados y, en general, de la bollería industrial, contiene ácidos grasos trans. La hidrogenación parcial produce ácidos grasos trans que, aunque químicamente son insaturados, desde el punto de vista fisiológico se comportan como saturados.

La hidrogenación de los aceites, aunque los convierte en alimentos muy perjudiciales para nuestra salud, presenta evidentes beneficios desde el punto de vista comercial, ya que aumenta considerablemente la durabilidad de los productos. Los aceites ricos en ácidos grasos poliinsaturados se vuelven rancios con relativa facilidad. Sin embargo, esto no ocurre con la margarina, obtenida mediante la hidrogenación de estos aceites.

1. Las peores grasas para la salud son los ácidos grasos trans.
2. En las etiquetas no siempre aparece el término *ácido graso trans*. Es más común *ácido graso hidrogenado o parcialmente hidrogenado*.
3. Evita de los alimentos que contienen estos compuestos.

Existen numerosos estudios que relacionan el consumo de grasas trans con el aumento del riesgo de infartos, ictus, infertilidad, endometriosis, cálculos biliares, alzhéimer y diabetes. Según la OMS, la erradicación de las grasas trans representaría una de las medidas más eficaces para combatir la mayoría de las enfermedades no transmisibles. La Agencia Reguladora de los Alimentos y los Medicamentos de Estados Unidos, la FDA, las ha declarado recientemente como «no seguras». Hasta el año 2006 no fue obligatorio reseñarlas en las etiquetas de los alimentos procesados industrialmente. Es posible que, a partir de ahora, las grasas trans sean concebidas como un aditivo que necesitará la aprobación de la FDA para su uso legal. **En la comunidad científica nadie se explica por qué se permite comercializar unas grasas que, desde principios de los años 1990, se relacionan con la enfermedad.**

Aunque la medida de la FDA provocará la eliminación de las grasas trans, seamos precavidos, ya que pueden estar presentes en productos no envasados y en platos de comida rápida que no tengan etiquetas ni listas de ingredientes. Este tipo de grasas se consume, sobre todo, en productos de bollería y pastelería, crackers, galletas, pizza, hojaldres, patatas fritas, palomitas, gusanitos, helados, etc.

Mientras las autoridades se deciden a tomar medidas, el sentido común nos indica que debemos evitarlas. Acostúmbrate a leer la lista de ingredientes de los alimentos procesados. Raramente aparece el término *ácidos grasos trans*, es más común que se refieran a ellos como *ácidos grasos hidrogenados* o *parcialmente hidrogenados*. Evita la compra de productos que no especifiquen en su etiqueta el tipo de grasas que contienen. Desconfía de los alimentos que etiquetan genéricamente «aceite vegetal» o «grasa vegetal», ya que no especifican el tipo de vegetal del que se trata.

Existe una evidencia limitada que sugiere que el consumo de grasas está ligado al riesgo de desarrollar cáncer. Principalmente se ha investigado el consumo de grasa y su posible relación con el cáncer de mama. Muchos estudios no han logrado demostrar una asociación entre ambos. El estudio EPIC, que incluye participantes de diez países europeos con un amplio rango en el consumo de grasas, sugiere que puede existir una débil asociación, pero solo para el consumo de grasas saturadas. En conclusión, la controversia persiste, a pesar de la cantidad de estudios existentes. Los ácidos grasos omega 6 son proinflamatorios y ya hemos analizado en el capítulo 2 que la inflamación puede crear un entorno favorecedor del crecimiento de los tumores. Esto no quiere decir que no debamos comer alimentos que contengan ácidos grasos omega 6, sino que debemos evitar un exceso de los mismos en nuestra dieta. Los alimentos grasos tienen una alta densidad energética (calorías). Su consumo en exceso puede favorecer la obesidad y esta, a su vez, aumenta el riesgo de padecer un cáncer. Si eres fumador, reduce el consumo de grasa, ya que existe una posible asociación entre el consumo de grasa total y mantequilla con un incremento del riesgo de desarrollar cáncer de pulmón, existiendo una evidencia científica al respecto de grado **limitado-sugerente**. Abundante literatura científica relaciona las grasas trans con los problemas cardiovasculares, pero no disponemos en la actualidad de evidencia que asocie este tipo de grasas con el cáncer.

GRADO DE EVIDENCIA	AUMENTA EL RIESGO DE DESARROLLAR CÁNCER	
	Tipo de alimento	**Tumor**
LIMITADA-SUGERENTE	Grasa total	Pulmón y mama (posmenopáusica)
	Alimentos que contienen grasa animal (intrínseca o añadida)	Colon y recto
	Alimentos que contienen ácidos grasos saturados	Páncreas
	Mantequilla	Pulmón

Tomado de: WCRF / AICR (ampliado con Continuos Update Project).

CONSEJOS EN RELACIÓN AL CONSUMO DE LAS GRASAS

1. No abuses de alimentos ricos en grasa, ya que presentan una densidad energética elevada (muchas calorías).
2. Limita el consumo de productos de origen animal ricos en grasa saturada (carne roja, cerdo, cordero).
3. No consumas alimentos procesados que contengan ácidos grasos trans.
4. Equilibra la balanza entre los ácidos grasos omega 3 y los omega 6. Reduce el consumo de ácidos grasos omega 6 e incrementa el de los ácidos grasos omega 3.
5. Si eres fumador, limita el consumo de grasa y mantequilla, ya que la evidencia, si bien de **grado limitado**, sugiere que puede existir una relación entre su consumo y el riesgo de desarrollar cáncer de pulmón.
6. Consume las grasas y aceites que tienen propiedades beneficiosas para tu salud, principalmente aceite de oliva virgen extra.

Una vez más, los expertos tienen **dificultades** para interpretar los estudios publicados, ya que estos valoran la cantidad total de grasa y no los diferentes tipos de grasa. Los estudios tampoco tienen en consideración la forma en que se manipula o se cocina con las grasas: el tipo de grasa que se utiliza, cuántas veces se reutiliza, si se utilizan freidoras donde el aceite se recalienta una y otra vez... Además, en los cuestionarios de frecuencia alimentaria, las personas tienden a subestimar la cantidad de grasa que consumen.

A día de hoy, la mayoría de los estudios han considerado a todas las grasas como un bloque conjunto, siendo un hándicap importante para obtener conclusiones válidas.

Pescado y marisco

El pescado es rico en proteínas y en micronutrientes como el fósforo, el yodo, el flúor, el zinc, el selenio, el hierro, las vitaminas B y D y los ácidos grasos omega 3. Es una fuente de calcio cuando se come con sus espinas. El pescado salvaje contiene menos grasa que el de piscifactoría y posee una mayor cantidad de ácidos grasos omega 3. Se debe a que su alimentación procede de algas marinas y del fitoplancton, que son fuentes ricas en este tipo de grasas.

Según su contenido en grasa, el pescado se clasifica en:

- **Pescado azul o graso**: Su proporción de materia grasa es mayor del 5 %. En este grupo se incluyen el salmón, la caballa, el arenque, la sardina, la anchoa, el chicharro y el pez espada.
- **Pescado semigraso**: La proporción de grasa oscila entre el 1 y el 5 %. A este grupo pertenecen la lubina, el rodaballo, el atún y el salmonete.
- **Pescado blanco**: La proporción de grasa es menor del 1 %. A este grupo pertenecen el bacalao, el lenguado, la dorada y la merluza.

Existe la creencia generalizada de que el pescado es más sano que la carne porque en su alimentación no influye la mano del hombre. Sin embargo, el ser humano lleva décadas contaminando los mares, lo que afecta tanto a los peces como a nosotros, que nos contaminamos al ingerirlos. El pescado y los productos del mar están expuestos a contaminantes orgánicos persistentes. De éstos, los más cancerígenos son el mercurio, el plomo, el cadmio, la dioxina, los PCBs (policlorobifenoles) y el arsénico. Estas sustancias tóxicas se acumulan en nuestro cuerpo (hígado, grasa y cerebro) y tardan muchos años en desaparecer. Un equipo de investigadores de Barcelona demostró en el año 2004 que los PCBs aceleran los procesos de cancerización de los tumores de colon. Un estudio de la OMS puso de manifiesto que el 99 % del metilmercurio ingerido procedía sobre todo del consumo de pescado. El Instituto Carlos III ha publicado recientemente un estudio en el que advierte que el nivel de mercurio en sangre de los españoles es entre seis y diez veces superior al de los alemanes o los estadounidenses. El mercurio puede afectar al sistema nervioso causando temblores, irritabilidad, etc.

No todo el pescado está igual de contaminado. La contaminación guarda relación directa con la especie y el caladero. Dentro de una misma especie, la contaminación puede variar de unos peces a otros, dependiendo del caladero y del tamaño del pez. Como norma general, los peces grandes están más contaminados que los pequeños, ya que cuando un pescado captura a otro, todas las sustancias tóxicas presentes en la presa se incorporan a la grasa del depredador. Por esta razón, cuantas más presas haya capturado en su vida, más sustancias tóxicas portará. Los pescados más contaminados son el pez espada, el atún, el salmón, el tiburón, la aguja, la anguila, el alitán, el marrojo y la tintorera. Los mariscos más contaminados son los bucinos y los centollos. Respecto al salmón, un estudio publicado en el año 2004 en el que se analizaron 700 muestras, tanto de piscifactoría como salvajes y adquiridas en 40 lugares distintos del mundo, concluyó que la carne de este pez está tan contaminada que solo debería consumirse una vez al mes.

En el País Vasco, las protestas de los padres han conseguido que se retire del menú de los colegios escolares el panga vietnamita, después de que la Organización de Consumidores y Usuarios alertase de los índices de metal y plaguicidas hallados en este pescado procedente del país asiático.

La Agencia Española de Seguridad Alimentaria recomienda a las mujeres embarazadas, mujeres en periodo de lactancia y a los menores de 3 años que eviten consumir pez espada (emperador), tiburón, atún rojo y lucio. Para niños entre 3 y 12 años, se aconseja limitar el consumo a 50 gramos a la semana. Si aplicamos el principio de precaución, parece lógico pensar que lo que está contaminado, lo está para todos. Aunque el feto y los niños pequeños sean más sensibles a los tóxicos, evita comer los peces más contaminados y elige las especies menos contaminadas.

Las conclusiones que se obtienen de algunos estudios pueden tener consecuencias drásticas en la industria alimentaria en general y en la industria pesquera en particular. Por este motivo, en ocasiones prevalecen las razones económicas sobre la salud del consumidor. Según Xavier Pastor, director de Oceana, los Gobiernos ocultan datos importantes con el objetivo de no dañar a determinados sectores de la industria.

¿Cuántas veces consumes pescado a la semana? Esta sería la pregunta que tendrías que responder en un cuestionario para un estudio. No creemos que la respuesta aporte muchos datos, ya que no se matiza el tipo de pescado que comes —graso, semigraso o magro—, si salvaje o de piscifactoría, si lo tomas crudo, ahumado o salado, ni la forma en que lo has cocinado —al vapor, a la parrilla, a la plancha, rebozado, en salsa, etc.—. Tampoco el tamaño de la ración.

El informe del WCRF / AICR del año 2007 mostraba una evidencia de **grado limitado-sugerente** entre el consumo de pescado y la disminución del riesgo de desarrollar cáncer de colon y recto. El último informe publicado por estos mismos expertos en el año 2011 no muestra ningún tipo de asociación. A día de hoy, **no podemos afirmar que el pescado nos proteja del riesgo de desarrollar cáncer de colon y recto.**

Produce cierta **confusión** el que la gente que consume abundante pescado suele ingerir escasa cantidad de productos cárnicos. Por lo tanto, el hipotético efecto protector del pescado podría deberse no al consumo del mismo, sino a la escasa ingesta de carne roja y procesada.

Desde un punto de vista práctico, el consumo de pescado nos plantea un dilema. Sabemos que los peces más grasos son los más contaminados y que la grasa del pescado es rica en ácidos grasos omega 3, beneficiosos para la salud, sobre todo en el ámbito cardiovascular. La respuesta a este dilema podría ser la siguiente: consume peces grasos pero de tamaño pequeño como las anchoas, la sardina, la caballa, el jurel, el chicharro, el verdel y el boquerón, que aún no han tenido tiempo de contaminarse en gran medida. Otros pescados menos grasos pero aconsejables son la lubina, la dorada, el lenguado y, en general, todos los pescados blancos. Comer este tipo de pescados, aproximadamente dos veces por semana, nos puede aportar una dosis adecuada de ácidos grasos omega 3. Si te apasionan los pescados grandes, más contaminados, consúmelos ocasionalmente.

Carne

Nos atreveríamos a afirmar que entre las personas que se preocupan por su salud está mejor visto comer pescado que carne. El consumo de carne en España ha disminuido en los últimos años. Esto puede deberse, entre otros factores, a la aparición de la enfermedad de las vacas locas —encefalopatía espongiforme bovina—. Creemos que también ha influido la percepción de las condiciones de cría (poco pasto natural y mucho pienso), el hacinamiento en las granjas y el uso de medicamentos como antibióticos, hormonas y ansiolíticos. Los tratamientos hormonales para lograr el engorde rápido también han salido más de una vez a la luz. La hormona anabolizante que promueve el crecimiento se permite en Estados Unidos pero está prohibida en Europa. Otras hormonas se utilizan para estimular la producción de leche, como la somatotropina bovina y porcina.

La carne más consumida en España es la de pollo, seguida por la carne de cerdo, la carne procesada y la de vacuno. La carne es una buena fuente de proteínas y otros micronutrientes como el hierro, el zinc, el selenio y las vitaminas B_6, B_{12} y la vitamina D. La de las aves contiene una proporción inferior de ácidos grasos saturados y una proporción más alta de ácidos grasos poliinsaturados. La carne roja no contiene fibra, es rica en grasa saturada y, por lo tanto, un alimento alto en densidad energética.

Las carnes procesadas como el beicon, el salchichón, diferentes tipos de embutidos, salchichas, perritos calientes... suelen contener nitritos y nitratos como conservantes, ya que son muy tóxicos para las bacterias. A nivel experimental, se ha comprobado que estas sustancias pueden tener capacidad carcinógena. La carne preservada mediante el ahumado, salado, curado o mediante la adición de conservantes y otras sustancias se considera procesada. La carne preservada mediante refrigeración y la carne fresca picada a la que no se le añaden aditivos ni otras sustancias químicas no se consideran carnes procesadas.

Existe una evidencia de grado **alto** que asocia el consumo frecuente y abundante de carne roja y carne procesada con un incremento del riesgo de padecer cáncer de colon y recto.

También se asocia con otro tipo de tumores, si bien esta relación es de grado **limitado-sugerente** (ver cuadro).

GRADO DE EVIDENCIA	AUMENTA EL RIESGO DE DESARROLLAR CÁNCER		
		Tipo de alimento	**Tumor**
	LIMITADA-SUGERENTE	Carne roja	Esófago, pulmón, páncreas, endometrio
		Carne procesada	Esófago, pulmón, estómago, próstata, páncreas
		Carne ahumada Carne a la brasa	Estómago

Tomado de: WCRF / AICR

El estudio EPIC (Investigación Prospectiva Europea en nutrición y Cáncer) investigó la asociación entre el consumo de carne roja, carne procesada y carne blanca sobre la mortalidad en 449.000 personas de varios países europeos. Los análisis estadísticos determinaron que solo las carnes procesadas estaban relacionadas con una mayor mortalidad. Un 3,3 % de las muertes se habrían evitado si su consumo hubiera sido inferior a 20 gramos al día. El consumo de carne blanca, principalmente de pollo, no estaba asociado con el riesgo de desarrollar un cáncer.

Los estudios relacionados con la carne presentan ciertas **limitaciones** insalvables. Cuando hablamos de carne, ¿qué variables manejamos? La carne blanca de las aves es cualitativamente diferente de la carne roja y de la procesada industrialmente. La carne ecológica está menos contaminada que la que proviene de la ganadería intensiva. Piensa en las variables asociadas al consumo, ¿cómo comes la carne, cruda o cocinada? Si es cocinada, ¿qué modalidad has utilizado? ¿Frita, a la plancha, cocida, al horno, a la parrilla? ¿Cuántas veces a la semana y en qué cantidad la comes? ¿La ingieres sola o acompañada de alimentos ricos en fibra o, por el contrario, con abundantes patatas fritas y una generosa cantidad de sal?

En los estudios no se pregunta a los participantes sobre estas cuestiones. Como mucho, se les interroga en relación a cuestiones básicas como el número de días a la semana que han comido carne y el tipo de carne que han consumido —blanca, roja, procesada...—. Incluso hay algunos estudios que no establecen distinción entre tejido muscular o vísceras como el hígado, riñón o la morcilla. Además, se producen diferencias de un país a otro. La chuleta que come un noruego puede ser cualitativamente diferente a la que consume un vasco o un gallego en relación a su valor energético, cantidad de proteínas y cantidad y calidad de grasas. Si nos preguntaran cuántas veces comemos jamón cocido a la semana, responder una cifra concreta no recogería la complejidad de la respuesta, ya que es muy diferente comer un jamón cocido completamente natural que un jamón cocido al que se le ha añadido agua, sal, jarabe de maíz, almidón modificado de maíz, azúcar, fosfato de sodio y nitrato de sodio. Ambos se venden en los comercios como jamón cocido, pero está claro que se trata de alimentos con marcadas diferencias.

Para concluir, citemos algunos aspectos que pueden resultar **confusos**. Los grandes comedores de carne roja son, habitualmente, poco comedores de alimentos ricos en fibra como verduras, hortalizas y frutas. La duda es si estas personas tienen más cáncer de colon debido a la gran cantidad de carne que consumen o a la escasa presencia de frutas y verduras de su dieta.

Ahora que conocemos las conclusiones de los estudios, la pregunta a plantearse sería cuáles son los mecanismos de acción mediante los cuales la carne roja y la carne procesada pueden favorecer el desarrollo de un tumor. Se barajan aspectos diferentes que han sido comentados en el tercer capítulo: las aminas heterocíclicas (AH) y los hidrocarburos aromáticos policíclicos (HAP) son sustancias con capacidad carcinógena que se forman en la carne cocinada a altas temperaturas y directamente sobre la llama de una brasa. Los nitritos y nitratos están presentes, como conservantes, en las carnes procesadas. El hierro hemo que contiene la carne tiene capacidad para causar lesiones en el ADN. Su ingesta se asocia con la formación de compuestos nitrosos que tienen capacidad carcinógena.

Consejos en relación a la carne

Tenemos algunos datos para aplicar medidas preventivas en nuestra dieta. ¿Debemos dejar de comer carne? Con los datos en la mano, creemos que puedes consumir carne, pero con moderación, controlando su frecuencia y el tamaño de las raciones. No comas carne procesada, elige preferentemente carne blanca procedente de aves como el pollo, la gallina, el pavo, el avestruz, el conejo, etc. que tienen un perfil nutricional distinto al de la carne roja.

Cuando compres carne roja, indaga sobre su procedencia. Lo ideal es que provenga de un animal alimentado con piensos ecológicos y, al menos a tiempo parcial, en pastos al aire libre. El pienso ecológico está menos contaminado, pero no quiere decir que su composición nutricional sea la óptima para alimentar al animal. Normalmente contienen muchos ácidos grasos omega 6. No abuses de la carne roja, consúmela solo ocasionalmente y limita el tamaño de la ración que te sirves en el plato. Preferiblemente, debes consumirla sin que se queme su superficie y con una guarnición de verduras, especialmente crucíferas y aliáceas. El contenido en fibra de la carne es prácticamente nulo, una razón más para que la acompañes de vegetales ricos en fibra.

Elige bien el método de cocinado. Si te apetece carne a la brasa, cómela tranquilamente, siempre y cuando no represente tu modo habitual de tomar la carne. La forma de cocinado es aplicable a cualquier tipo de carne que prepares.

Otro consejo interesante es que la dejes reposar, tras prepararla, para que vaya soltando la sangre y así reducir la ingesta de hierro hemo. Ya hemos visto como el hierro hemo presente en la carne roja puede ejercer una acción citotóxica e hiperproliferativa en las células del colon y favorecer el desarrollo de tumores. Parece ser que el calcio, la ingesta de clorofila y los suplementos de vitamina E —alfatocoferol— inhiben esta acción. De modo que tomar un comprimido de calcio tras la ingesta de carne roja puede contrarrestar la acción cancerígena de la sangre en la mucosa del intestino.

Alimentos que contienen azúcares simples y complejos

Los azúcares (hidratos de carbono) constituyen la principal fuente de energía para el ser humano. Para la mayoría de la población, el término azúcar se asocia con el azúcar blanco de mesa o con el azúcar moreno. Sin embargo, es preciso que entiendas que los azúcares representan un concepto mucho más amplio. Se clasifican en azúcares simples y azúcares complejos. Vamos a centrarnos en primer lugar en los *azúcares simples*. Estos pueden estar formados por una sola molécula (monosacáridos), como la glucosa, la fructosa o la galactosa, o por dos moléculas (disacáridos). A este grupo pertenecen la lactosa (glucosa + galactosa), la maltosa (2 moléculas de glucosa) y la sacarosa o azúcar común (glucosa + fructosa). Todos estos azúcares simples se encuentran de forma natural en los alimentos como las frutas, las verduras, las hortalizas, la miel... La lactosa es el azúcar de la leche. El sirope de agave es muy rico en fructosa y la miel es muy rica en sacarosa.

Ya conoces el nombre de los azúcares simples y también sabes que se encuentran en los alimentos de forma natural. Pero cada vez hay más alimentos que tienen azúcares simples añadidos, es decir, azúcares extrínsecos al propio alimento. Desde el comienzo de la segunda mitad del siglo XX, la industria alimentaria ha elevado muchísimo el empleo de azúcares simples en los alimentos procesados, dándose un incremento desmesurado del consumo de azúcar en el mundo entero. ¿Por qué añade la industria alimentaria tanto azúcar simple a sus alimentos procesados? Sencillamente, porque el sabor dulce es muy atractivo y tiene además poder de adicción. En Estados Unidos, se consumen aproximadamente tres veces más azúcares simples añadidos que hace cincuenta años. Se trata de uno de los cambios más drásticos en la dieta del ser humano. A nivel experimental, se ha demostrado que el consumo excesivo de azúcar puede producir cambios en una proteína llamada *betacatenina*, que favorece la proliferación en células tumorales. Lo ideal es no consumir alimentos que presentan en su composición azúcares simples extrínsecos. Ahora bien, si te apasionan este tipo de alimentos, no sobrepases la dosis de 40 gramos de azúcares añadidos al día. Según la Academia Española de Nutrición, el consumo medio en España es de 80 gramos. Ten en cuenta que una lata de refresco azucarado de 33 mililitros tiene 37 gramos de azúcares añadidos, una lata de tónica casi 28 gramos, las galletas doradas 9 gramos, 20 gramos de chocolate con leche tienen 11 gramos, 25 gramos de mermelada de fresa tienen 12 gramos. Sin embargo, es el azúcar blanco el edulcorante más consumido en la actualidad. Tiene una elevada densidad calórica, ya que aporta 380 kilocalorías por 100 gramos. El sobrecito que te ofrecen cuando tomas un café o una infusión contiene 10 gramos de azúcar y proporciona 38 kilocalorías. El azúcar moreno no presenta ventajas frente al refinado. Todos estos azúcares simples que la industria añade o nosotros añadimos a los alimentos aportan calorías vacías, es decir, sin otros nutrientes.

En el mercado existen miles de alimentos que presentan azúcares añadidos como los yogures azucarados, los zumos de fruta azucarados, las mermeladas, los chocolates, las galletas y los productos horneados, las conservas, los panes de molde, las salsas, los cereales, los caldos concentrados, los embutidos... Para que te hagas una idea, el 80 % de los 600.000 alimentos procesados industrialmente que se pueden encontrar en los supermercados de Estados Unidos contienen azúcares añadidos. Muchos de ellos están camuflados en alimentos aparentemente muy saludables como «cereales integrales con fruta». Una taza de cereales para el desayuno puede resultar una opción interesante, pero hay que tener cuidado con los que compramos. Bajo una apariencia saludable, puede esconderse un exceso de azúcar. La plataforma Action Sugar ha publicado en enero de 2015 un estudio que revela las preocupantes cantidades de azúcares simples que contienen algunas marcas. Las cinco que encabezan la lista contienen entre 9 y 10 cucharadas de azúcar por cada 100 gramos de producto. Para reducir el consumo de los azúcares simples añadidos a los alimentos, acostúmbrate a leer la lista de ingredientes. Todos los nombres que terminan en «-osa» son azúcares simples: glucosa, sacarosa, fructosa, lactosa, dextrosa... Si en el envase de un alimento aparece la expresión «sin azúcares añadidos» quiere decir que no se ha añadido ninguno de estos mono y disacáridos que ahora ya conoces. En cambio, si aparece la expresión «sin azúcar añadido» está haciendo referencia tan solo a la sacarosa.

Acostúmbrate a reducir la cantidad de azúcar que utilizas en tus postres lácteos, en tu café o en tu infusión. Hay muchos alimentos que adquirimos en las pastelerías que no tienen lista de ingredientes, como la bollería, repostería...

Los *azúcares complejos* son polisacáridos, es decir, están formados por cadenas de moléculas de glucosa. Aquí se incluyen el almidón y la mayoría de las fibras. El almidón o fécula es sometido a la digestión en el intestino delgado y es una fuente importante de energía. Aproximadamente un 10 % no se absorbe y al igual que la fibra es sometido a un proceso de fermentación por la acción de las bacterias intestinales. Son alimentos ricos en almidón los cereales —trigo, arroz, maíz, avena—, las legumbres —guisantes, alubias, lentejas, garbanzos— y los tubérculos —patata, boniato—. El almidón puede ser modificado por la industria alimentaria y utilizarse como aditivo alimentario en alimentos procesados industrialmente.

Los azúcares complejos como el almidón se absorben y pasan a la sangre de manera más lenta y regulada que los azúcares simples, ya que estos están formados por tan solo una o dos moléculas. Pero, a su vez, no todos los azúcares simples alcanzan la sangre a la misma velocidad. La fructosa es absorbida más lentamente que la glucosa o la sacarosa.

La fibra son polisacáridos no almidonados que forman par-te de la estructura de las hojas, los tallos y las plantas. A diferencia del almidón, estos azúcares complejos no son sometidos a la acción de las enzimas digestivas, es decir, no se digieren en el intestino. Parte de la fibra es sometida a un proceso de fermentación por las bacterias del colon, dando lugar a la formación de probióticos. Acuérdate que tienes amplia información sobre la fibra en el tercer capítulo.

Ahora que entiendes lo que significa el término azúcar, estás también en condiciones de entender que no debemos demonizar a los azúcares. De hecho, tu dieta te tiene que aportar tanto azúcares simples como complejos, pero provenientes de alimentos naturales como las frutas, las verduras, las hortalizas, los cereales integrales y las legumbres. Todos ellos, además de hidratos de carbono, te aportan otras muchas sustancias beneficiosas necesarias para preservar la salud. Lo que te aconsejamos es que evites o reduzcas el consumo de alimentos que contienen azúcares añadidos.

Resulta muy difícil la medición y evaluación del efecto general que los azúcares presentan como posibles modificadores del riesgo de padecer un cáncer. Cuando en un cuestionario se le pregunta a un sujeto cuánto azúcar consume, la respuesta es complicada, ya que asociamos el término azúcar con el azúcar blanco de mesa o el moreno. Pero hemos visto que se encuentra en muchos alimentos procesados industrialmente. Existe una dificultad añadida debido a la inconsistencia existente en la clasificación de los azúcares.

Existe una evidencia de grado **limitado-sugerente** que relaciona el consumo frecuente de alimentos azucarados con un incremento del riesgo de desarrollar cáncer de colon y recto. Al azúcar se le relaciona también con la obesidad. Las personas obesas tienen un mayor riesgo de desarrollar cáncer, pero resulta difícil separar la responsabilidad de cada uno de los factores en el riesgo de padecerlo. También existe una evidencia de grado **limitado-sugerente** que relaciona el consumo elevado y frecuente de alimentos ricos en fructosa con el incremento del cáncer de páncreas. Las fuentes de fructosa son numerosas. De hecho, la mayoría de las frutas son ricas en fructosa.

Con los datos disponibles, te aconsejamos que comas varias raciones de fruta variada todos los días, pero sin caer en el error de «cuanta más, mejor». Sobre todo, no ingieras un exceso de fructosa a través de alimentos que se digieren muy rápidamente como pasteles, miel, sirope de maíz rico en fructosa, sirope de agave, refrescos azucarados, zumos de fruta azucarados... así como el azúcar de mesa. El sirope de agave tiene un bajo índice glucémico, pero contiene una elevada cantidad de fructosa. Nuestra opinión es que consumas azúcares en forma de alimentos frescos con una carga glucémica baja o moderada, que no eleven rápidamente los niveles de glucosa en sangre y evites los picos altos de insulina en sangre.

El apartado de los azúcares nos parece muy importante, ya que actualmente existe una creciente popularidad de los libros de dietas donde se preconizan dietas altas en proteínas y bajas en hidratos de carbono. Si no se sabe entender el mensaje, cabría pensar que los hidratos de carbono son los malos de la película. Sin embargo, tu patrón alimentario debe estar constituido, principalmente, por hidratos de carbono complejos, aportados principalmente por las frutas, las hortalizas, las legumbres y los cereales. Los alimentos que contienen hidratos de carbono complejos se descomponen de forma controlada y regulada y, por lo tanto, tienen un menor índice glucémico. Habitualmente son ricos en vitaminas, minerales, fitoquímicos y fibra dietética. Tienes que evitar los alimentos refinados y procesados a los cuales se les ha eliminado la fibra, los micronutrientes y los fitoquímicos y contienen hidratos de carbono que se absorben rápidamente y tienen un alto índice glucémico.

Gran parte de la población ingiere abundante cantidad de azúcares simples, en forma de azúcares añadidos, y escasa de complejos. Al final del día y sin darse cuenta, la cantidad de azúcares añadidos presentes en los alimentos y bebidas que se consumen es altísima. Los hidratos de carbono tienen mala prensa porque la mayoría de los que se consumen proceden de la «comida basura» o de alimentos refinados. Actualmente, la dieta de los españoles es rica en proteínas y grasas y baja en hidratos de carbono complejos.

Alimentos con alta carga glucémica

Cada vez que comes alimentos que contienen hidratos de carbono, tu nivel de glucosa en sangre aumenta. El índice glucémico mide la **velocidad** con la que un alimento aumenta los niveles de glucosa en sangre. En este sentido, podemos hablar de «azúcares rápidos» y «azúcares lentos». De modo que, un alimento con un alto índice glucémico eleva la glucosa más rápidamente que otro con un índice bajo. Pero el tiempo que tarda nuestro organismo en digerir los hidratos de carbono y liberar la glucosa a la sangre no solo depende de que los azúcares sean «rápidos» o «lentos», influye también el grado de refinamiento y el modo en que el alimento ha sido cocinado. Los alimentos ricos en fibra dietética o los que no han sido refinados presentan habitualmente un índice glucémico bajo o moderado. Por otro lado, cuanto más tiempo se cuece un alimento, menos tardará la glucosa en alcanzar el torrente sanguíneo. Los espaguetis muy cocidos presentan un índice glucémico superior a los espaguetis al dente y una zanahoria cocida, un índice superior a una cruda.

Cuando la glucosa alcanza la sangre, el páncreas comienza a segregar una hormona llamada insulina, que es la encargada de introducir la glucosa en el interior de las células. Lo que realmente produce la respuesta insulínica por parte del páncreas es la **carga glucémica** de un alimento. Este concepto hace referencia al **índice glucémico** que tiene un alimento y a la **cantidad de carbohidratos** presentes en el mismo. Cuando un alimento tiene un alto índice glucémico y contiene una elevada cantidad de carbohidratos, se considera que tiene una alta carga glucémica y ello desencadenará una alta secreción de insulina. Un alimento puede elevar rápidamente la glucosa en sangre por tener un alto índice glucémico y, sin embargo, producir una respuesta insulínica débil, es decir, que el páncreas segregue poca insulina, debido a su baja carga glucémica. Por ejemplo, la sandía es un alimento con un alto índice glucémico, lo que quiere decir que el azúcar que contiene alcanza rápidamente la sangre. Aunque contiene azúcares rápidos, posee abundante agua y escasa cantidad de azúcar, por lo que producirá una respuesta insulínica débil por parte del páncreas.

La insulina es una hormona que pertenece a la familia de los factores de crecimiento. Cuando el páncreas segrega insulina, segrega también otro factor de crecimiento similar a la insulina, llamado IGF-1, el cual, al igual que la insulina, tiene la propiedad de estimular el crecimiento y la proliferación celular, tanto de las células sanas como de las células cancerosas. La insulina y el IGF-1 estimulan la inflamación y por lo tanto pueden crear un entorno proinflamatorio que favorezca el desarrollo de un tumor. De manera indirecta, tanto un exceso de insulina como de IGF-1 pueden favorecer la formación de hormonas sexuales como los estrógenos y la testosterona. Estas hormonas suelen actuar como factores de promoción en células iniciadas o lesiones precancerosas de mama y de próstata.

Disponemos en la actualidad de una evidencia de grado **medio** que relaciona el consumo frecuente de alimentos con alta carga glucémica con un aumento del riesgo de padecer cáncer de endometrio. No se dispone, por el momento, de información que relacione a estos alimentos con otros tumores, lo que no quiere decir que dicha relación no exista. El consumo a largo plazo y de manera frecuente de dosis altas de alimentos con alta carga glucémica provoca la existencia de unas tasas altas de insulina circulando en sangre de manera crónica. Este estado de hiperinsulinemia favorece la secreción del IGF-1. En células cancerosas del endometrio, este factor de crecimiento estimula el crecimiento y la división celular y disminuye la apoptosis.

Tanto las personas que desean prevenir, como las que padecen un cáncer, deben procurar realizar una dieta sin azúcares añadidos. Incorpora los azúcares que te ofrecen los propios alimentos y consume especialmente alimentos con una carga glucémica baja o moderada. Si consumes alimentos con alta carga glucémica, minimiza la dosis y no los combines en una misma comida.

A continuación, te presentamos una clasificación de diversos alimentos en función de su carga glucémica. Esta clasificación te puede resultar útil a la hora de planificar tu dieta.

Alimentos con semáforo verde
Desde el punto de vista de la carga glucémica, se pueden ingerir en la **cantidad deseada**. • Crucíferas y hortalizas de hojas verdes, aliáceas, aguacate, berenjena, espárragos, judías verdes, pepinos, pimientos, tomates, germinados, calabacín, algas, setas, hierbas, especias, pescado (ojo con la contaminación por metales pesados), requesón, tofu, aceite de oliva virgen extra (consumir con moderación por ser un alimento con alta densidad energética), agua, infusiones, café, té, zumo de limón, caldos de verdura. *Nota*: los alimentos de origen animal, tienen una baja carga glucémica. Sin embargo, no les hemos otorgado la categoría de semáforo verde, ya que consideramos que deben ser consumidos con moderación.
Alimentos con semáforo ámbar
Desde el punto de vista de la carga glucémica, se pueden ingerir todos los días, **limitando las cantidades**. Estos alimentos contienen menos glucosa o almidones o contienen formas de azúcar que el hígado debe transformar en glucosa, razón por la que el nivel de azúcar en sangre se eleva más despacio. • *Frutas*: Albaricoque, arándanos, cerezas, ciruelas, frambuesas, fresas, higos, granada, kiwi, mandarina, mango, manzana, melocotón, melón, moras, naranja, nectarinas, papaya, pera, piña, pomelo, sandía. • *Verduras y legumbres*: Calabaza, lentejas, alubias y garbanzos, remolacha roja, zanahorias crudas. • *Cereales*: Avena, centeno, espelta, mijo, quinoa. • *Frutos secos y semillas oleaginosas*: Almendras, avellanas, cacahuetes, castañas, nueces, piñones, semillas de sésamo, pistachos. • *Leche y derivados lácteos*: Cuajada, kéfir, leche, yogur sin azúcar añadido. • *Bebidas*: Café con leche, leche de soja sin azúcares añadidos.
Alimentos con semáforo rojo
Desde el punto de vista de la carga glucémica, se aconseja consumirlos solo **ocasionalmente o en cantidades muy pequeñas**. Contienen mucha glucosa y/o almidón, lo que provoca que el nivel de azúcar en sangre se dispare y se active la secreción de insulina con rapidez. • Puré de patatas, patatas cocidas, copos de maíz, arroz blanco, arroz inflado, gusanitos, nachos, palomitas, seitán, tapioca, cuscús, maíz, polenta, sémola, muesli, pizza, pasta, almidón de arroz, almidón de maíz (maicena), frutas desecadas, dátiles, postres dulces, leche condensada, leche de avena, leche de arroz, leche de soja azucarada, zumos de fruta sin diluir, bebidas azucaradas (refrescos), jarabe de maíz, miel, pan y, en general, productos de panadería y bollería.

Edulcorantes químicos

Los edulcorantes químicos como la sacarina, los ciclamatos y el aspartamo se han barajado como posibles causantes de cáncer. En estudios con animales, se ha demostrado que altas dosis de sacarina incrementan el riesgo de cáncer de vejiga en ratas. Sin embargo, la evidencia que proviene de los estudios epidemiológicos no sugiere que los edulcorantes químicos presenten un efecto destacable en el riesgo de padecer cualquier tipo de cáncer.

Leche y productos lácteos

Hace aproximadamente diez mil años, el hombre se hizo sedentario y se inició en la práctica de la agricultura y la ganadería.

A finales del siglo XIX, el consumo de leche de vaca comenzó a incrementarse en Estados Unidos y Europa debido a la masiva apertura de granjas lecheras con nuevos soportes técnicos. En el siglo XX, su consumo aumentó debido a la pasteurización, el descenso de la lactancia materna y las campañas publicitarias realizadas por la industria láctea. En las décadas de los cincuenta y sesenta del pasado siglo, la industria láctea insistió, de manera sistemática, en que no se prescindiera de la leche, ya que se trataba, a su entender, del alimento más perfecto que se podía encontrar en la naturaleza y afirmaban que estaba indicada para conseguir una dieta equilibrada. Algunos autores afirman que en Estados Unidos la industria láctea ha invertido abundante capital, presionando al Gobierno para que promocione la leche como una de las bases fundamentales de la buena nutrición.

En la actualidad, la leche y sus derivados ocupan un gran espacio en las estanterías de los supermercados y representan uno de los alimentos más consumidos en nuestra sociedad. Muchas personas consumen leche todos los días, varias veces al día. Los productos lácteos están sólidamente consolidados en el mercado y, a la hora del postre, han sustituido a las frutas. Su consumo es elevado en las sociedades occidentales como Estados Unidos y Europa, pero muy bajo en algunos países de África y Asia.

El amplio y continuado consumo de leche entera y de sus productos derivados como el queso, la mantequilla y las natas aportan un exceso de grasas saturadas que, para algunos clínicos y nutricionistas, son responsables en cierta medida de los problemas cardiovasculares. Este tipo de información ha hecho que la industria láctea se haya apresurado a preparar leches y productos lácteos desnatados, semidesnatados o bajos en grasa, que son ampliamente consumidos en muchos hogares españoles.

La leche animal contiene un azúcar llamado lactosa en cantidades variables. Los quesos curados contienen solo trazas, los quesos blandos entre un 2 y un 3 %, los yogures un 4 % y la leche entera un 5 %. Estas diferencias responden a que los quesos y los yogures son fermentados por bacterias. La galactosidasa es una enzima que se forma en el intestino y es la responsable de digerir la lactosa. En su presencia, la lactosa se descompone en dos azúcares simples, glucosa y galactosa, que se absorben en el intestino. La galactosidasa está presente en la edad infantil y hasta la pubertad, pero desaparece en un porcentaje elevado en la edad adulta. Las poblaciones del norte de Europa mantienen su capacidad de generar galactosidasa y esta disminuye a medida que nos desplazamos hacia el sur. Una insuficiencia o una ausencia de esta enzima impide la digestión adecuada de la lactosa y crea cuadros de mala digestión de la misma. Como solución, la industria láctea comercializa productos lácteos sin lactosa.

Además, la leche puede contener algunos medicamentos, hormonas y diversos factores de crecimiento. Su consumo elevado y frecuente se asocia a elevados niveles circulantes del factor de crecimiento similar a la insulina (IGF-1), lo que se asocia, a su vez, a algunos tipos de cánceres como el de mama, el de próstata y el de colon.

La principal proteína de la leche es la caseína. Ya hemos comentado en el capítulo 3 que diferentes grupos de investigación demostraron, a nivel experimental, que la caseína facilitaba la entrada de sustancias carcinógenas en el interior de la célula. También se demostró que esta proteína estimulaba la actividad de unas enzimas que transforman estas sustancias tóxicas en otras con mayor poder cancerígeno que son las causantes de dañar el material genético de las células, provocando mutaciones.

Disponemos en la actualidad de una evidencia de grado **medio** que relaciona el consumo frecuente de leche con una disminución del riesgo de padecer cáncer de colon y recto. El calcio se une a la bilis y a los ácidos grasos minimizando el riesgo de que estas sustancias dañen el revestimiento intestinal. También inhibe la acción citotóxica e hiperproliferativa del hierro hemo presente en las carnes rojas. La evidencia es de grado **limitado-sugerente** para el cáncer de vejiga. Sin embargo, estamos ante un conflicto, ya que los estudios también sugieren que su consumo puede incrementar el riesgo de desarrollar cáncer de próstata y que el calcio presente en la leche parece estar implicado en su mecanismo de acción.

Cuando hablamos de leche y productos lácteos, el abanico de alimentos es tan variado que provoca que los estudios presenten ciertas limitaciones. La leche que consumimos en nuestra sociedad es mayoritariamente de vaca, pero también se consume leche de oveja y de cabra. La leche puede consumirse entera, semidesnatada o desnatada. En cuanto a los quesos, existe una variedad muy amplia con un perfil nutricional diferente y disponemos también de quesos bajos en grasa. Los yogures tienen diferentes cantidades de grasa y están fabricados con distintos fermentos. Algunos son auténticos productos procesados que contienen azúcar, nata, colorantes, saborizantes... Como ocurre con otros grupos de alimentos, los estudios no tienen en cuenta tantas variables.

En resumen, ¿es la leche un alimento aconsejable? Es difícil contestar a esta pregunta de manera categórica. Durante años han impregnado nuestro inconsciente con mensajes que transmiten las bondades de la leche. En nutrición, la controversia está servida y representa una constante. Rara vez existen verdades absolutas. Vamos a hacer una serie de reflexiones. Hemos dicho que la leche puede reducir el riesgo de desarrollar cáncer de colon. ¿Quiere esto decir que, si no consumimos leche, tenemos más probabilidades de padecer cáncer de colon? El estudio de China, al que ya hemos hecho alusión anteriormente, ha puesto de manifiesto que en la China rural, donde el consumo de calcio es moderado y prácticamente no se consumen lácteos, las tasas de cáncer de colon son muy inferiores a las que se presentan en Estados Unidos. Curiosamente, los índices más altos de cáncer de colon se observan en los países donde el consumo de leche es alto, como Estados Unidos y Europa. Pero en estos países, además de mucha leche, se consume también mucha carne roja, carnes procesadas, abundantes grasas de origen animal y muchos alimentos con azúcares añadidos. ¿Es el conjunto de todos los alimentos que consumes lo que importa? Una vez más, cabe reflexionar si los posibles beneficios que puede aportar la dieta son debidos a una combinación de factores, más que a un solo factor que actúa de manera individual. Este es sin duda uno de los conceptos más importantes que te queremos transmitir en este libro. Los nutrientes son parte de la orquesta que interpreta la sinfonía de la salud. Pero cada uno de ellos individualmente no logra alcanzar la bondad del conjunto.

Si te apasionan la leche y los productos lácteos, no te vamos a decir que prescindas de ellos, pero sí que consumas lácteos bajos en grasa y con moderación. Al final del día, terminamos tomando demasiados lácteos, si sumamos los lácteos fluidos (leche, leche fermentada...) y los sólidos (yogures, quesos, cuajadas, requesón y todo tipo de postres lácteos). Las personas que consumen mucha leche, habitualmente también consumen abundantes productos de origen animal como carnes y huevos, que a su vez, contienen abundante grasa. Las investigaciones sugieren que un exceso de consumo de grasa total y, sobre todo, de grasa saturada, puede estar asociado a un incremento del riesgo de desarrollar cáncer de colon y recto. También te recomendamos que consumas leche procedente de ganadería ecológica, ya que va a estar menos contaminada que la que procede de la ganadería intensiva convencional (ver capítulo 7). Pero ¿y si no te apasiona la leche? ¿Debes consumirla? Si eres varón, te diremos que puedes practicar una dieta equilibrada sin la obligación de ingerir leche. Si eres mujer, la leche puede representar un buen aporte de calcio, que puede ayudarte a combatir la osteoporosis. Quizás, una de las mejores maneras de ingerir productos lácteos sea a modo de yogur natural bajo en grasa sin azúcar añadido y enriquecido con probióticos. No te dejes influir por la publicidad, consume siempre con moderación.

Alimentos ricos en calcio

En el tercer capítulo se han analizado diversos minerales, entre ellos el calcio, y su relación con el cáncer. En el presente apartado, vamos a focalizar nuestra atención en la relación existente entre el consumo de alimentos ricos en calcio y el riesgo de desarrollar un cáncer.

La evidencia científica concluye que las dietas ricas en calcio, tanto de origen animal como vegetal, se asocian a un mayor riesgo de padecer cáncer de próstata. El informe del WCRF-AICR del año 2007 mostraba una evidencia de grado medio entre el consumo de dietas ricas en calcio y un aumento del riesgo de desarrollar cáncer de próstata. Sin embargo, el último informe presentado por estos expertos a finales del año 2014 modifica el grado de evidencia, siendo en la actualidad de grado **limitado-sugerente**. Se piensa que la ingesta elevada de calcio, evita la transformación de la vitamina D en su forma más activa, llamada 1-25 hidroxi vitamina D. Cuando existen niveles constantemente bajos de esta vitamina, se crea un entorno favorable para el desarrollo de este tumor, ya que se incrementa la proliferación celular en la próstata.

Los estudios también sugieren que el consumo abundante y frecuente de queso podría tener relación con el desarrollo de cáncer de colon y recto, siendo la evidencia disponible de grado **limitado-sugerente.**

Agua

No existe la recomendación de ningún organismo internacional que nos indique la cantidad de agua que debemos consumir cada día. Las necesidades de consumo de agua se definen por las condiciones ambientales, el estado de salud y el nivel de actividad física de cada persona, entre otros.

Para el 20 % de la población mundial, el agua es un auténtico problema. Más de un billón de personas no tienen acceso a un agua segura y sufren el riesgo de exponerse a contaminantes transmitidos por ella como el arsénico y a enfermedades infecciosas como las producidas por helicobacter pylori y algunos parásitos. La bacteria helicobacter pylori se halla en suministros de agua contaminada por heces. Esta bacteria está relacionada con el cáncer gástrico. La infección crónica por esquistosomas —parásitos— es una causa conocida de cáncer de vejiga e hígado.

A primera vista, el agua parece un elemento neutro respecto al cáncer pero hay tres compuestos a tener en cuenta: los pesticidas, los nitratos y el arsénico. En relación a los pesticidas, algunos informes apuntan a una mayor presencia de los mismos en las aguas subterráneas, lo que se relaciona directamente con las actividades agrícolas. En el año 2009, la Organización de Consumidores y Usuarios (OCU) analizó la presencia de seis elementos contaminantes en el agua potable de sesenta y cuatro ciudades españolas. En dos ciudades, Ourense y Girona, se detectaron trihalometano y pesticidas respectivamente.

El arsénico está considerado como un carcinógeno para el ser humano. En algunas regiones proviene de aguas naturales procedentes de formaciones geológicas, ricas en arsénico. En otros casos, los residuos de arsénico provienen de la agricultura, la minería y las actividades industriales. La concentración máxima de arsénico permitida por la ley en la mayoría de los países europeos es de 50 microgramos por litro. La OMS recomienda no sobrepasar los 10 microgramos por litro. Aunque en nuestro medio es poco probable consumir agua con cantidades elevadas de arsénico, sería bueno que te informaras sobre la cantidad de esta sustancia en el agua que consumes. Las jarras con filtro eliminan sólo parcialmente los pesticidas, los metales pesados y los nitritos.

Existe una evidencia de grado **alto** que relaciona el consumo de agua con contenido elevado de arsénico con un aumento del riesgo de padecer cáncer de pulmón. La evidencia es de grado **limitado-sugerente** para los tumores de riñón y vejiga.

CONSEJOS EN RELACIÓN AL CONSUMO DE AGUA

1. Infórmate de las características del agua de tu municipio.
2. Si consumes agua embotellada, elige marcas con bajo contenido en arsénico y sal.
3. Si utilizas filtros, debes saber que también vas a eliminar otros elementos esenciales como el hierro y el calcio.

Café

El café es una bebida rica en antioxidantes y compuestos fenólicos, algunos de los cuales han demostrado poseer propiedades anticancerosas en el laboratorio. Es la mayor fuente de algunos antioxidantes en la dieta americana. Además, tanto el café con cafeína como el descafeinado están asociados a una reducción de los niveles de insulina en sangre, ya que incrementan la sensibilidad de las células a la acción de la insulina e inhibe la absorción de glucosa en el intestino. También tiene la capacidad de disminuir la exposición a los estrógenos.

Mucha gente opina que el café favorece el desarrollo de ciertos tumores e incluso, en la década de 1980 se le relacionó con el cáncer de páncreas. Recientemente, se ha publicado un estudio científico con una muestra de 400.000 hombres y mujeres a los que se les hizo un seguimiento de trece años para evaluar la posible relación de causalidad entre la ingesta de café y el riesgo de desarrollar cáncer. **No se encontró ninguna relación de causalidad entre ambos.** Además, el estudio puso en evidencia que aquellos que toman tres cafés al día tienen un 10 % menos de posibilidades de morir por enfermedades cardíacas, respiratorias, ataques cerebrales e infecciones. Estos resultados son válidos tanto para el café con cafeína como para el descafeinado. Ya hemos insistido en que las conclusiones que se obtienen en este tipo de estudios hay que interpretarlas con precaución, pero por lo menos sirve para desmitificar la mala fama que tiene el café.

La evidencia científica más reciente concluye que existe una evidencia de **grado medio** de que el consumo frecuente de café disminuye el riesgo de desarrollar cáncer de endometrio.

Un consejo: si te gusta el café, consume café natural (no lo mezcles con torrefacto) y preferentemente de agricultura ecológica, ya que se emplean muchas sustancias tóxicas en su cultivo.

Té

El té es una bebida muy rica en antioxidantes. Como ya se ha comentado en el segundo y cuarto capítulos, los estudios experimentales muestran la capacidad anticancerígena de las moléculas presentes en el té verde. Una de ellas es la EGCG (epigalocatequina-3-galato), un polifenol que inhibe el crecimiento de los tumores, favoreciendo el suicidio de las células cancerosas. También se ha demostrado que inhibe la formación de nuevos vasos sanguíneos que nutren al tumor. Existen diferentes tipos de té que a su vez contienen diferentes concentraciones de catequinas. También influye la forma de prepararlo. Si el tiempo que dejamos de infusionar es muy reducido, la concentración de catequinas en el té disminuye.

Los medios de comunicación resaltan frecuentemente las propiedades anticancerígenas del té verde y eso ha originado, en la conciencia colectiva de la sociedad la creencia de que es un alimento muy anticancerígeno. Puede que sea así pero aunque existe abundante documentación experimental disponemos de pocos estudios en humanos como para emitir un juicio definitivo. Podemos afirmar que la evidencia disponible en la actualidad es muy limitada, tanto en cantidad, consistencia y calidad, como para poder emitir una conclusión.

Aunque no existe todavía evidencia en seres humanos a gran escala, sí existe abundante evidencia experimental que demuestra las propiedades anticancerígenas del té verde. Nuestro consejo es que, si lo toleras bien, lo consumas a diario. Esto es lo que nos dicta el sentido común. También nos dicta que elijas un té de buena calidad. Las bolsitas con cuatro hojitas trituradas no ofrecen excesiva garantía. Recuerda que el té verde tiene sinergias con otros alimentos como la cúrcuma, el jengibre, las setas, la cebolla..., por lo que resulta interesante que los consumas en una misma comida.

Bebidas alcohólicas

Las bebidas alcohólicas incluyen la cerveza, el vino, los licores y la sidra. El etanol es el ingrediente activo en las bebidas alcohólicas y representa una fuente de energía dietética. Su concentración varía en función del tipo de bebida. La cerveza contiene entre un 3 y un 7 % de alcohol, el vino entre un 9 y un 15 % de alcohol y los licores un porcentaje que oscila entre el 35 y el 50 % e incluso superior.

En la actualidad, el etanol se considera un carcinógeno humano.

En general, los hombres consumen más alcohol que las mujeres. El consumo medio es cuatro veces superior en países con alto nivel económico en comparación con los de bajos ingresos. La cerveza es la bebida alcohólica más consumida. Contiene una variedad de compuestos fenólicos y polifenólicos que le otorgan sabor, y algunos tienen propiedades antioxidantes. Es una fuente de magnesio, potasio, riboflavina, folatos y otras fuentes de vitamina B. Un litro de cerveza aporta 430 kilocalorías y contiene componentes que estimulan el apetito, por lo que puede favorecer la obesidad.

En cuanto al vino, su composición depende de la variedad de la uva, las condiciones de cultivo y los métodos de vinificación. El vino tinto contiene niveles superiores de compuestos fenólicos y polifenólicos, entre los que destaca el resveratrol, que se encuentra en la piel de la uva (ver capítulo 4). El vino blanco contiene menos compuestos fenólicos. En experimentos de laboratorio se ha comprobado la actividad antioxidante del vino tinto.

Un consumo elevado de alcohol está asociado en mayor o menor medida con un incremento del riesgo de desarrollar ciertos tumores, independientemente del tipo de bebida alcohólica consumida (ver cuadro).

		AUMENTA EL RIESGO DE DESARROLLAR CÁNCER	
		Tipo de alimento	Tumor
GRADO DE EVIDENCIA	ALTO	Bebidas alcohólicas	Boca, faringe, laringe, esófago, colon y recto (hombres), mama (pre y posmenopáusicas)
	MEDIO	Bebidas alcohólicas	Hígado, colon y recto (mujeres)
	LIMITADA-SUGERENTE	Bebidas alcohólicas (más de tres copas al día)	Páncreas

Tomado de: WCRF / AICR (ampliado con Continuos Uptade Project).

El factor causal es el etanol. El grado en que las bebidas alcohólicas son responsables de diferentes tipos de cáncer depende, principalmente, de la cantidad de alcohol ingerida. No existe ninguna evidencia científica de que el alcohol te proteja contra algún tipo de cáncer, por lo que no hay una dosis mínima aconsejada. Los estudios epidemiológicos, habitualmente, identifican el tipo de bebida alcohólica consumida. Según el tipo de bebida, parece tener diferentes efectos. Por ejemplo, los cánceres de boca, faringe y laringe se asocian más al consumo de cerveza y licores que al consumo de vino.

Los estudios presentan limitaciones y aspectos confusos que complican su interpretación. Por ejemplo, hay sujetos que beben vino y también cerveza y licores. Sin embargo, existe un sector de la población que bebe solo vino y apenas consume cerveza. En general, el bebedor de vino en exclusiva practica un estilo de vida más saludable que el gran bebedor de cerveza y licores.

Crea confusión que una gran proporción de las personas que consumen alcohol son también fumadoras y resulta complicado descifrar con exactitud qué porcentaje de responsabilidad tiene el alcohol en el desarrollo de los tumores.

Por último, consumir alcohol en exceso no está bien visto socialmente, por lo que la población sujeta al estudio no es objetiva a la hora de contestar a los cuestionarios, en relación a la cantidad de bebida alcohólica consumida. Nuestro consejo es que no consumas alcohol de forma habitual y cuando lo hagas, que sea con mucha moderación. Si te gusta la cerveza, tienes la opción de consumir cerveza sin alcohol.

Refrescos, bebidas energéticas y zumos

Nos referimos a las bebidas carbonatadas como las bebidas de cola, los refrescos y las limonadas, así como las bebidas no carbonatadas como los zumos de fruta. Algunas contienen leche o yogur e incluso micronutrientes añadidos. Es habitual que contengan colorantes, aromas, azúcares, edulcorantes artificiales o zumos de fruta añadidos. Las bebidas energéticas utilizadas por los deportistas contienen, principalmente, azúcar, electrolitos y otros aditivos.

Los zumos de fruta y las bebidas con azúcares añadidos presentan un componente calórico elevado, favorecen el sobrepeso y la obesidad, que a su vez, aumentan el riesgo de desarrollar un cáncer. Contienen cantidades altas de fructosa. La evidencia reciente asocia el consumo frecuente y a dosis altas de alimentos con alta carga glucémica con un aumento del riesgo de desarrollar cáncer de endometrio. Del mismo modo, se asocia el consumo frecuente y a dosis altas de alimentos ricos en fructosa con un aumento del riesgo de desarrollar cáncer de páncreas.

Por los estudios previos realizados en células cultivadas en laboratorio, en animales de experimentación y en fases iniciales de estudios en humanos, existen ciertas expectativas en torno al zumo de granada, cuyos resultados se han mencionado en el capítulo 4.

Ante la falta de evidencia, nuestro consejo con respecto a las bebidas con alta densidad energética es que no las consumas o reduzcas su consumo. No producen sensación de saciedad, por lo que resulta muy fácil abusar de ellas.

Altas temperaturas en las comidas y bebidas

Las lesiones repetitivas, producidas por la ingesta de comidas y bebidas a altas temperaturas pueden ocasionar una inflamación e irritación del epitelio y predisponer al desarrollo de un cáncer.

Nuestro **consejo** es que no ingieras bebidas ni comidas demasiado calientes, sobre todos las sopas, infusiones, cafés o los platos horneados como pizzas. Aguarda a que se templen un poco. Las altas temperaturas pueden dañar la mucosa de la boca, faringe, laringe y esófago, con la posibilidad de que se formen células cancerosas en esas zonas.

Hierba mate

En Sudamérica, esta infusión se bebe hirviendo, a través de una pajita de metal, varias veces a lo largo del día. Esta temperatura puede ocasionar lesiones en la boca, faringe, laringe y esófago. Cuando estas lesiones son muy repetitivas, pueden degenerar en una lesión de tipo canceroso en estas áreas. También se postula con la influencia que pueden tener algunas sustancias químicas con poder carcinógeno presentes en el mate. Es posible que el consumo frecuente de infusión de hierba mate no al estilo tradicional de Sudamérica, sino a una temperatura fría o tibia, no favorezca el desarrollo del cáncer. De hecho, no existe una evidencia sustancial de que el mate bebido en taza afecte al riesgo de padecer un cáncer.

Sal

Con el término *sal*, nos referimos al cloruro sódico que utilizamos como conservante y potenciador del sabor de los alimentos. Tanto la sal como el azúcar previenen que los microorganismos proliferen, minimizando el riesgo de que los alimentos se deterioren.

Países con bajo nivel económico dependen todavía de métodos de fermentación, salazón, secado y ahumado para conservar sus alimentos. En las sociedades modernas, la preservación de los alimentos en sal ha disminuido a raíz de la aparición de los frigoríficos. Se puede decir que este electrodoméstico ha contribuido al descenso de la prevalencia del cáncer de estómago. Sin embargo, el consumo de sal y de alimentos salados sigue siendo alto. El mayor aporte de sal de la dieta proviene de los alimentos procesados como las almendras saladas, el maíz tostado salado, las patatas fritas embolsadas, las sopas de sobre... Algunos alimentos como el beicon, las salchichas y el jamón pueden contener entre 3 y 5 gramos de sal por cada 100 gramos de alimento.

La limitación principal de los estudios es que una persona puede controlar la cantidad de sal que utiliza al cocinar o aderezar un plato, pero escapa a su control la sal presente en los alimentos procesados y en alimentos de consumo diario, como el pan y las aguas minerales.

Las tasas de cáncer gástrico son mayores en algunas zonas de Asia y Latinoamérica donde las dietas son tradicionalmente saladas o se consumen alimentos conservados en sal.

Los experimentos en el laboratorio evidencian que la ingesta elevada de sal altera el revestimiento interno del estómago y lo hace más vulnerable a la acción de las nitrosaminas. La sal contribuye al desarrollo del cáncer gástrico solo en aquellos sujetos que tienen infección por helycobacter pylori.

La OMS recomienda restringir el consumo de sal a unos 5 gramos al día. En Europa y Norteamérica, un adulto consume entre 9 y 12 gramos al día. Los países con mayor consumo de sal son Japón, algunas zonas de China, Corea, Portugal y Brasil. Nuestro consejo es que te acostumbres a comer con poca sal. Puedes utilizar especias o hierbas aromáticas para ensalzar el sabor de tus platos. Recuerda que el pan es una fuente importante de ingesta diaria de sal.

En general, existe una evidencia de grado **medio** que asocia el consumo elevado de sal con un incremento del riesgo de desarrollar cáncer de estómago.

Frutos secos y semillas

Se incluyen las nueces, las almendras, las avellanas, los pistachos, las castañas, las pipas de calabaza y de girasol, las semillas de sésamo y de amapola, entre otros. Algunos se utilizan en la elaboración de aceites (sésamo, girasol, nuez). Son ricos en proteínas y grasas, a excepción de la castaña, que contiene poca grasa. Presentan una alta densidad energética, por lo que se recomienda consumirlos diariamente, pero con moderación. En general, son ricos en vitaminas del grupo B y E y en folatos. En la actualidad, la evidencia científica es escasa para este grupo de alimentos y desconocemos su capacidad para influir en el riesgo de desarrollar un cáncer.

Hierbas, especias y condimentos

Se emplean para dar sabor a los alimentos. Se incluyen aquí los vinagres, la mostaza, la salsa de soja, el kétchup... Muchas hierbas y especias contienen compuestos aromáticos, siendo alguno de ellos bioactivos aunque no a las dosis que encontramos en la dieta. En la actualidad, la evidencia científica es escasa para las hierbas y especias y desconocemos su capacidad para influir en el riesgo de desarrollar un cáncer. Existe evidencia a nivel experimental y conocemos algunas moléculas con capacidad anticancerígena que poseen estos alimentos. Son experimentos realizados en animales sobre los efectos potencialmente beneficiosos de la cúrcuma, el azafrán, el jengibre, la pimienta y el eugenol. Algunos condimentos como el chili picante pueden tener efectos adversos, ya que resultan irritantes para la boca y la garganta.

Alimentos con alta densidad energética

¿Por qué nos preocupa la densidad energética de los alimentos? Porque el consumo de alimentos hipercalóricos, ricos en grasas y azúcares, se asocia al desarrollo de la obesidad. Y la obesidad, después del tabaco, representa la segunda causa de cáncer en el mundo industrializado. Nos inquieta que la obesidad se considere, principalmente, un problema de tipo estético y se olvide que representa un problema médico importante. De hecho, comienza a ser tan grave que algunos científicos sugieren que la esperanza de vida de la población puede disminuir por primera vez en la historia. Un metanálisis (revisión de artículos que tratan sobre el mismo tema) de 57 artículos publicados en la revista *Lancet* concluye que la obesidad acorta la vida en diez años, y el exceso de peso moderado, en tres. En nuestro país, el 17 % de la población adulta padece obesidad, frente al 7,4 % de hace 25 años. Según los datos de la encuesta nacional de salud correspondiente a los años 2011-2012, un 53,7 % de la población padece sobrepeso. En este momento, hay en el mundo más personas sobrealimentadas que desnutridas.

De entre todos los factores alimentarios, el que más favorece la obesidad es el consumo de alimentos procesados industrialmente. Son alimentos hipercalóricos, ricos en grasas y azúcares. Las grasas y los aceites son los nutrientes que más calorías aportan a la dieta. El segundo lugar lo ocupa el etanol (alcohol) y el tercero, los hidratos de carbono y las proteínas. Muchos alimentos de origen animal son altos en densidad energética debido a la gran cantidad de grasa que contienen. Es el caso de las carnes procesadas, carnes rojas o quesos grasos. Los alimentos que habitualmente integran los menús de los establecimientos de «comida rápida» también suelen aportar abundantes calorías, ya que suelen ser ricos en grasas animales, aceites vegetales, almidones procesados y azúcares añadidos. Sin embargo, la obesidad no solo depende de factores alimentarios. Depende también de la interacción entre la genética y el estilo de vida. De modo que personas con determinados genes son más susceptibles a padecer obesidad. Pero si estas personas se alimentan de una manera óptima y realizan ejercicio físico es posible que no desarrollen la obesidad, a pesar de su predisposición. Además de la susceptibilidad individual, se requiere un entorno que favorezca la acción de estos genes. En este sentido, el riesgo de ser obeso es mayor si el entorno y la familia padecen un exceso de peso. Al contrario, también nos encontramos con personas que debido a sus variaciones genéticas no desarrollarán obesidad, a pesar de que practiquen una dieta alta en densidad energética.

A diferencia de lo que la gente cree, la obesidad no se define como un exceso de peso, sino como un **porcentaje excesivo de grasa corporal**. Sin embargo, la medida más comúnmente utilizada para clasificar la obesidad, es el índice de masa corporal (IMC). Es un parámetro simplemente orientativo y que debe ser interpretado con cautela, ya que no tiene en cuenta el porcentaje de grasa. De modo que, personas con abundante masa muscular, pueden presentar un IMC elevado, aunque tengan poca grasa en su cuerpo.

El IMC se calcula dividiendo el peso corporal en kilogramos entre la estatura en metros al cuadrado.

Ejemplo: una persona que mide 1'75 metros y pesa 65 kilos.

$$\frac{65}{1'75^2} = 21$$

Los expertos del World Cancer Research (WCR) recomiendan que las cifras medias de IMC se encuentren entre 21 y 23, siendo importante que el peso corporal durante el crecimiento y la adolescencia esté situado en el extremo inferior del rango normal del IMC.

El principal consejo que te podemos ofrecer es que intentes mantener un peso estable durante toda tu vida. Es una de las medidas más eficaces para protegerte frente al cáncer. Si has ganado peso, incluso dentro del rango normal de IMC, vuelve a tu peso original. ¿Qué puedes hacer, según la evidencia científica, para protegerte de padecer sobrepeso y obesidad? Existe una evidencia científica de grado **medio** que relaciona el consumo de alimentos con baja densidad energética y una disminución del riesgo de padecer sobrepeso y obesidad. Estos alimentos son los cereales integrales cocidos, las legumbres cocidas, los vegetales y las frutas. Todos ellos, son ricos en agua, fibra, vitaminas, minerales y fitoquímicos.

También existe una evidencia de grado **medio** que relaciona los alimentos con alta densidad energética, las bebidas azucaradas y las comidas del tipo «fast-food» con un mayor riesgo de padecer sobrepeso y obesidad. En este sentido, esta relación depende la cantidad y frecuencia con que son consumidos este tipo de alimentos.

De cara a organizar tus menús, te presentamos las tablas de los principales alimentos, según su densidad energética. No pretendemos que hagas cálculos matemáticos en relación a las calorías que consumes, pero sí tienes que conocer qué alimentos tienen alta, media o baja densidad energética y, en función de ello, controlar la frecuencia y cantidad de los alimentos que consumes. No todas las personas tienen que ingerir la misma cantidad de calorías en su dieta. Hay que tener en cuenta la edad, el sexo y la actividad física. A medida que envejecemos, las personas necesitamos consumir menos energía proveniente de los alimentos y las bebidas.

ALIMENTOS CON BAJA DENSIDAD ENERGÉTICA*
La mayoría de las verduras, hortalizas, frutas, setas, algas, legumbres cocidas, cereales y arroces cocidos, avena, patata cocida, clara de huevo, cuajada, leche, requesón, yogur, queso desnatado, almejas, berberechos, besugo, calamares, langostinos, gallo, lenguado, mejillones, rape, rodaballo, pulpo, salmonete, trucha, bacalao, vino, cerveza, sidra, cava, champán, café, infusiones, bebidas de cola, gaseosas y zumos naturales sin azúcar añadido.

* Son aquellos que aportan hasta 125 kilocalorías por 100 gramos de alimento.

ALIMENTOS CON DENSIDAD ENERGÉTICA MEDIA*
Aceitunas, aguacate, castañas, ciruelas pasas, queso de Burgos, huevos enteros, anchoas, atún, bonito, caballa, salmón, sardinas, solomillo, pollo, conejo, pavo, ternera magra, filete de ternera, jamón york, jamón serrano, vermut, helados, mermelada sin azúcar.

* Son aquellos que aportan entre 125 y 225 kilocalorías por 100 gramos de alimento.

ALIMENTOS CON DENSIDAD ENERGÉTICA ALTA*
Coco, harina de arroz, harina de maíz, harina de trigo, pan blanco, pan integral de trigo, pizza, patata frita, bizcocho, cereales tostados, cruasán, donuts, galletas saladas, galletas integrales, galletas tipo María, madalenas, azúcar, chocolate, cacao azucarado, miel, mermeladas, almendras, avellanas, cacahuetes, nueces, piñones, beicon, butifarra y salchicha fresca, hamburguesas, cerdo, chorizo, mortadela, chuleta de ternera, cordero, foie, patés, lomo embuchado, salchichón, quesos curados, queso gouda, queso gruyere, queso manchego fresco, aceite de oliva, mantequilla, margarina, nata, anís, coñac, ginebra, licores dulces, ron, whisky, kétchup y, en general, la mayoría de los alimentos altamente transformados por la industria alimentaria.

* Son aquellos que aportan más de 225 kilocalorías por 100 gramos de alimento.

Un alimento con alta densidad energética no necesariamente es nocivo para la salud. Hay alimentos que poseen muchas calorías y tienen propiedades saludables. Los frutos secos, las semillas, el chocolate negro, el aceite de oliva... son alimentos que recomendamos consumir con frecuencia, incluso muchos de ellos a diario, pero con moderación. Es probable que muchas personas consuman demasiada cantidad de aceite de oliva.

Es importante que prescindas, o reduzcas el consumo, de aquellos alimentos que, además de tener abundantes calorías, no poseen propiedades saludables. La repostería industrial, las bebidas alcohólicas, las carnes grasas, las carnes procesadas industrialmente (beicon, embutidos, salchichas...), margarinas, manteca, nata, patés, azúcar, mayonesas, mermeladas muy azucaradas, zumos muy azucarados... Ten cuidado con las bebidas azucaradas, ya que no producen sensación de saciedad y tienden a consumirse en abundancia.

Hay alimentos altamente energéticos que habitualmente suelen ir acompañados de otros que también lo son. Es el caso de los embutidos o las salsas, que además de contener grasas y aceites, los tomamos con abundante pan, y los chocolates azucarados, que se acompañan de repostería.

Hay que distinguir entre las calorías que tiene un alimento

en crudo y las que posee después de ser cocinado. Por ejemplo, la patata tiene aproximadamente 79 kilocalorías por 100 gramos. Sin embargo, las patatas fritas, tienen 450 kilocalorías por 100 gramos y son consideradas alimento de muy alta densidad energética. Otro ejemplo común son las ensaladas. Si a las hortalizas les añadimos frutos secos, trocitos de queso y picatostes, salsa de queso, mayonesa u otras salsas y la aliñamos además con aceite de oliva, elevaremos considerablemente la densidad energética de esta ensalada. Alimentos hipocalóricos pueden formar parte de una receta que, en su conjunto, es hipercalórica.

Ahora ya sabes la relación que establece la evidencia científica entre el consumo de ciertos alimentos y el riesgo de desarrollar sobrepeso y obesidad. Pero ¿qué nos dice la evidencia en relación a la obesidad y el riesgo de desarrollar un cáncer?

Los hombres tienen más tendencia a acumular grasa en el área abdominal-visceral. Las mujeres acumulan más grasa en la zona periférica, debajo de la piel, sobre todo en el área de los glúteos y los muslos. Esta última no tiene efectos tan negativos. Sin embargo, la grasa visceral se relaciona con el cáncer, debido a que tiene una capacidad secretora muy importante, produciendo sustancias proinflamatorias.

Existen técnicas específicas para medir la cantidad de grasa corporal que se realizan en clínica, pero nosotros te vamos a comentar unas mediciones sencillas, que las puedes hacer en tu propio domicilio y te aportarán datos importantes:

- **Medición de la cintura**: esta medida, es más importante que el peso, ya que una cintura grande, es sinónimo de acúmulo de grasa visceral. De pie, sin ropa por encima de las caderas, se mide el perímetro de la cintura a la altura del ombligo. Mídelo después de espirar, cuando el abdomen esté relajado. Los valores de referencia de la OMS son de 80 centímetros en la mujer y de 94 centímetros en los hombres. Un perímetro excesivo de la cintura

puede indicar que existe una obesidad abdominal-visceral peligrosa para la salud. Se consideran cifras elevadas y peligrosas a partir de un perímetro de 88 centímetros para la mujer y de 102 centímetros para el hombre.
- Índice cintura-cadera: se calcula dividiendo el perímetro de la cintura y el de la cadera. Son parámetros normales entre el 0,71-0,85 centímetros para la mujer y entre 0,78-0,94 centímetros para el hombre.

Un estudio realizado por la American Cancer Society y publicado en *Archives of Internal Medicine* en el año 2010 evaluó a 100.000 personas de mediana edad durante un periodo de 9 años. Durante el tiempo que duró el estudio, las personas con cintura más ancha duplicaron el riesgo de morir por cualquier causa, independientemente de que presentaran un peso normal o fueran obesas. El dato más sorprendente fue que el mayor riesgo de mortalidad asociado al exceso de cintura se dio en personas con un peso normal, y no en aquellas con exceso de peso.

Disponemos de una evidencia de grado **alto** que asocia el exceso de grasa corporal de manera clara al incremento del riesgo de padecer cáncer de colon y recto, esófago, endometrio, páncreas, riñón y mama en la mujer posmenopáusica. En este mismo sentido, la evidencia es de grado **medio** para los cánceres de vesícula biliar y próstata.

Existe también una evidencia de **grado alto** de que el exceso de la grasa abdominal-visceral se asocia a un incremento del riesgo de desarrollar cáncer de colon y recto. La evidencia es de **grado medio** para los cánceres de páncreas, endometrio y mama en la mujer posmenopáusica. Por lo tanto, evita el aumento del perímetro de la cintura abdominal durante la edad adulta.

Los estudios han puesto en evidencia que la obesidad no solo aumenta el riesgo de desarrollar cáncer, sino que además, incrementa el riesgo de mortalidad por cáncer.

Por último, existe una evidencia de **grado medio** de que el aumento de peso en la edad adulta incrementa el riesgo de desarrollar cáncer de mama en la mujer posmenopáusica.

A la vista de estos resultados tan contundentes, quizá te estés preguntando por qué la obesidad tiene una relación tan directa con el cáncer. Se sabe que las células grasas no tienen solo la función de almacenar el exceso de energía en forma de grasa, sino que además desempeñan la función de una glándula que segrega ciertas sustancias. Estas son moléculas proinflamatorias que favorecen la proliferación celular y pueden alterar la respuesta inmunológica, facilitando el desarrollo del cáncer. La grasa también tiene capacidad de segregar hormonas, como las adipoquinas, que tienen acción proinflamatoria, o los estrógenos (en la mujer posmenopáusica), que pueden servir como factor de promoción para el crecimiento y desarrollo de tumores hormonosensibles.

Las personas obesas pueden tener dificultad para metabolizar los azúcares, ya que tienen una resistencia a la acción de la insulina. Eso quiere decir que, a pesar de que el páncreas segregue dosis elevadas de insulina, los azúcares permanecen elevados en sangre y no entran en el interior de las células. Ya hemos mencionado que la insulina se segrega junto con el factor de crecimiento similar (IGF-1). Ambos estimulan la proliferación celular y la formación de moléculas inflamatorias que aportan a las células precancerosas las condiciones óptimas para su desarrollo. Por otro lado, la mayor frecuencia de cáncer de esófago que padecen las personas obesas puede estar relacionada con una mayor presencia de reflujo gastroesofágico que padecen estos sujetos.

Tenemos los datos de los estudios: ahora... ¿qué hago?

Queremos que entiendas que la evidencia no representa la verdad absoluta, aunque esté basada en miles de estudios. Hemos insistido a lo largo del capítulo en que todos los estudios tienen limitaciones y aspectos que confunden. A pesar de ello, la evidencia es un arma muy importante que nos ofrece pistas y orientaciones sobre cómo debemos alimentarnos.

Te hemos ofrecido muchos datos y conclusiones que han supuesto años de investigación. Sin embargo, es posible que estés más confundido que nunca y te estés preguntando qué hacer con esta maraña de información.

El capítulo 10, «¡Manos a la obra!», está dedicado por completo a la puesta en marcha de todas estas ideas y se explica cómo integrarlas en tu patrón alimentario diario. De momento, tienes algunas pistas para ir estructurando las ideas en tu cerebro.

Rincón del vago

1. Nos hubiese gustado que la evidencia científica hubiese tenido un protagonismo clave y ofrecerte todas las recomendaciones y conclusiones basadas en ella. Sin embargo, es indiscutible que para muchos alimentos o grupos de alimentos, la ciencia, a día de hoy, no dispone de información suficiente que nos permita obtener conclusiones.
2. Los estudios en el campo de la alimentación presentan muchas limitaciones y aspectos confusos. La cantidad de variables existentes, así como la técnica empleada para recopilar los datos en los estudios, pueden influir notablemente en el resultado final.
3. Las evidencias de grado alto y medio se consideran sólidas.
4. Hay pocos alimentos o grupos de alimentos que presentan una evidencia de grado alto entre su consumo y el aumento o disminución del riesgo de desarrollar un cáncer. Tan solo tres alimentos disponen de evidencia de **grado alto** relacionados con el incremento del riesgo

de desarrollar un cáncer. Estos alimentos son la **carne roja**, las **carnes procesadas** y las **bebidas alcohólicas**. Un alto contenido de arsénico en el agua y la contaminación de los alimentos por aflatoxina también presentan una evidencia de **grado alto**, aunque estas situaciones se presentan principalmente en países con bajo nivel de desarrollo. Llama la atención que tan solo los alimentos ricos en fibra dietética presentan una evidencia de **grado alto** en relación a la prevención del cáncer de colon y recto.

5. Muchas de las conclusiones basadas en la evidencia, son de **grado limitado-sugerente**, lo que significa que los datos se pueden entender como sugerentes pero no concluyentes. En nuestra opinión, no debes menospreciar este grado de evidencia, ya que aunque no justifica realizar campañas para la población general, sí puede tener una aplicación a nivel individual.
6. La evidencia no toma las decisiones, somos las personas las que lo hacemos, y para ello emplearemos la información disponible, el principio de precaución y el sentido común.
7. Las conclusiones que se han obtenido de los estudios son generales. Se han tenido en cuenta los datos de laboratorio y estudios en humanos, a gran escala, con seguimiento de muchos años. No obstante, cada persona tiene su particularidad, es decir, variaciones en los genes que le hacen más o menos susceptible a desarrollar la enfermedad.

A continuación, te exponemos el resumen de toda la evidencia científica disponible a día de hoy.

EVIDENCIA DE GRADO ALTO Y AUMENTO DEL RIESGO DE DESARROLLAR UN CÁNCER											
	Boca	Laringe	Faringe	Esófago	Pulmón	Páncreas	Riñón	Hígado	Colon y recto	Mama	Endometrio
Carne roja											
Carne procesada											
Bebidas alcohólicas									*	**	
Aflatoxina											
Arsénico											
Exceso de grasa corporal										***	
Exceso de grasa abdominal (grasa visceral)											

* Solo en el hombre ** Mujer pre y posmenopáusica *** Mujer posmenopáusica
Tomado del informe del World Cancer Research Found y American Institute for Cancer Research (ampliado con Continuos Update Project).

EVIDENCIA DE GRADO ALTO Y DISMINUCIÓN DEL RIESGO DE DESARROLLAR UN CÁNCER								
	Boca	Laringe	Faringe	Esófago	Pulmón	Hígado	Colon y recto	Mama
Lactancia materna								■ *
Fibra dietética							■	

* Mujer pre y posmenopáusica.
Tomado del informe del World Cancer Research Found y American Institute for Cancer Research (ampliado con Continuos Update Project).

EVIDENCIA DE GRADO MEDIO Y AUMENTO DEL RIESGO DE DESARROLLAR UN CÁNCER											
	Nasofaringe	Esófago	Estómago	Hígado	Vesícula	Colon y recto	Páncreas	Próstata	Mama	Endometrio	Piel
Pescado al estilo cantonés	■										
Sal y alimentos salados			■								
Agua rica en arsénico											■
Hierba mate estilo tradicional		■									
Alcohol				■		■ *					
Alimentos con alta carga glucémica										■	
Exceso de grasa corporal					■			■			
Exceso de grasa abdominal (grasa visceral)							■		■ **	■	
Aumento de peso en la edad adulta									■ **		

* En la mujer ** Mujer posmenopáusica
Tomado del informe del World Cancer Research Found y American Institute for Cancer Research (ampliado con Continuos Update Project).

EVIDENCIA DE GRADO MEDIO Y DISMINUCIÓN DEL RIESGO DE DESARROLLAR UN CÁNCER	Boca	Laringe	Faringe	Esófago	Pulmón	Estómago	Páncreas	Colon y recto	Endometrio	Próstata
Vegetales no almidonados	■	■	■	■		■				
Ajo								■		
Familia aliáceas						■				
Frutas	■	■	■	■	■	■				
Suplementos de calcio*								■		
Alimentos contienen carotenoides	■	■	■		■					
Alimentos contienen betacaroteno				■						
Alimentos contienen licopeno										■
Alimentos ricos en Vitamina C				■						
Alimentos contienen selenio										■
Café									■	
Leche								■		

* La evidencia proviene de la ingesta de 1.200 miligramos al día de calcio en forma de suplementos.

Tomado del informe del World Cancer Research Found y American Institute for Cancer Research (ampliado con Continuos Update Project).

EVIDENCIA DE GRADO LIMITADO-SUGERENTE Y AUMENTO DEL RIESGO DE DESARROLLAR UN CÁNCER	Boca	Laringe	Faringe	Esófago	Pulmón	Estómago	Páncreas	Riñón	Colon y recto	Próstata	Vejiga	Endometrio	Mama
Chili						■							
Carne roja				■	■		■					■	
Carne procesada				■	■	■				■			
Alimentos ahumados						■							
Alimentos animales a la brasa						■							
Leche y productos lácteos										■			
Grasa total					■								■ *
Grasa de origen animal									■				
Mantequilla					■								
Alimentos azucarados									■				
Queso									■				
Arsénico en agua								■			■		
Alimentos que contienen hierro									■				
Hierba mate estilo tradicional	■	■	■										
Bebidas muy calientes				■									
Alcohol							■						
Alimentos que contienen fructosa							■						
Alimentos que contienen grasas saturadas							■						
Alimentos ricos en calcio										■			

* Mujer posmenopáusica

Tomado del informe del World Cancer Research Found y American Institute for Cancer Research (ampliado con Continuos Update Project).

EVIDENCIA DE GRADO LIMITADO-SUGERENTE Y DISMINUCIÓN DEL RIESGO DE DESARROLLAR UN CÁNCER													
	Nasofaringe	Esófago	Pulmón	Estómago	Hígado	Páncreas	Riñón	Colon y recto	Próstata	Vejiga	Endometrio	Ovario	Cérvix
Fibra dietética		■											
Vegetales no almidonados	■		■					■					
Zanahorias													■
Frutas	■				■			■					
Legumbres				■					■				
Alimentos contienen folato		■											
Alimentos contienen selenio			■	■				■					
Alimentos contienen piridoxina (vitamina B6)		■											
Alimentos contienen vitamina E		■							■				
Alimentos contienen quercetina			■										
Vitamina D								■					
Leche										■			

Tomado del informe del World Cancer Research Found y American Institute for Cancer Research (ampliado con Continuos Update Project).

CAPÍTULO 6

PATRONES ALIMENTARIOS

Lo que de verdad importa

Imagina, por un momento, la interpretación más emocionante de tu sinfonía preferida. Aquella en la que no dudarías en afirmar que la orquesta, en su conjunto, ha logrado un resultado armonioso, dinámico, único... Si a continuación escucharas la misma interpretación pero por grupos de instrumentos —cuerda, viento, percusión— comprobarías que la esencia del conjunto se ha desvanecido un poco. Si además pidiéramos a cada músico que tocara la misma pieza individualmente, los sonidos aislados del violín, la flauta o el triángulo... no lograrían transmitirnos la complejidad y la riqueza del conjunto de la orquesta, a pesar del virtuosismo de cada uno de ellos. Sin duda, los músicos son insustituibles y contribuyen a la grandiosidad de la orquesta, pero solo en la medida en que tocan juntos y siguiendo las directrices de un director, el resultado es magnífico.

Con la alimentación nos gusta utilizar el mismo símil. Nuestro **patrón alimentario**, en su conjunto, sería el equivalente a la orquesta y su complejidad. Cuanto más equilibrado... mejores resultados. Los **grupos de alimentos**, al igual que las categorías musicales, deben intervenir en determinada proporción para contribuir al conjunto eficazmente. Cada **alimento**, individualmente, con sus nutrientes y micronutrientes, contribuye a la buena alimentación, pero jamás podrá sustituir a la bondad del conjunto.

El estudio de los micronutrientes, nutrientes, alimentos, grupos de alimentos... resulta interesante, solo si somos capaces de superarlo, trascenderlo e integrarlo en la complejidad del patrón alimentario. Todas y cada una de las partes y sus complejas interacciones contribuyen activamente al logro de un conjunto equilibrado, pero cuando el análisis se vuelve individual y pormenorizado, sin duda se pierde la esencia del conjunto. El patrón alimentario completo adquiere propiedades que no se encuentran en los alimentos aislados.

Patrones alimentarios y evidencia científica

Hemos realizado un recorrido empezando por las sustancias aisladas como los fitoquímicos, las vitaminas, los minerales..., hemos continuado con los alimentos y acabamos de estudiar la evidencia por grupos de alimentos. Si está despertando ya tu espíritu crítico, quizá te estés cuestionando que, al fin y al cabo, tú no comes por grupos de alimentos —a la mañana lácteos, al mediodía vegetales y a la noche legumbres— sino que en una misma comida combinas diferentes grupos de alimentos —lácteos y cereales a la mañana, vegetales, carnes y frutas al mediodía...

Lo que comes cada día y día tras día, es decir, tu forma habitual de alimentarte, es lo que conforma tu patrón alimentario. Por lo tanto, siguiendo con el espíritu crítico, la pregunta que probablemente te estés haciendo ahora es: ¿por qué no se estudia la evidencia por patrones, en vez de por grupos de alimentos? Al fin y al cabo, lo que va a preservar o alterar nuestra salud es lo que comemos en el día a día, la mayoría de los días. ¿Por qué carecemos entonces de evidencia científica en relación a los patrones? Hay varias razones.

Por un lado, el enfoque de patrón alimentario es demasiado amplio y difuminado para que los expertos sean capaces de ofrecernos grados de evidencia. Si estudiar los diferentes grupos de alimentos tiene limitaciones y aspectos confusos, estos impedimentos se multiplican cuando se estudian los patrones alimentarios. Aun siguiendo el mismo patrón, la cantidad y variedad de alimentos que ingerimos las personas suele ser muy diferente. Por otro lado, los resultados de los estudios en grandes grupos de seres humanos se basan frecuentemente en los datos recopilados. Hay técnicas más fiables y precisas para recopilar datos y otras que no lo son tanto. No es lo mismo recoger datos mediante un diario de consumo de alimentos que con un cuestionario de frecuencia alimentaria. Incluso centrándonos en los cuestionarios, los hay más generales o más precisos. No es lo mismo preguntar cuánta carne has comido, que indagar cuánta carne roja, cuánta de ave, cuántas vísceras... Los métodos de recogida de datos que requieren recordar lo que se ha comido en el pasado están sujetos a imprecisiones y presentan cierto componente de subjetividad. Finalmente, es importante destacar que la forma habitual de alimentarse suele estar relacionada con el estilo de vida. Por ejemplo, las personas vegetarianas llevan un estilo de vida en el que se hace ejercicio, no se fuma ni se bebe alcohol, se lleva una vida ordenada... Por lo tanto, aunque todos estos factores favorecen la salud, a la hora de estudiar los patrones crean confusión, ya que es difícil discernir la responsabilidad de cada uno de ellos en el mantenimiento de la salud.

En un estudio reciente, realizado con 1.017 mujeres diagnosticadas de cáncer de mama y otras 1.017 mujeres sanas, se les preguntó sobre la dieta que habían seguido durante los cinco años previos al estudio. Imagina, por un momento, que te preguntan en un cuestionario cómo te has alimentado en los últimos cinco años. ¿Crees que es posible contestar, con un mínimo de rigor, a esta pregunta? Aunque te resulte sorprendente, muchos estudios están basados en cuestionarios de este tipo donde las imprecisiones, sin duda, son altísimas y las conclusiones, de dudoso valor. Incluso cuando se pide a las personas que rellenen un diario con los alimentos que consumen, lo que en principio podría parecer una recopilación rigurosa, presenta claras diferencias en cómo lo rellenan hombres y mujeres, por poner un ejemplo. A veces, la verdad no emerge en un estudio porque es complicado diseñar el estudio que nos muestre la verdad y que esta no sea modificada por las limitaciones metodológicas.

Por todo ello, el estudio de los patrones sirve para crear asociaciones, pero no para establecer una relación causa-efecto. Es decir, sirve para ofrecernos pistas de ciertas relaciones, pero no para afirmar rotundamente que un determinado patrón causa una determinada enfermedad.

Quizá ya no te sorprenda y puedas entender por qué las conclusiones de los diferentes estudios pueden llegar a ser incluso contradictorias. Si en el campo científico resulta muy difícil obtener una prueba absoluta, cuando se estudian los patrones alimentarios... es prácticamente imposible. Por todo ello, podríamos concluir afirmando que, en alimentación, no hay verdades absolutas porque todos los estudios están sujetos a multitud de imprecisiones y presentan limitaciones, tanto en su diseño, como en su ejecución.

Los expertos del World Cancer Research Found (WCRF), concluyen que no es posible emitir juicios sobre la posible relación entre los patrones alimentarios y el riesgo de desarrollar un cáncer. Los patrones sirven para crear asociaciones pero no para emitir un juicio a partir de esa asociación. El estudio de la forma global de alimentarnos no permite crear una relación causa-efecto.

Este es un error frecuente en los medios de comunicación, donde es habitual publicar que un patrón de dieta ha demostrado que reduce en un porcentaje determinado la incidencia del cáncer.

El patrón alimentario como un todo integrado

El patrón alimentario funciona como un todo. Lo que determina tu estado de salud no son los alimentos aislados, sino todo lo que comes. Que tomes té verde todos los días es un dato insignificante en el conjunto de todo lo que comes a lo largo del día. Incluso que te decidas por una chuleta ecológica en vez de la convencional llena de sustancias químicas, no cambia esencialmente las cosas porque ambas chuletas tienen un perfil nutricional semejante. Ambas son ricas en proteína y grasas animales. Se ha observado que el hecho de modificar las cantidades de un solo nutriente en la dieta manteniendo el mismo patrón general no ofrece como resultado una mejoría para la salud. Veámoslo con un ejemplo: los sudafricanos blancos tienen una incidencia de cáncer de colon superior a los sudafricanos negros. Se sabe que consumir alimentos ricos en fibra dietética disminuye el riesgo de desarrollar este tumor. Por este motivo, en un primer momento se pensó que la diferencia entre blancos y negros se debía a que estos últimos comían abundante maíz sin refinar, que les aportaba una considerable cantidad de fibra dietética. Sin embargo, en la actualidad, los sudafricanos negros han modificado su dieta y comen menos fibra que los blancos pero, a pesar de ello, la incidencia de cáncer de colon sigue siendo más baja en la población negra. Los sudafricanos blancos no consumían mucha fibra pero, además, su patrón alimentario se caracterizaba por un amplio consumo de proteínas de origen animal, grasas totales y grasas animales. Este ejemplo pone en evidencia que no se puede entender la enfermedad o la salud en base a un único factor dietético, sino a todos en su conjunto.

En nuestra sociedad, hay muchas personas que practican una dieta de alto riesgo rica en grasas, proteínas animales, hidratos de carbono refinados, abundante sal, alimentos fritos y alcohol. Se abusa de alimentos hipercalóricos o con alta carga glucémica. Añadir ciertos alimentos saludables a este patrón alimentario o incluso reducir alguno de los nocivos, puede no ser suficiente para disminuir el riesgo de enfermar. Hemos comentado que el consumo de leche y derivados lácteos reduce el riesgo de desarrollar cáncer de colon. Paradójicamente, en los países donde más leche se consume —Europa y Estados Unidos—, la prevalencia del cáncer de colon es mayor. ¿Cómo es posible siendo la leche un alimento protector? Porque al fin y al cabo, lo que cuenta es la alimentación en todo su conjunto y no en base a alimentos aislados. De poco sirve tomar leche si la acompañamos de una alimentación baja en fibra, rica en proteínas y grasas de origen animal o de alimentos procesados industrialmente.

Lo que preserva la salud o la resta son los patrones dietéticos y no el consumo de ciertos alimentos o grupos de alimentos, por muy anticancerígenos que estos sean.

Los patrones alimentarios más estudiados

Hasta mediados del siglo pasado, cada zona geográfica practicaba un patrón alimentario que le caracterizaba. Factores como el clima, la proximidad del mar, los cultivos predominantes... favorecían que, en cada zona, las personas se alimentaran de una manera similar, dependiendo de la disponibilidad de los alimentos locales. Con la globalización y el desarrollo del transporte, este patrón geográfico se fue perdiendo, favoreciendo formas de alimentación cada vez más uniformes en las diferentes sociedades desarrolladas. En la actualidad, los alimentos procesados industrialmente representan una parte importante del consumo humano en estas sociedades.

Se ha observado que algunos problemas de salud se agrupan en las mismas áreas geográficas o en sociedades que siguen un patrón alimentario similar. Esto hace pensar que comparten causas, y la forma habitual de alimentarse puede ser una de ellas. También se ha visto que, a medida que una sociedad en desarrollo adquiere riqueza, las personas comienzan a modificar sus hábitos alimentarios y, en consecuencia, las enfermedades que padecen. Las llamadas «enfermedades de ricos» y «enfermedades de pobres» están muy relacionadas con la alimentación, además del estilo de vida. Entre las primeras, destacan ciertos tipos de cáncer, diabetes y las cardiopatías coronarias. En las segundas, las enfermedades infecciosas, la úlcera de estómago, enfermedades parasitarias y otros tipos de cáncer. Otra observación constatada es que los movimientos migratorios de la población traen consigo modificaciones en los patrones de dieta y, a su vez, un cambio en el perfil de enfermedades como consecuencia del abandono de la dieta tradicional del país de origen y la adaptación a las tradiciones culinarias del país de acogida.

Existe un número ilimitado de patrones en las diferentes culturas y países, pero se han estudiado solo unos pocos. Veamos los principales.

Patrón alimentario occidental

Este patrón alimentario hace referencia a la forma habitual de alimentarse en los países con altos recursos económicos como Estados Unidos y Europa.

Características:

- Consumo frecuente y abundante de carnes rojas y carnes procesadas (vaca, cerdo, cordero, salchichas, beicon, embutidos...). En general, el consumo de alimentos de origen animal es elevado.
- Consumo de grasa de origen animal, grasa saturada y grasa vegetal hidrogenada (ácidos grasos trans), utilizados en la elaboración de alimentos procesados industrialmente.
- Consumo elevado de leche y derivados lácteos. Son alimentos ricos en grasa animal.
- Consumo importante de féculas (patatas y cereales refinados).
- Consumo elevado de productos de repostería y panadería, elaborados con harinas refinadas y con alta carga glucémica.
- Menor consumo de frutas y hortalizas, legumbres y cereales integrales.
- La distribución del consumo de alcohol es muy variable.

En resumen, se trata de un patrón donde predominan los alimentos ricos en azúcares añadidos y los alimentos refinados, así como los alimentos de origen animal, ricos en grasas y proteínas. En general, abundan los alimentos hipercalóricos y con una alta carga glucémica.

Reflexiona, por un momento, en relación a este patrón. Fíjate cuántos subpatrones diferentes se podrían hacer si tuviéramos en cuenta, simplemente, la diversidad de los alimentos que lo integran, la frecuencia y la cantidad de alimentos consumidos. Es muy diferente que tomes grandes raciones de carne roja todos los días a que comas raciones moderadas, dos veces por semana. Es diferente consumir un litro de leche de vaca a diario que tomar solamente la leche que añades al café. Y así con la mayoría de alimentos...

Los estudios sugieren que este tipo de patrón está asociado a una baja mortalidad infantil, a una talla elevada y a una baja incidencia de enfermedades infecciosas. Sin embargo, también se ha asociado a una prevalencia muy alta de enfermedades crónicas como el cáncer, principalmente de mama, próstata, colon y endometrio. No obstante, un metanálisis reciente (una revisión de varios estudios sobre el mismo tema), concluye con un resultado sorprendente, ya que no encuentra asociación entre este patrón y el riesgo de desarrollar cáncer de mama. Este tipo de tumor sí se ha asociado a un elevado consumo de alcohol —cerveza, vino, licores...—. Recuerda que en el segundo capítulo vimos algunos ejemplos de cómo influían los patrones alimentarios en las poblaciones migratorias que adoptaban un patrón de dieta occidental.

Patrón prudente

Se trata de una dieta semivegetariana, con predominio de los alimentos vegetales como las frutas, verduras, hortalizas y cereales integrales. No se excluyen los alimentos de origen animal, como el pollo o el pescado, si bien su consumo es poco frecuente. El consumo de carnes rojas y carnes procesadas es muy reducido. Las proteínas de la dieta se obtienen principalmente de las legumbres, los frutos secos y los cereales integrales. El consumo de alcohol se reserva para las ocasiones especiales.

En general, este patrón se caracteriza por el consumo de alimentos bajos en grasas y escasa proteína de origen animal y consumo abundante de frutas, verduras y zumos, lo que se traduce en una menor ingesta de colesterol y grasa saturada y una menor densidad calórica. Este patrón es habitual en comunidades rurales de países con un desarrollo económico medio-bajo. La población sigue este patrón ya que no tiene medios económicos para adquirir alimentos de origen animal. Es muy típico combinar cereales con legumbres, a modo de comida básica.

Una excepción son los fieles de la Iglesia Adventista del Séptimo Día de California. Estos han seguido durante muchos años este patrón y han sido objeto de numerosos estudios. La mayoría de estas personas no consumen alcohol ni tabaco. En general, la mortalidad por causas ajenas al cáncer es notablemente inferior en las personas que practican dietas semivegetarianas. Los estudios sugieren que tienen una mortalidad por cáncer de colon y cáncer de pulmón inferior a la de la población americana, si bien, hay que tener en cuenta que no fuman. La prevalencia de tumores de mama y próstata es similar. Sin embargo, la evaluación sistemática de nuevos estudios que han sido publicados con posterioridad y un metanálisis, sugieren que el patrón de dieta prudente puede asociarse a un ligero descenso del riesgo de desarrollar cáncer de mama. Una vez más, lo resultados parecen ser contradictorios. En cualquier caso, este patrón está incrementando su popularidad, debido a sus posibles efectos beneficiosos sobre la salud.

La dieta mediterránea

La dieta mediterránea hace referencia a la forma de alimentarse que, durante siglos, mantuvieron los países del litoral mediterráneo. Este patrón se define por la frecuencia de consumo de diferentes grupos de alimentos:

- Alto consumo de hortalizas, verduras, frutas, hierbas aromáticas y especias.
- Alto consumo de legumbres.
- Alto consumo de cereales. En nuestro país, especialmente pan elaborado con harina de trigo, aunque también pasta y arroz.
- El consumo de pescado fresco, era considerablemente mayor en las regiones costeras. En el interior, se tomaba en forma de salazones y conservas en escabeche y aceite.
- Consumo moderado de productos lácteos, principalmente fermentados, como el queso y el yogur, y escaso consumo de lácteos fluidos.
- La carne roja se consume unas cuantas veces al mes. El pollo y los huevos, pocas veces a la semana.
- Probablemente, el rasgo más característico de la dieta mediterránea sea el alto consumo de aceite de oliva, lo que implica consumir ácidos grasos monoinsaturados, en lugar de grasas saturadas. El consumo de mantequilla era más típico de la zona norte de España (quizá por la influencia francesa). En las zonas donde se criaban cerdos se utilizaba la manteca como grasa para freír o para elaborar productos de repostería.
- Dulces ocasionalmente.
- Consumo moderado de vino.
- Café con azúcar añadido.

Se trata de un patrón donde predominan los productos frescos, el consumo de una alta cantidad de fibra dietética y escasa cantidad de grasa saturada. Estas serían las características generales de la dieta, si bien sería fácil detectar variaciones entre los diferentes países del litoral mediterráneo. Incluso dentro de un mismo país —como sucede en España—, la dieta varía considerablemente de unas regiones a otras. Por ejemplo, los estudios han detectado variaciones importantes en el consumo de cereales, fruta, verduras, hortalizas, carne y productos lácteos. Se aprecian también diferencias cuando se comparan sociedades más acomodadas con las más desfavorecidas, aun en la misma zona geográfica.

Cuando analizamos la dieta de los países mediterráneos en la actualidad, podemos observar que las costumbres alimentarias de otros lugares o los productos elaborados por la industria han alterado considerablemente el patrón mediterráneo clásico. Se ha pasado de una dieta propia de una economía de subsistencia, sin apenas influencias culturales externas, donde se consumían productos de la tierra o pescados del mar, a una dieta basada en una economía de mercado. La industria y los medios de transporte ponen a disposición de los habitantes los alimentos característicos del patrón occidental, así como los alimentos procesados industrialmente. En general, grasa, azúcar y sal abundantes a precios muy asequibles. Algunos autores han llegado a sugerir que, actualmente, es precisamente en el Mediterráneo donde menos se practica la dieta mediterránea.

En cuanto a los beneficios que presenta el patrón mediterráneo en relación con el cáncer, el estudio EPIC sugiere que aquellas sociedades que practican la dieta mediterránea al estilo tradicional presentan una menor prevalencia de ciertos tumores, sobre todo de mama, ovario, endometrio, próstata, colon y recto, estómago y páncreas. Un estudio español publicado en el año 2014 asocia el seguimiento de la dieta mediterránea con una menor prevalencia de cáncer de mama. En general, practicar esta dieta reduce en un 17 % las posibilidades de morir por cáncer en hombres y en un 12 % en mujeres, si bien, estas cifras hay que interpretarlas con mucha precaución, debido a las limitaciones que plantean los estudios de los patrones.

El efecto beneficioso de esta dieta es muy débil para cada grupo de alimentos que la componen. Es decir, evaluando cada grupo de alimentos por separado, se aprecia que no gozan de un grado de evidencia científica relevante. Si recuerdas los cuadros, tan solo disponemos de una evidencia de grado medio para las frutas, hortalizas y verduras (vegetales no almidonados) y de evidencia alta para el consumo de diferentes alimentos ricos en fibra que nos protegen frente al cáncer de colon y recto. Sin embargo, cuando se analiza esta dieta en todo su conjunto y no por grupos de alimentos, parece que los datos se vuelven significativos. Este hecho nos conduce a reflexionar si los datos respaldan el concepto de sinergia de los alimentos. Además de lo que se consume, creemos que tiene mucha importancia lo que no se consume, como las carnes rojas y procesadas, grasa de origen animal y alimentos procesados industrialmente.

La dieta vegetariana

Se caracteriza por el consumo preferente de alimentos vegetales y la exclusión de alimentos de origen animal. Entre los diversos motivos para practicar una dieta vegetariana destacan los religiosos, la preservación de la salud, la conservación medioambiental y el respeto por los animales. Los vegetarianos más que una dieta siguen un estilo de vida, si bien existen diferencias sustanciales entre los diferentes practicantes:

- *Vegetarianos estrictos* (también llamados *veganos*): comen exclusivamente alimentos de origen vegetal. Excluyen la carne, el pescado, los huevos y la leche. Pueden rechazar incluso alimentos procedentes de la agricultura convencional.
- *Dieta lactovegetariana*: además de productos vegetales, incluyen también la leche y derivados lácteos.

- *Dieta ovolactovegetariana:* se consumen vegetales, huevos y productos lácteos.

Por todo ello, puede ocurrir que las diferencias entre las dietas vegetarianas y las no vegetarianas no sean tan marcadas, ya que algunos vegetarianos consumen huevos, leche y derivados lácteos y otros, incluso pollo y pescado ocasionalmente, y algunas personas no vegetarianas consumen pocos alimentos de origen animal.

Una dieta vegetariana también puede ser una «dieta basura» si incluye abundantes azúcares simples añadidos, repostería y pasta. La repostería, además de azúcares, suele contener gran cantidad de grasa. Una persona puede ser vegetariana estricta y, sin embargo, consumir alimentos refinados en vez de integrales. Comer vegetales de origen ecológico suena muy bien pero no siempre es sinónimo de una dieta variada y equilibrada.

Una dieta vegetariana adecuadamente planificada y combinada no es deficiente en nutrientes. Cubre todas las necesidades diarias recomendadas, tanto de proteínas totales, como de aminoácidos esenciales (constituyentes de las proteínas). Los alimentos de origen animal como la leche, los huevos, la carne y el pescado poseen todos los aminoácidos esenciales. Estos son aquellos que nuestro organismo no puede sintetizar y hay que aportarlos con la dieta. Sin embargo, los alimentos del reino vegetal no tienen todos los aminoácidos esenciales. Unos vegetales tienen aminoácidos que no están presentes en otros, por lo que habría que combinar diferentes tipos de vegetales para incorporar todos los aminoácidos esenciales a nuestro organismo. Por ello, los vegetarianos deben tener especial cuidado en tomar aminoácidos procedentes de diferentes alimentos. Esta combinación no tiene que darse obligatoriamente en una misma comida, basta con que se produzca a lo largo de las diferentes comidas del día. En este sentido, las legumbres se complementan muy bien con los cereales integrales, ya que unos aportan aminoácidos esenciales que no tienen otros.

La vitamina B_{12} se encuentra solo en los alimentos de origen animal. En algunos textos se afirma que la espirulina (un alga) contiene abundante cantidad de vitamina B_{12}. Sin embargo, lo que realmente contiene esta alga son análogos de la vitamina B_{12}. Las técnicas de medida habituales no suelen distinguir entre vitamina B_{12} y los análogos. Cuando se emplean técnicas de medición más avanzadas, se confirma que muchas sustancias medidas como vitamina B_{12} no lo son y que el contenido real en algunos alimentos como la espirulina y otras algas marinas, así como en alimentos fermentados como el miso y el tempeh, es bajo. Los requerimientos de esta vitamina son escasos, pero en el caso de tener niveles bajos, se deben prescribir suplementos.

En personas vegetarianas, la muerte debida a causa del cáncer es inferior que en la población general. Esta disminución afecta principalmente al cáncer de colon, con un efecto directamente proporcional al tiempo de duración de los hábitos vegetarianos. Es decir, a más años de práctica vegetariana, mayor protección frente al cáncer. En Estados Unidos, los resultados del estudio de salud de los fieles de la iglesia adventista, sugieren que los vegetarianos tienen un riesgo menor de desarrollar cáncer de colon y próstata que los no vegetarianos, pero el riesgo de padecer cáncer de mama no difiere entre ambos grupos. Sin embargo, un estudio publicado con posterioridad, el Oxford-Vegetarian Study, sugiere que la incidencia de cáncer total es menor en la población vegetariana que en la población general, pero sorprendentemente, el cáncer colorrectal es mayor entre la población vegetariana. Una revisión de cinco estudios prospectivos no ha encontrado diferencias en la mortalidad por cáncer colorrectal entre vegetarianos y no vegetarianos. Como puedes apreciar, los estudios obtienen resultados contradictorios. Sabemos que la carne roja y la carne procesada favorecen el desarrollo de cáncer colorrectal y también sabemos que el consumo de alimentos ricos en diferentes tipos de fibra dietética reduce el riesgo de desarrollar cáncer de colon y recto. Los vegetarianos no consumen habitualmente carne y además consumen alimentos ricos en fibra. ¿Cómo es posible que existan resultados tan contradictorios? Ya te hemos mencionado que la manera de recopilar los datos en los diferentes estudios influye en los resultados. También influye notablemente cómo son los grupos que se comparan. Hay tantos matices a tener en cuenta, que en los estudios difícilmente encajan todas las piezas del puzle.

El estudio de China del que ya hemos hablado anteriormente ha mostrado que las personas que practicaban una dieta fundamentalmente vegetariana, con muy bajo consumo de alimentos de origen animal, presentaban menor incidencia de cáncer en general.

La dieta macrobiótica

Es una dieta que evoluciona en diez etapas hacia una forma de alimentarse compuesta casi exclusivamente por arroz integral. Incluye preferentemente cereales integrales y frutos secos, verduras, hortalizas, legumbres, algas y pescado. Poca fruta, solo la producida localmente y en los periodos de recolección natural. No está permitido el consumo de carnes, huevos, lácteos, miel y edulcorantes artificiales. Tampoco los alimentos procesados como el azúcar y las conservas, ni alimentos con colorantes, aditivos ni especias.

Se trata de lograr un balance entre los alimentos yin (alimentos pasivos) y yang (alimentos activos). La clasificación no se realiza en función de los macronutrientes o micronutrientes que contienen los alimentos, sino por su forma, color, textura, sabor, pH, contenido en agua, forma de preparación, etc. Esta dieta tiene que guardar un equilibrio entre alimentos yin y yang.

Los alimentos deben proceder de la agricultura ecológica y ser cocinados de forma sencilla. La mayor parte de la dieta, aproximadamente entre un 50 y un 60 %, debe estar constituida por cereales integrales, entre un 25 y un 30 % por verduras y entre un 5 y un 10 % por legumbres, frutos secos, tés de hierbas y pequeñas cantidades de pescado y algas marinas.

La dieta macrobiótica se ha propuesto tanto para preservar la salud, como para tratar enfermedades como el cáncer o el sida. Sin embargo, no hay ni siquiera una mínima evidencia que demuestre que esta dieta sirva para tratar estas enfermedades. Las afirmaciones están basadas en casos aislados, mal documentados y que, además, habían recibido tratamiento convencional.

Reflexiones en torno al patrón alimentario

Después de lo que te hemos contado sobre los patrones alimentarios, tienes motivos para estar decepcionado. Por un lado, estamos insistiendo en que es el patrón el que preserva o altera la salud y, por otro, te decimos que los datos disponibles son poco fiables e incluso contradictorios.

Por suerte, estás en condiciones de entender por qué es así. Además, vas captando que se trata de utilizar la información disponible, de la mejor manera posible; esto es, rescatando el sentido común. Quizás estás haciendo encaje de bolillos para intentar «encajar» en alguno de los patrones descritos anteriormente. Los autores aspiramos a más. Aspiramos a que te diseñes tu propio patrón, en base a los conocimientos que nos ofrece la ciencia, pero incluyendo también tus necesidades energéticas particulares, así como tus gustos y preferencias. No te asustes, te guiaremos y terminarás por lograrlo.

En este momento te vamos a explicar las ideas principales que deberás tener en cuenta en el diseño de tu patrón. Te las adelantamos para que el capítulo 10, «Manos a la obra», sea muy práctico. Primera idea, huye del patrón de dieta occidental por su riqueza en alimentos de origen animal, ácidos grasos omega 6 y alimentos refinados y procesados industrialmente. A partir de esta norma tan básica, iremos añadiendo lo que se conoce por los estudios experimentales, lo que se sabe sobre los alimentos y las conclusiones que nos ofrece la evidencia científica en relación a los grupos de alimentos. Vayamos poco a poco.

Aun subrayando la idea de que «del ratón al humano hay un buen tramo», el laboratorio nos ofrece infinidad de datos. ¿Qué nos dicta el sentido común al respecto? Si los alimentos que contienen las sustancias estudiadas a nivel experimental no tienen efectos negativos para la salud, cabe plantearse si su consumo está plenamente justificado. Por ejemplo, la cúrcuma ha demostrado tener numerosas propiedades anticancerígenas. No sabemos cómo actúa en el interior de nuestro organismo, ni la cantidad y frecuencia con la que habría que tomarla para lograr sus efectos beneficiosos. Pero sabemos con certeza que su consumo no resulta perjudicial para nuestra salud. ¿Por qué no incorporarla entonces a nuestra dieta habitual?

De los alimentos, hemos aprendido que además de valorarlos por las sustancias que contienen hay que considerar también otros factores, como su aporte calórico o la carga glucémica que presentan. Existen alimentos que, aun teniendo sustancias anticancerígenas, hay que consumirlos en pequeñas dosis, ya que aportan muchas calorías a nuestra dieta.

En relación a los datos por grupos de alimentos que provienen de la evidencia científica, habrá que tener en cuenta que la evidencia de grado alto y medio se consideran evidencias sólidas, pero nuestra sugerencia es que no desprecies la evidencia de grado limitado-sugerente cuando diseñes tu propio patrón. Es más, hay grupos de alimentos para los cuales la ciencia, de momento, no dispone de evidencia. ¿Quiere esto decir que no debemos integrarlos en nuestro patrón? Por ejemplo, el grupo de los cereales, las especias, las plantas y hierbas aromáticas, las semillas, los frutos secos, las algas, las setas, los germinados... Ya conoces las características beneficiosas de estos alimentos y, aunque no exista evidencia, quizás el sentido común te dicta que los incluyas en tu patrón diario.

Otra reflexión importante de cara a diseñar tu patrón es que no todos los tumores responden del mismo modo a las influencias de la dieta. Hemos visto que hay tumores que se pueden originar por un déficit en la ingesta de alimentos que contienen sustancias anticancerígenas como las antioxidantes, las estimulantes del sistema inmunológico y las antiinflamatorias. El ejemplo más claro de este tipo de tumores son los que afectan al aparato digestivo —boca, esófago, estómago, intestino, colon y recto—, lo que implica que aportar estas sustancias beneficiosas previene el desarrollo de estos tumores. Por otra parte, hay tumores cuyo desarrollo y crecimiento no está influido por estas sustancias, sino por ciertas hormonas. Nos estamos refiriendo a los tumores hormonosensibles, cuyo desarrollo va a depender, por lo menos en parte, de estímulos hormonales. Algunos estudios han demostrado que la cantidad de estas hormonas presentes en sangre está relacionada con el tipo de dieta practicada. Un consumo frecuente de alimentos de origen animal ricos en grasas y proteínas, los alimentos hipercalóricos y los que tienen alta carga glucémica se relacionan con la secreción de algunas hormonas —estrógenos, progesterona, insulina, factores de crecimiento.

Por último, poco nos gusta escuchar que no debemos comer ciertos alimentos, especialmente cuando se trata de nuestros favoritos. Preferiríamos creer que unas patatas ecológicas del páramo de Soria, fritas en aceite de oliva virgen extra de primera presión en frío de una almazara ecológica de Jaén son infinitamente mejores para nuestra salud que las patatas fritas convencionales. Pero la realidad es que estas magníficas patatas, empapadas en grasa y sal, siguen siendo muy poco saludables porque siguen manteniendo el mismo perfil nutricional y ambas continúan siendo un alimento hipercalórico y con alta carga glucémica.

En resumen, recuerda que el patrón tiene que funcionar como un todo bien integrado. Cuando vayas a diseñar tu patrón de dieta, incluye abundantes alimentos que te aporten sustancias que te protegen del cáncer —fitoquímicos, vitaminas, minerales y fibra dietética— y elimina aquellos alimentos que promocionan el cáncer —alimentos ricos en proteínas y grasas animales, alimentos hipercalóricos, con alta carga glucémica, alcohol y sal.

En el capítulo 10, «Manos a la obra», te guiaremos —a nivel práctico— para que diseñes tu propio patrón alimentario.

Rincón del vago

Tu forma habitual de alimentarte es lo que conforma tu patrón alimentario. El estudio de los micronutrientes, los alimentos y los grupos de alimentos resulta interesante solo si somos capaces de superarlo, trascenderlo e integrarlo en la complejidad del patrón alimentario. A pesar de que tu forma habitual de alimentarte es, en gran medida, la que preserva o daña tu salud, carecemos de evidencia científica al respecto. Esto es debido a que el concepto de patrón alimentario es demasiado amplio y difuminado como para que los expertos sean capaces de ofrecernos grados de evidencia.

En muchas ocasiones, la verdad no emerge en un estudio porque resulta muy complicado diseñar el estudio que nos muestre la verdad y eso es, precisamente, lo que ocurre con los estudios que se realizan sobre patrones alimentarios. Por todo ello, nos tenemos que conformar con que el estudio de los patrones sirva para crear asociaciones, pero no para establecer una relación de causalidad, es decir, una relación causa-efecto. A pesar de todo, el estudio de los patrones ofrece ciertas pistas que pueden resultar interesantes.

Tienes que entender el patrón como un todo integrado. De modo que tu forma habitual de alimentarte tiene que ser equilibrada en su conjunto. No es suficiente con incorporar unos cuantos alimentos con propiedades anticancerígenas y que el resto de tu alimentación esté desequilibrada. A pesar de que los estudios muestran resultados contradictorios, creemos que debes alejarte del patrón de dieta occidental, en el que abundan los alimentos de origen animal ricos en grasa, proteínas y azúcares añadidos.

No hace falta seguir un patrón determinado al pie de la letra. Puedes obtener beneficio, tanto del patrón prudente, como del patrón vegetariano y mediterráneo. Cada vez hay más unanimidad en que tu dieta tiene que estar constituida principalmente por alimentos de origen vegetal —verduras, hortalizas, frutas, algas, germinados, setas, hierbas aromáticas, especias, semillas, frutos secos, cereales integrales y legumbres—. El aceite de oliva, tiene que ser la grasa que utilices en tu cocina, si bien conviene consumirlo en pequeña cantidad.

CAPÍTULO 7

DÓNDE COMPRAR Y POR QUÉ

Alimentos ecológicos frente a alimentos convencionales

Hemos mencionado en varias ocasiones que la prevención de muchas enfermedades comienza con la cesta de la compra, y que decidir lo que compramos, implica, en cierto modo, decidir con qué alimentaremos nuestras células. Ha llegado el momento de plantearnos otra cuestión. Dónde comprar los alimentos. La variedad está servida: hipermercados de las grandes superficies, mercados de abastos, la tienda de nuestro barrio, los comercios de productos ecológicos o bien en los puestos de venta de producto agrícola local, entre otros.

La sociedad actual ha traído consigo nuevos hábitos a la hora de comprar. Con la incorporación de la mujer al mundo laboral casi ha desaparecido la figura del ama de casa que se ocupaba, entre otras tareas, de hacer a diario y con mimo la compra y la comida. Un porcentaje elevado de la población dedica los sábados a realizar la compra semanal en los hipermercados localizados en las grandes superficies Hay que reconocer que resulta muy práctico, ya que en un mismo recinto encontramos todo lo necesario. En estos establecimientos, la disponibilidad de alimentos es tan alta y variada que exige un ejercicio prudente discernir qué alimentos comprar y cuáles evitar, de modo que siendo más fácil que nunca conseguir alimentos abundantes y variados, resulta más difícil que nunca llenar la cesta de manera saludable y equilibrada. La observación del contenido de los carros de la compra nos permite obtener ciertas conclusiones sobre el estilo de vida de una familia. Unos carros están repletos de bebidas azucaradas, alimentos procesados industrialmente como embutidos, salchichas, galletas, pizzas, conservas... En otros, por el contrario, predominan las frutas y las hortalizas, las legumbres, las pastas integrales... Y el tuyo, ¿cómo es? ¿te gusta lo que refleja?

Aunque tengamos la sensación de ser libres a la hora de comprar, un porcentaje importante de lo que compramos responde a elecciones irreflexivas y automáticas. Nuestra compra y, por lo tanto, lo que comemos, está condicionado por nuestro origen, nuestro entorno y educación, pero no es menos cierto que también el marketing tiene un papel importante en lo que elegimos, influyendo en nuestra respuesta a los estímulos y en nuestras emociones. Crear esos estímulos es prioritario para las marcas, bien a través de la publicidad, de la forma y el diseño del envase, de un pequeño obsequio que puede contener el envase en su interior, o del posicionamiento del producto en los supermercados. Los publicistas conocen muy bien cómo hacer que comamos con los ojos. Las empresas buscan estrategias para que nos decantemos por un envase y no por otro y, en ocasiones, se invierte tanto o más en el diseño del envoltorio que en el propio alimento.

La publicidad busca también despertar emociones en los potenciales compradores, y estas pueden tener un papel decisivo en nuestra decisión de compra. Términos como «sano», «artesano», «como en casa», «con la receta de la abuela», «natural» son apelaciones que se presentan para conectar con alguna de nuestras emociones. Queremos hacer un apunte respecto al término «natural», ya que se tiende a utilizar de forma indiscriminada, enfrentándolo a artificial, como el bien al mal. Sin embargo, ni lo natural es sinónimo de bueno y saludable, ni lo artificial de peligroso e indeseable. De hecho, cuando uno lee la letra pequeña, comprueba, en ocasiones, que el supuesto producto «natural», no lo era tanto. Antes de comprar un producto supuestamente saludable, lee bien los datos nutricionales y aprende a interpretarlos. Cuanto más sepamos de un producto, más provecho sacaremos de él.

Una mayor concienciación y cultura alimentaria permiten

que la cesta de la compra esté menos sujeta a estímulos externos y emociones y responda a elecciones propias, en base a criterios personales basados en el conocimiento y los gustos.

Agricultura ecológica frente a Agricultura convencional

Un aspecto interesante a tener en cuenta a la hora de hacer la compra es la **contaminación** que pueden presentar los alimentos, sean estos frescos o procesados. Aquí entramos de lleno en el dilema de si merece la pena comprar alimentos de procedencia ecológica o, por el contrario, no es necesario.

Para abordar este tema, es imprescindible que conozcas las diferencias existentes entre los alimentos que proceden de la agricultura ecológica y los que proceden de la agricultura convencional. Antes de avanzar, queremos dejar claro que este libro no pretende abordar si la agricultura ecológica representa una verdadera alternativa global o si es más respetuosa con el medio ambiente. Simplemente, intenta realizar una puesta al día sobre dónde comprar y qué tipo de alimentos adquirir para optimizar la calidad de nuestra alimentación.

Agricultura ecológica

La agricultura ecológica, también denominada *orgánica* o *biológica*, está regulada en España desde el año 1989 y desde el 1 de julio de 2010 es obligatorio exhibir el distintivo de la Unión Europea. Son productos certificados, sometidos a inspección, para asegurar que cumplen una serie de requisitos.

Tiene como objetivo restaurar la fertilidad de la tierra, para que las propias plantas sean capaces de defenderse solas contra sus enemigos naturales. Los productos agrícolas se cultivan sin abonos químicos ni plaguicidas de síntesis. La fertilización nitrogenada es exclusivamente orgánica (estiércol, compost, abonos verdes). La práctica de las rotaciones es sistemática.

No obstante, existen lo que podríamos denominar las **alternativas intermedias**. Estos métodos no son estrictamente de la agricultura ecológica, ya que toleran una pequeña cantidad de nitrógeno líquido y algunos plaguicidas, pero son métodos de producción sostenible. Con estos métodos alternativos se promueve una reducción notable del uso de abonos químicos y de plaguicidas. Se diferencian de la agricultura convencional intensiva en que, por ejemplo, no se planta más de dos veces consecutivas el mismo cultivo en la misma parcela, no se usan fungicidas para los cereales y se aplica un único insecticida. Tampoco se deja el terreno desnudo en invierno.

Otro método alternativo es el que se denomina **producción integrada**. Se intenta reducir al mínimo posible el uso de abonos y plaguicidas y se practican la lucha biológica, las rotaciones variadas o la plantación de setos con el fin de establecer un equilibrio.

Algunos pesticidas utilizados hoy en día son biopesticidas, microorganismos o sustancias químicas específicas para algunas especies que frenan las plagas pero no las eliminan. Los biopesticidas no dejan residuos en los cultivos, ya que se degradan y se eliminan fácilmente con el agua. Los biopesticidas microbianos provienen de bacterias, virus u hongos naturales o alterados genéticamente, como por ejemplo, el *Bacillus thuringiensis*. Se trata de una bacteria común en el suelo que se altera genéticamente para que sea tóxica para determinados insectos. En el apartado de los biopesticidas sintéticos se encuentran las feromonas. También se suelen utilizar como pesticidas los productos naturales como la sal, el ácido bórico, las cáscaras de huevo trituradas, etc. La mariquita es un insecto que se alimenta, a su vez, de pequeños insectos, con una marcada predilección por los pulgones. La colocación, entre los cultivos de plantas con fuerte olor como por ejemplo la hierbabuena, la salvia, el ajo o la cebolla, puede servir también para impedir varias plagas de insectos.

AGRICULTURA ECOLÓGICA: NO ES ORO TODO LO QUE RELUCE

La pretendida mayor seguridad de los productos de la agricultura ecológica se basa en la prohibición del uso de fertilizantes minerales nitrogenados y de plaguicidas y antifúngicos de síntesis. Se utiliza estiércol animal o materia orgánica, ambos de preferencia compostados. Pues bien, este tipo de prácticas presentan también algunos riesgos como a continuación se van a detallar. Investigadores de la Universidad de Minnesota publicaron un trabajo en el año 2004 en el que se examinaba la presencia de bacterias coliformes fecales en muestras de frutas y verduras procedentes tanto de la agricultura ecológica como de la agricultura convencional. Las bacterias aparecieron en el 9,7 % de las muestras procedentes de la agricultura ecológica, frente al 1,6 % de las que provenían de la agricultura convencional. El producto más contaminado por Escherichia coli fue la lechuga ecológica (22 %). Esta mayor presencia de coliformes en los productos ecológicos respondía a la presencia de estiércol fresco. La cepa letal de E. Coli 0157:ht fue la causante de 21 muertes en Lancashire en el año 1997. En el año 2006, en el estado de California, el consumo de espinacas biológicas contaminadas afectó a 200 personas, ocasionando 3 muertes y daños renales irreversibles en varias personas. Más recientemente, en Europa, durante la «crisis del pepino» del año 2011, los alemanes tardaron en localizar que la fuente de la intoxicación alimentaria estaba en unos brotes de fenogreco ecológicos importados de Egipto. Mientras tanto, fallecieron 50 personas y 4000 tuvieron que ser hospitalizadas.

Otra posible contaminación biológica se suele deber a la presencia de toxinas producidas por hongos. La menor eficacia de los métodos de control antifúngico aplicados permite un mayor desarrollo de hongos en los productos procedentes de la agricultura ecológica. Estas toxinas pueden presentar toxicidad hepática y ser promotoras de tumores en animales de experimentación.

En la agricultura ecológica o sus métodos alternativos están permitidos productos inorgánicos. Se permiten 7 elementos traza, 7 encalantes, 2 inoculantes para el suelo, 17 abonos complejos, 6 abonos potásicos y 5 abonos fosfatados. Además se aceptan 14 fungicidas y 8 insecticidas naturales entre los que se encuentra la rotenona, un tóxico ecológico que se emplea para eliminar las plagas en los frutales, la sarna y las pulgas. Si bien la rotenona es uno de los pocos insecticidas que la Unión Europea permite usar en la agricultura ecológica, la OMS lo clasifica como moderadamente peligroso. En Estados Unidos, en las Islas Vírgenes y Hawái, la rotenona se utiliza legalmente a gran escala para aniquilar los peces exóticos que llegan a sus ríos. Es la forma elegida para recuperar las poblaciones de peces nativos de agua dulce. El científico español Francisco Montojo, que investiga en la Universidad de Dresde, en Alemania, ha conseguido por primera vez un modelo animal que reproduce el párkinson desde el principio hasta la aparición de los síntomas motores. Este investigador suministró rotenona a 110 cobayas mediante una sonda nasogástrica en concentraciones tan bajas que no se detectaban en el sistema nervioso central ni en la sangre periférica, pero sí en el intestino. Al mes y medio de haberles suministrado el tóxico, la enfermedad ya ofrecía señal en los animales.

Otros insecticidas permitidos son los piretroides. Para la Agencia de Protección Ambiental de Estados Unidos, existe evidencia que sugiere su posible carcinogenicidad. En cuanto a las sales de cobre, son hepatotóxicas y van a ser prohibidas por la Unión Europea.

Bruce Ames, pionero en estudiar los efectos mutagénicos de los alimentos, afirma que la proporción de insecticidas naturales que causan mutaciones en las bacterias y cáncer en roedores es la misma que la de los insecticidas sintéticos. Este autor asegura que el consumidor medio americano ingiere cada año en torno a unas 10.000 veces más plaguicidas naturales que sintéticos y pone un ejemplo muy sorprendente: En una taza de café existen más carcinógenos naturales que la dosis anual de carcinógenos sintéticos ingeridos en la dieta.

Al contrario de lo que se piensa, en la agricultura ecológica se pueden utilizar pesticidas como opción definitiva para el control de plagas cuando han fallado todos los demás métodos, o estos han demostrado no ser eficaces. Cuando se realizan inspecciones, se ha observado que la proporción de muestras delictivas suele ser similar tanto para la agricultura ecológica como para la agricultura convencional. Es lógico pensar que, cuando la cosecha está en peligro, la cantidad de agricultores que se saltan las reglas sea similar para ambos tipos de agricultura. Hay que tener en cuenta que existen plagas de insectos y enfermedades vegetales para las que la agricultura ecológica carece de soluciones. En una comparativa que realizó Consumer en el año 2003, se puso de manifiesto que un 21 % de los productos ecológicos analizados presentaban pesticidas que no están permitidos en este tipo de agricultura.

En cuanto a las semillas, lo lógico sería el uso de semillas ecológicas para la agricultura ecológica, pero como no se genera mas que una mínima fracción de las necesarias, se utilizan semillas convencionales también para la producción ecológica.

Finalmente, un alimento puede obtener el certificado ecológico, aunque haya sido producido fuera de la Unión Europea y su transporte haya requerido un gran consumo de energía, finiquitando así cualquier ventaja ecológica. Esto es muy criticado por las organizaciones ecologistas y por los defensores de la agricultura ecológica como la British Soil Association, que han llegado a proponer la prohibición del comercio internacional de este tipo de alimentos.

La certificación tampoco impide que las frutas puedan ser almacenadas dentro de las cámaras frigoríficas, a la espera de salir al mercado fuera de temporada. En ocasiones, aunque sean productos ecológicos se recolectan precozmente y maduran en las cámaras frigoríficas, en vez de al aire libre, lo que permite su transporte a lugares muy lejanos de su lugar de cultivo sin que se deterioren. A modo de curiosidad, nos gustaría comentar una noticia aparecida en el diario *El País* en junio de 2007 según la cual, la cadena de supermercados Sainsburi's habría roto el contrato de suministro de zanahorias ecológicas propiedad del príncipe Carlos de Inglaterra, ya que estas no toleraban de forma óptima el tiempo necesario requerido para el lavado, empaquetado, almacenamiento y posterior distribución del producto.

Agricultura convencional: contaminar para evitar otro tipo de contaminación

Después de la segunda guerra mundial, los científicos se percataron de que el gas tóxico utilizado en la guerra se podía emplear contra los insectos presentes en los cultivos. A partir de ese momento, y paulatinamente, la industria agrícola se ha vuelto cada vez más dependiente de la química. Las verduras y hortalizas son alimentos recomendables, pero a su vez son una fuente potencial de sustancias cancerígenas, ya que, en estos alimentos, encontramos nitratos, pesticidas, fungicidas y otros productos químicos. La flora bacteriana que existe en el intestino transforma del 5 al 20 % de estos nitratos en nitritos, y estos últimos se transforman en compuestos n-nitrosos, considerados cancerígenos.

Cuando se utilizan por primera vez los plaguicidas, los insectos se envenenan y mueren con rapidez. Pero poco a poco desarrollan cierta resistencia. Ante esta situación, se fumiga más a menudo y con pesticidas cada vez más tóxicos. Hoy día, los agricultores emplean tres veces más productos químicos que hace cuarenta años para eliminar la misma cantidad de insectos.

Los pesticidas se utilizan para evitar que se pierdan los cultivos debido a las malas hierbas, los insectos, los hongos y otros organismos, incluidos los pájaros y los mamíferos. Los roedores, además de consumir alimentos, causan contaminación de muchos alimentos con sus excrementos.

Por lo tanto, el objetivo principal es no perder la cosecha. Es decir, los pesticidas tienen lo que podríamos considerar una doble vertiente, ya que por una parte pueden resultar tóxicos y, por otra, reducen en los cultivos insectos, hongos y microorganismos que pueden ser los responsables de la pérdida de la cosecha.

Es muy difícil demostrar si un pesticida en particular provoca cáncer en el ser humano. Por esta razón, no existe ningún pesticida clasificado en el grupo I del CIRC (Agencia Internacional de Investigación y Cáncer). Sin embargo, que un producto químico no haya sido clasificado por el CIRC, no significa que no sea peligroso sino, simplemente, que no se han estudiado sus potenciales efectos cancerígenos. De los 100.000 productos químicos que han invadido nuestro ambiente desde la segunda guerra mundial, solo 935 han sido evaluados por el CIRC. En relación a la cantidad de pesticidas que se utilizan, solo se han evaluado, aproximadamente, una treintena de ellos.

Además, un dato desconocido por la mayoría de la población es que los estudios realizados por la industria de los pesticidas no se publican en revistas científicas y, por lo tanto, no existe la opción de un examen crítico. La inmensa mayoría de los pesticidas salen al mercado sobre la base de unos datos toxicológicos que no son publicados. La composición integral de los llamados *productos fitosanitarios* (herbicidas, insecticidas, fungicidas, etc.) está sometida al secreto industrial. En la década de 1990 había casi 1.000 sustancias activas de pesticidas permitidos. En la actualidad, existen 300. En pocos años se han prohibido 700 sustancias y eso da mucho que pensar. Mirando atrás se aprende mucho pero, a su vez, nos hace ser desconfiados. Muchos productos que nos aseguraron que eran completamente inofensivos y seguros han sido retirados con posterioridad. Probablemente, para entonces ya habían sido amortizados.

El DDT ha sido prohibido para su uso como pesticida en muchos países. Los pesticidas organoclorados están siendo reemplazados por otros de tipo órganofosforados y pesticidas que contienen carbamato. Estos nuevos tipos de pesticidas, son menos persistentes en el medio ambiente, y además no han mostrado actividad carcinógena en los experimentos realizados, si bien parece que pueden producir otro tipo de enfermedades.

El uso de contaminantes orgánicos persistentes (dioxinas, pesticidas organoclorados, furanos, bifenilos) fue prohibido en el año 2005. Muchos de estos contaminantes están aún presentes en los alimentos que consumimos en la actualidad, debido a su gran capacidad y potencial de acumulación dentro del sistema, como por ejemplo, en el suelo. Algunos contaminantes, como los metales pesados y los contaminantes orgánicos persistentes (COP), tienden a depositarse en el tejido graso de los animales y tardan años en metabolizarse o excretarse.

Los defensores de los plaguicidas sugieren que los pesticidas contribuyen a mejorar la productividad agrícola e, incluso, que el uso de sustancias químicas convencionales en la agricultura protege la actividad económica y la mano de obra de las zonas rurales, además de proteger a la industria química.

¿Quién sufre la acción de los pesticidas?

Muchos pesticidas sintéticos están fabricados con productos derivados del petróleo. Estos pueden permanecer en los alimentos y potencialmente representar un problema para la salud humana. Si el organismo no es capaz de eliminar eficazmente los residuos de los pesticidas, estos pueden acumularse y dañar los tejidos corporales.

Un estudio reciente realizado en Canadá concluyó que

existen residuos de pesticidas en el 15 % de las frutas y verduras comercializadas. En otro estudio se evaluó el contenido de pesticidas de 47 frutas y hortalizas. Se tomaron 87.000 muestras entre los años 2000 y 2007. La conclusión fue que una persona que consumía las 12 frutas y hortalizas más contaminadas ingería un promedio de 10 pesticidas diarios. En otro estudio se tomaron 3.742 muestras de frutas, hortalizas y cereales en mercados franceses. El resultado mostró que un 7,2 % de las hortalizas y un 8,5 % de las frutas presentaban una cantidad de pesticidas superior a la permitida. En España, un 3,9 % de las muestras contenía tasas de residuos de pesticidas por encima de los límites máximos permitidos.

En el año 2010, la Autoridad Europea de la Seguridad de los Alimentos (EFSA) evaluó un informe tras analizar 70.000 muestras de 200 tipos de alimentos. Este informe puso de manifiesto que un 3,5 % de los alimentos en la Unión Europea no superó la prueba de los pesticidas. Dicho de otra manera, el 96,5 % sí lo superaron.

En cualquier caso, no hay estudios epidemiológicos que demuestren que las exposiciones a estos contaminantes sean causa de cáncer en el ser humano. Algunos autores afirman que la cantidad de pesticidas que llega al plato es tan reducida que no consideran que sea determinante para la salud. Es posible que así sea pero, ante la ausencia de estudios, nos parece prudente aplicar el principio de precaución.

Las personas que parecen presentar un riesgo elevado son los **agricultores** que, debido a su trabajo, manejan grandes cantidades de pesticidas. La aplicación de estos productos por parte de este colectivo puede durar semanas, a razón de 2 a 3 horas al día. Las mujeres y los hijos de los agricultores, que también colaboran en las tareas, no aparecen en las estadísticas, pero están más afectados que el resto de la población. Los hijos desarrollan con más frecuencia que el resto de los niños tumores de cerebro, leucemias y una mayor prevalencia de cáncer en la vida adulta.

El Agriculture Health Study, publicado en 1993, es el mayor estudio prospectivo existente que evalúa el impacto sobre la salud de los pesticidas en el medio agrícola. Se demostró, entre los agricultores y sus mujeres, una menor incidencia de cáncer, sobre todo para los cánceres de pulmón y del área digestiva. La incidencia era ligeramente mayor para el cáncer de mama en las agricultoras (no en las esposas de los agricultores) y mucho mayor para el cáncer de ovarios en las aplicadoras industriales. Las esposas de los agricultores también presentaban una incidencia mucho mayor de melanomas. En los hombres, el estudio mostró, entre los agricultores y los aplicadores industriales, un incremento en los cánceres del sistema linfático y en el cáncer de próstata.

Además de los agricultores, también presentan un mayor riesgo los jardineros, los cuidadores de campos de golf, los encargados de realizar pulverizaciones en las viñas, aquellas personas que se dedican al tratamiento de las plantas de interior o las personas que habitan en las proximidades de los cultivos tratados.

Los efectos de los pesticidas dependerán tanto del nivel de toxicidad del pesticida, como de la cantidad y frecuencia con que se consumen. Unos pueden afectar al sistema nervioso, otros, al sistema endocrino, y otros pueden favorecer el desarrollo de cierto tipo de cánceres. Entre estos últimos, algunos pueden favorecer un tipo concreto de tumor y otros, un tumor distinto. Por ejemplo, en un estudio desarrollado con 45 pesticidas, el bromuro de metilo y los productos organoclorados aumentaban el riesgo de desarrollar cáncer de próstata. Parece ser que la exposición repetida a los pesticidas puede favorecer el desarrollo de unas anomalías en el genoma.

Los niños pueden ser especialmente sensibles a los pesticidas. Por una parte, debido a que sus órganos están en fase de maduración y desarrollo y por otra, debido a que consumen más cantidad de alimentos por unidad de peso corporal. Si el sistema excretor infantil no está desarrollado por completo, su capacidad para eliminar los residuos de los pesticidas puede estar bastante limitada. Los pesticidas pueden perjudicar a un feto en desarrollo o a un niño, bloqueando la absorción de ciertos nutrientes. A causa de estos riesgos potenciales, las mujeres embarazadas y las que practican la lactancia materna deberán pelar las frutas, así como desechar las capas exteriores de los vegetales, con el fin de reducir la exposición a los residuos. La misma recomendación es aplicable a los niños pequeños.

Alimentos transgénicos

Los organismos transgénicos son organismos en cuyo genoma se han insertado caracteres de ADN de otro organismo, lo que les puede proporcionar características nuevas, bien ecológicas, nutricionales o de otro tipo.

El objetivo con los alimentos transgénicos es alterar su ADN para conseguir determinadas ventajas. Por ejemplo, conseguir frutas sin pepitas, frutos que maduran más tarde de lo que es natural, frutas a las que se les ha modificado el sabor y el color, frutos enriquecidos en vitamina C o en vitamina E, mayor resistencia frente a plagas y enfermedades... El maíz y la soja son dos de los alimentos de origen vegetal a los que más se les ha sometido a modificaciones de su ADN.

En Europa, se han evitado los transgénicos en la comida humana. Se emplean para alimentar al ganado: terneros, cerdos y pollos. En otras palabras, no es que la carne o la leche sean transgénicos, sino que los animales de donde provienen han sido alimentados con pienso trangénico. Parte del pienso de soja se utiliza para hacer lecitina, un emulgente de las grasas que se encuentra en el 80 % de la comida industrial, como la bollería y las salsas. El maíz, además de para alimentar animales, sirve para extraer un azúcar que se utiliza como edulcorante de bebidas gaseosas. En resumen, nos alimentamos con residuos de transgénicos. Es la primera vez que en la historia de la humanidad se modifica el patrimonio hereditario genético de las especies vivas. Gilles Seralini, biólogo molecular y consultor de la UE sobre los transgénicos, afirma en una entrevista publicada en el *XL Semanal* del 5 de julio de 2009 que el salto que se ha dado del laboratorio al supermercado se ha producido sin los plazos ni las pruebas adecuadas. Según este autor, las semillas se modifican para que contengan pesticidas. El 80 % de los transgénicos se hacen para absorber un herbicida, el Roundup, que fabrica Monsanto, que a su vez es el mayor productor mundial de organismos modificados genéticamente (OMG). En el año 2007, Monsanto fue multado por anunciar que su herbicida Roundup era biodegradable. La Unión Europea ha clasificado a este herbicida como no biodegradable. Demostrar la toxicidad de los transgénicos es complicado, ya que se trata de un proceso a largo plazo. Lo único que se puede decir a día de hoy es que no se ha demostrado que sean nocivos para la salud, pero también se puede afirmar que nadie ha demostrado que no lo sean. En esta entrevista, este biólogo molecular afirmaba que la industria había admitido que no se había realizado ningún test sanguíneo de más de tres meses de duración para comprobar cómo afectaban los transgénicos a los animales. Solo se habían hecho experimentos con ratas durante tres meses, y los resultados se declararon secretos por las industrias y los gobiernos. Sin embargo, está probado que el Roundup es tóxico en células embrionarias. Según este autor, durante los últimos treinta años se han puesto en el mercado una gran cantidad de productos químicos y transgénicos sin testar convenientemente, amparados en la confidencialidad de las empresas.

Francia ha solicitado a la Unión Europea que aplique el principio de precaución respecto al maíz transgénico NK603, que cultiva el grupo Monsanto, tras hacerse pública una investigación llevada a cabo por el equipo de la Universidad de Caen, en Francia, que sugería la toxicidad de este producto, reactivando la polémica sobre estos organismos modificados. El estudio ha sido publicado recientemente por la revista estadounidense *Food and Chemical Toxicology*. El experimento muestra como un grupo de ratas alimentadas durante dos años con la citada variedad de maíz había desarrollado tumores y padecido una elevada tasa de mortalidad.

La mitad de los roedores fueron alimentados con agua y maíz NK603, una variedad de transgénico que había sido tratada con el herbicida Roundup en las dosis permitidas por la legislación de Estados Unidos. La otra mitad recibió maíz convencional. Los resultados del experimento demostraron que en las ratas alimentadas con el polémico cereal aparecían tumores hasta 600 días antes que en las que no comieron el maíz genéticamente modificado. El 50 % de los machos y el 70 % de las hembras murieron prematuramente, contra un 30 y un 20 % respectivamente del grupo control. Además, el experimento mostró que cuanto mayor era la concentración de maíz transgénico en la dieta de los roedores, mayor era su tasa de mortalidad. Fue a partir del cuarto mes cuando descubrieron los tumores y las elevadas tasas de mortalidad, mientras que las pruebas a las que recurrió Monsanto cuando solicitó la autorización para comercializar el producto se hicieron durante tres meses, nada más.

Los autores del experimento, el doctor Gilles-Eric Seralini y su equipo, alegan que hasta que hicieron el estudio, nunca antes se había hecho un seguimiento tan largo del impacto de los transgénicos en la salud. La Agencia Europea de Seguridad Alimentaria analizará los resultados de este estudio, para comprobar si sus conclusiones son ciertas.

Para algunas personas y organismos, el miedo de los europeos a los alimentos transgénicos ha sido manipulado por el lobby agrícola para conseguir una nueva forma de proteccionismo. Es cierto que los grupos de presión en torno a la prohibición de los transgénicos son muy fuertes. Si en la comunidad científica no hay unanimidad, a nivel político tampoco. Desde el 13 de enero de 2015, la Unión Europea no ofrece una posición única, sino que permite a cada país la posibilidad de prohibir o admitir los cultivos en su territorio. Entre los grandes países de la UE, las posiciones se dividen entre aquellos que se oponen a su desarrollo como Alemania y Francia, y los que se muestran favorables a este tipo de cultivos, como España y el Reino Unido. España es el principal productor de maíz transgénico de la Unión Europea, siendo el valle del Ebro y algunas áreas de Extremadura y Andalucía las principales zonas de cultivo. En el País Vasco no se practica este tipo de cultivo.

Para concluir, aunque hay opiniones en todos los sentidos, no hay datos en estudios con humanos a gran escala ni con suficiente tiempo de evolución, pero es cierto que existen muchos intereses comerciales. En la actualidad no hay unanimidad en la comunidad científica en relación al consumo de alimentos transgénicos y sus efectos sobre la salud.

No obstante, no todas las modificaciones genéticas incluyen alimentos transgénicos, en los cuales un gen de una especie es transferido a otras especies. Algunas modificaciones genéticas incluyen solo la inactivación de un gen ya existente. Por ejemplo, se pueden modificar genéticamente los tomates para mantener inactiva una enzima que es la responsable de que el tomate se ablande una vez que ha madurado. Esto resulta útil con vistas al transporte o almacenaje. También se ha conseguido que cultivos modificados genéticamente requieran una menor cantidad de herbicidas y pesticidas.

Ganadería ecológica frente a ganadería convencional

El consumo de carne, productos lácteos y algún pescado representa más del 90 % de la exposición del hombre a sustancias contaminantes conocidas. Entre estas se encuentran la dioxina, los policlorobifenilos y determinados pesticidas. Las verduras que se pueden adquirir en cualquier mercado contienen menos sustancias contaminantes que la carne. La leche ecológica está menos contaminada que la que procede de la ganadería convencional. En la conciencia colectiva de la población existe la sensación de que la carne es un alimento contaminado por el hombre. Algunos desastres como el caso de las vacas locas (encefalopatía espongiforme bovina) han contribuido a que exista desconfianza por parte de los consumidores pero, a su vez, a un mayor control por parte de las autoridades. A pesar de ello, un nuevo escándalo se produjo recientemente en Alemania con el hallazgo de dioxinas en piensos, carne y huevos. Las dioxinas son un ingrediente del agente naranja, utilizado por Estados Unidos en la guerra de Vietnam. ¿Cómo llegaron las dioxinas a los muslos de pollo o a una simple salchicha? El Gobierno alemán responsabilizó a un fabricante de piensos por haber utilizado grasas industriales. La cuestión es que obligó a cerrar miles de granjas en enero de 2011.

La ganadería intensiva requiere un constante uso de antibióticos y antimicrobianos para tratar y prevenir las enfermedades infecciosas, tan frecuentes cuando existe un hacinamiento de los animales. Las infecciones pueden retrasar el desarrollo y crecimiento del animal y eso no interesa. Los residuos de estos medicamentos pueden encontrarse en la carne y la leche que proviene de estos animales, normalmente en niveles inferiores a los permitidos por las agencias reguladoras. Cada año se administran toneladas de antibióticos al ganado, casi ocho veces la cantidad que se proporciona a los seres humanos. Estados Unidos destina a los animales el 70 % de su producción de antibióticos y China, el 46 %. El antibiótico actúa sobre los microorganismos y se favorece la expansión de las resistencias. Por todo ello, la carne que proviene de la ganadería convencional tiene más riesgo de contaminación por bacterias resistentes a antibióticos.

En las piscifactorías ocurre algo similar. De hecho, con los peces se usan más antibióticos por kilo de carne que en cualquier otra cría. Al entrar en la cadena alimentaria humana, provoca que cada vez seamos más resistentes a ciertos antibióticos.

También se emplean hormonas anabolizantes para promover el crecimiento del animal. Estas, están permitidas en

Estados Unidos, pero no en la Unión Europea. La hormona somatotropina de origen bovino y porcino se emplea para estimular la producción de leche. En estudios experimentales se ha comprobado que algunas hormonas tienen capacidad carcinógena como los estrógenos, la progesterona y la testosterona, que están reconocidos como carcinógenos por la Agencia Internacional de la Investigación del Cáncer (CIRC). A pesar de esta clasificación, no existe una evidencia epidemiológica importante para poder realizar un juicio de valor. En la carne también es posible encontrar residuos de fármacos, fundamentalmente tranquilizantes, que se utilizan durante el manejo y transporte de los animales al matadero.

Si los animales no han permanecido estabulados y se han criado al aire libre en pastos, su carne, además de no contener antibióticos ni otros fármacos, será más rica en ácidos grasos omega 3, ya que la hierba presente en los pastos es una fuente rica en estos ácidos grasos. Si por el contrario se ha practicado una ganadería en batería, estos animales no se alimentarán de hierba, sino de un pienso compuesto por maíz, soja y trigo, muy rico en ácidos grasos omega 6. Pero seamos realistas, muy pocos animales se alimentan exclusivamente a base de pastos naturales. En la mayoría de los parajes, la calidad de la hierba no es suficiente para engordar a un animal y los ganaderos optan por añadir piensos. Algunos son piensos transgénicos y otros, piensos ecológicos; pero, a fin de cuentas, piensos.

En establecimientos de alimentación ecológica podemos encontrar carne procedente de animales que han sido alimentados con pienso orgánico. Aunque el pienso sea orgánico, puede estar compuesto por maíz y soja y, por lo tanto, la carne de esos animales será rica en ácidos grasos omega 6 y pobre en ácidos grasos omega 3. Eso sí, será un pienso menos contaminado. Además, al ser las condiciones de producción ganadera menos intensivas en las fincas ecológicas, disminuye la tasa de las enfermedades del ganado, ya que no existe el hacinamiento propio de las granjas convencionales. Ello repercute en que no es necesaria la utilización de antibióticos de forma preventiva o sistemática. Ahora bien, tienes que saber que, en la ganadería ecológica, la utilización de antibióticos y de otros medicamentos está permitida para tratar a los animales enfermos.

Leche

El planteamiento para la leche es similar al que hemos realizado para la ganadería.

Varios estudios recientes han confirmado que la leche ecológica está menos contaminada y contiene más ácidos grasos omega 3 que la leche procedente de la agricultura convencional. En el año 2005, en los Países Bajos, se comparó la leche producida en cinco granjas ecológicas con la de cinco granjas convencionales. Se concluyó que la leche ecológica contenía dos veces más ácidos grasos omega 3 y era más rica en antioxidantes. Los resultados de los estudios pueden variar en función de la época del año en que se realice el estudio comparativo, como se explicará en el siguiente apartado. La leche procedente de ganadería intensiva contiene más pesticidas que los vegetales.

Huevos

Con los huevos ocurre algo similar a lo mencionado con la leche y la carne. Que un huevo sea ecológico no significa que su perfil nutritivo sea el adecuado. La calidad de los huevos ecológicos depende de lo que coman las gallinas. Si estas se alimentan de un pienso ecológico muy rico en ácidos grasos omega 6 o a base de alimentos muy ricos en omega 6, los huevos serán ricos en ácidos grasos omega 6. Recuerda que ya existe en la alimentación cotidiana un gran desequilibrio entre omega 6 y omega 3.

Algunos granjeros, y especialmente las personas que tienen un gallinero propio, alimentan a las gallinas a base de maíz, convencidos de que están ofreciéndoles el mejor alimento posible. Incluso presumen del color amarillo intenso que presentan las yemas de los huevos. Sin embargo, esta no es una práctica de la que presumir, ya que el maíz es muy rico en ácidos grasos omega 6.

Lo ideal sería que las gallinas picotearan libres por el campo y se alimentaran de hierba, gusanos, insectos y harinas preparadas con semillas de linaza o de chía, ya que ambas contienen niveles altos de ácidos grasos omega 3. Hay gallinas que son alimentadas con harinas de pescados para incrementar el aporte de omega 3. Pero, una vez más, nos surge la duda sobre la procedencia de dichos peces y su grado de contaminación.

Toma de decisión: tres aspectos a tener en cuenta

Ahora dispones de información básica sobre los tipos de agricultura y ganadería que existen. Por lo tanto, ha llegado el momento de reflexionar sobre el origen de los alimentos a comprar.

Para tomar una decisión sobre dónde comprar, hay tres aspectos bien diferentes que debes conocer y tener en cuenta:

1. El aporte nutritivo de los alimentos.
2. Virtudes organolépticas de los alimentos.
3. La contaminación presente en los alimentos.

El aporte nutritivo de los alimentos

¿Existe una mayor presencia de nutrientes en la fruta, la verdura y las hortalizas procedentes de la agricultura ecológica? La respuesta varía según la literatura consultada. Si manejamos una literatura de ámbito naturista u holística, la superioridad de los alimentos ecológicos se presenta como significativa. Sin embargo, no resulta sencillo contestar a esta cuestión, ya que, aunque existen múltiples artículos publicados, no son de mucha calidad. La mayoría se limitan a narrar las diferencias en los niveles de nutrientes, sin entrar a valorar si estas diferencias son estadísticamente significativas. Tampoco se tienen en cuenta otras variables como que los productos en venta hayan sido recolectados y comercializados en las mismas condiciones.

De todo lo publicado sobre este tema, hay dos estudios que nos han parecido interesantes. El primero de ellos se publicó en el año 2002. Se trata de un artículo científico que resume las diferentes publicaciones y compara el contenido nutritivo de los alimentos vegetales cultivados según los métodos de la agricultura ecológica frente a los alimentos que proceden de la agricultura convencional. Los datos de este estudio concluyen que, salvo un contenido ligeramente superior en vitamina C y proteínas, las verduras cultivadas orgánicamente no presentan diferencias en otras vitaminas y minerales. Sin embargo, no era así para las frutas.

Quizás el estudio más completo sobre este tema es el que se publicó en la revista *Annals of Internal Medicine* en el año 2012. Se trata de un metanálisis (revisión de artículos que tratan sobre un mismo tema) realizado en la Universidad de Stanford (Estados Unidos). Para que nos hagamos una idea, se identificaron, al principio, 5.908 artículos que trataban sobre este tema pero solo se seleccionaron 237, ya que se estimó que el resto tenían poca calidad y no cumplían los requisitos mínimos para entrar en el estudio. De estos trabajos, 17 se habían realizado con seres humanos y 220 eran análisis de alimentos. **La conclusión del estudio es que los alimentos ecológicos no son más nutritivos que los convencionales.** Los productos ecológicos son más ricos en fósforo, sin embargo, los autores estiman que este es un dato de poca relevancia, ya que casi nadie tiene déficit de este elemento. También se han encontrado niveles más altos de polifenoles en productos orgánicos y de ácidos grasos omega 3 en la leche ecológica y en la carne de pollo.

Tampoco se han estudiado en detalle los fitoquímicos. Teniendo en cuenta que estas moléculas las producen los vegetales en respuesta a las agresiones externas como hongos, bacterias, parásitos, etc., cabe pensar que los cultivos tratados con pesticidas y herbicidas ofrecerán un producto con una menor cantidad de fitoquímicos y, por lo tanto, serán alimentos con una menor capacidad antioxidante.

Virtudes organolépticas de los alimentos

¿Sabe mejor un tomate ecológico que uno que procede de la agricultura convencional? El tratamiento ecológico puede contribuir, pero no es garantía. Las horas de sol, el terreno, si ha madurado en la mata, si ha sido recolectado en el momento justo... son todos ellos factores que contribuyen en la mejora del sabor, color y olor... en ambos tomates. Sin embargo, el momento óptimo de recolección es distinto si se atiende a las propiedades organolépticas o se adapta a las necesidades del transporte, distribución, almacenamiento y posterior comercialización. Los productos locales se pueden recolectar muy próximos en el tiempo respecto al momento de consumo. Si alguien tiene un huerto propio, puede lograr que la recolección y el consumo posterior estén íntimamente ligados en el tiempo. En estos casos se produce un mejor aprovechamiento de las propiedades organolépticas del alimento, es decir, del gusto, del olor, de la textura y del color.

La globalización de la industria alimentaria, para ambos tipos de agricultura, crea un conflicto entre la calidad nutritiva y gustativa del alimento y la necesidad comercial. La recolección demasiado temprana de alimentos que son transportados a larga distancia, así como un almacenamiento prolongado, trae como consecuencia que el consumidor adquiera unos alimentos con menos propiedades nutritivas y menor capacidad organoléptica. **Pero hay que admitir que esto es así, de igual manera, en ambos tipos de agricultura.** Apuesta por los productos de temporada, a poder ser locales, y en establecimientos que tengan mucho recambio, para evitar la compra de alimentos que permanecen días y días en las estanterías.

La contaminación presente en los alimentos

El anteriormente mencionado metanálisis del año 2012 mostró que los productos cultivados de manera orgánica y los animales criados de forma natural presentaban una menor concentración de pesticidas. También se detectó una menor cantidad de bacterias resistentes a antibióticos en la carne del cerdo y el pollo orgánicos. El mismo estudio mostró que los alimentos convencionales contenían más pesticidas. Es un dato objetivo que las personas que consumen alimentos procedentes de la agricultura ecológica tienen menos residuos de pesticidas en la orina.

Además de los pesticidas, los niveles de **nitratos** en las frutas y verduras de cultivo ecológico son más bajos que en los productos de la agricultura convencional. Es lógico, dado que el contenido en nitratos aumenta con los aportes de los abonos nitrogenados. En la agricultura ecológica, la fertilización nitrogenada es exclusivamente orgánica (estiércol, compost, abonos verdes, etc.). Para transformar los niveles de nitratos en proteínas, las plantas necesitan luz. Cuando se cultiva en un invernadero, en ocasiones, la cantidad de luz no es suficiente y los nitratos se acumulan en la planta, independientemente de que se trate de un cultivo ecológico o convencional. Por lo tanto, la lechuga ecológica, si es de invernadero, también puede tener unos niveles de nitratos altos. La OMS y la Agencia de Protección Ambiental de Estados Unidos, han puesto límite a la ingesta diaria de nitratos (1,6 mg de nitrato por kg de peso corporal). En general, tanto las frutas y las verduras de cultivo ecológico como las convencionales presentan niveles de nitratos inferiores respecto a los límites permitidos.

Consume preferentemente productos locales de temporada cultivados al aire libre.

¿Dosis mínima de seguridad?

En España, el proyecto de la nueva ley de salud pública incluye por primera vez la sanidad ambiental (artículos 84-86) y pretende dotar al ministerio de servicios más eficaces de inspección y evaluación de riesgos de las sustancias químicas. En relación a todas las sustancias tóxicas que pueden llegar al interior de nuestro cuerpo por medio de los alimentos u otros medios, como los envases de plástico, etc., los laboratorios químicos basan su actividad en la máxima de no sobrepasar la dosis mínima permitida. Los partidarios de la agricultura convencional afirman que los pesticidas utilizados se ajustan a los límites legales. Lo de la dosis mínima permitida suena bien, pero la cuestión es que desconocemos sus posibles efectos a largo plazo en el organismo.

La comunidad científica discrepa sobre esta teórica seguridad. En primer lugar, porque muchos tóxicos son bioacumulables. Si ingerimos una dosis muy pequeña, no pasará nada, pero si se ingiere todos los días, varias veces al día y año tras año, ¿qué puede ocurrir? Estas sustancias tóxicas se irán acumulando en el cuerpo y en la actualidad nadie puede explicar con rotundidad las posibles consecuencias de esa acumulación. Además existe un efecto «cóctel», ya que no se acumula una sola sustancia, sino varias. Aunque los productos presentan riesgos, resulta muy difícil establecer una relación entre el daño y la sustancia, sobre todo cuando el daño se produce a largo plazo. Los estudios en este sentido resultan muy difíciles de realizar.

Una ambiciosa investigación recién iniciada del ministerio francés estudiará a 20.000 niños desde su nacimiento para intentar identificar las sustancias responsables de las patologías que padezcan a lo largo de su vida. Mientras se realiza y se obtenga alguna conclusión, una vez más, creemos que debe prevalecer el principio de precaución. Existen muchos intereses creados, mucho dinero y muchos puestos de trabajo en juego. En este sentido, cabe recordar, una vez más, lo que se tardó en admitir la relación entre el tabaco y el cáncer de pulmón.

Si aplicamos el principio de precaución, creemos que es prudente consumir productos lo menos contaminados posible. Sin embargo, no nos obsesionemos y no olvidemos que tampoco es oro todo lo que reluce respecto de la agricultura ecológica. Cuando se trata de una agricultura ecológica a gran escala, pueden existir, como es lógico, muchos intereses económicos y es muy probable que el agricultor arriesgue menos. No olvides que en la agricultura ecológica se pueden utilizar productos tóxicos y que, en una partida de productos ecológicos, un 5 % pueden no ser ecológicos.

Aunque no se ha demostrado que los plaguicidas sean perjudiciales para la salud humana, lo cierto es que la CE y el Parlamento Europeo se plantearon llevar a cabo una restricción de plaguicidas para el uso agrícola. Este planteamiento creó gran alarma, ya que, por una parte se preveía que el incremento del precio de las frutas y hortalizas podría conllevar un menor consumo de estos productos por parte de la población y, por otra, la Federación Española de Nutrición alertó de las posibles repercusiones que podría tener a nivel nutricional que los consumidores restringieran la ingesta de frutas y verduras en sus comidas.

De hecho, el riesgo de sufrir un cáncer del aparato digestivo va a ser mayor si no se ingieren frutas y verduras que si se ingieren estos alimentos procedentes de la agricultura convencional. Consumiendo estos alimentos, independientemente de su procedencia, estaremos más protegidos de desarrollar un cáncer.

> Los beneficios de tomar hortalizas, verduras y frutas compensan con creces el riesgo potencial de los pesticidas que contengan.

Para minimizar el riesgo de contaminación, es preciso tomar una serie de precauciones que varían dependiendo de diferentes circunstancias personales.

Si los alimentos provienen de la agricultura convencional, es preciso lavar meticulosamente las hortalizas y verduras. Además, debemos desechar las hojas exteriores. En relación a las frutas, lo ideal es lavar y pelar finamente. Algunos pesticidas son liposolubles, por lo que puede estar indicado lavar utilizando jabón. Pelar los alimentos sirve para reducir el riesgo de exposición a sustancias químicas, pero a su vez, tiene el inconveniente de que con ello se eliminan buena parte de las virtudes nutritivas del alimento como son las vitaminas, los fitoquímicos y la fibra dietética. Debido a este motivo algunos autores no son partidarios de eliminar la piel de las frutas.

Algunas bayas requieren una atención especial, ya que al disponer de una estructura tan frágil resulta complicado lavarlas meticulosamente. Es el caso de las moras, las frambuesas, los arándanos... Recomendamos colocarlos en un colador y someterlos a un lavado con grifo-ducha, controlando bien la presión a la que sale el agua.

Dónde comprar

En este capítulo, hemos dedicado un tiempo a informar y reflexionar sobre diversos aspectos relacionados con la compra. Dada la variedad de ideas expuestas, estimamos interesante realizar una recopilación de las más destacadas, pero finalmente serás tú quien decida lo que vas a priorizar y dónde vas a comprar los alimentos:

1. La primera idea a tener en cuenta, es que, a la ciencia le va a resultar muy difícil demostrar si la ingesta continua y frecuente de pequeñas dosis de sustancias tóxicas pueden o no favorecer el desarrollo de un cáncer a medio-largo plazo. Nuestra opinión, no deja de ser una opinión más. Pero alimentarse es una necesidad básica para desarrollar todas nuestras funciones vitales y no queda otra que reflexionar, priorizar, elegir y comprar. Ante la incertidumbre científica existente, se sugiere la opción de **comprar alimentos lo menos contaminados posible**. El objetivo es reducir la ingesta de productos tóxicos presentes en los alimentos. A pesar de ser conscientes de que no es oro todo lo que reluce en la agricultura ecológica, nos inclinaremos por comprar en comercios o mercados donde se vendan productos ecológicos, aun conociendo que desde el punto de vista nutricional no aportan más nutrientes que los que provienen de la agricultura convencional.
2. Estimamos interesante que se haga la compra en comercios donde exista un **recambio frecuente del producto**, para evitar los alimentos que llevan días y días en las estanterías y asegurarnos la compra de un producto fresco.
3. En muchos municipios y ciudades medias de nuestra geografía existe aún la posibilidad de **comprar al agricultor local** que acude con sus cosechas a los mercados. Si bien comprar a los agricultores locales no es sinónimo de adquirir alimentos ecológicos, normalmente estamos comprando un producto local, de temporada y recién recolectado. En la relación con el agricultor local, la cercanía existente entre el comprador y el vendedor, nos permitiría indagar, como consumidores, con

qué métodos ha sido producido el alimento que vamos a comprar y optar por aquellos alimentos menos contaminados.

4. Recientemente, ha surgido un movimiento llamado **Mercados Agrarios Transparentes**. Se fomenta la venta directa entre el agricultor y el consumidor. Nos parecen una alternativa válida, ya que, por un lado, el consumidor conoce de dónde procede el producto y, por otro, puede preguntar con qué métodos ha sido producido.
5. El consumo de producto local nos ofrece la ventaja de que no ha requerido ser transportado a larga distancia y su recolección, habitualmente, ha respetado las propiedades organolépticas de color, olor y gusto del alimento. Sin embargo, en muchas ocasiones, nuestra región no produce determinados alimentos, por lo que es preciso traerlos de fuera: ciertas verduras, frutas tropicales, cereales y legumbres, el café, el té... En nuestra opinión, no debemos renunciar a dichos alimentos por el hecho de que lleguen de lejos y no hayan sido recolectados en el momento óptimo.
6. En lo que se refiere a las carnes, hemos mencionado que la práctica de la ganadería intensiva requiere un constante uso de antibióticos y antimicrobianos para tratar y prevenir las enfermedades infecciosas, tan frecuentes cuando se produce un hacinamiento. Limita o evita la compra de productos cárnicos procedentes de la ganadería intensiva. Desde el punto de vista nutritivo, no van a existir diferencias notables entre ambos tipos de ganadería, pero sí desde el punto de vista de la contaminación presente en el producto. La carne ecológica, especialmente la de vacuno, puede resultar «difícil» de comer, ya que nos puede parecer excesivamente «dura», poco tierna.
7. El planteamiento para la leche es similar al de la carne. **Compra leche ecológica**, ya que está menos contamina-

da y tal vez, dependiendo de la época del año, pueda contener más ácidos grasos omega 3 que la leche procedente de la agricultura convencional.

8. En cuanto a los huevos, la calidad de los mismos va a depender de lo que coman las gallinas. Si son alimentadas con granos de maíz ricos en omega 6 o con un pienso ecológico pero muy rico en ácidos grasos omega 6, los huevos, lógicamente, serán ricos en dicha grasa. Elige **huevos de gallinas camperas** que picotean hierba e insectos y que comen harinas ricas en ácidos grasos omega 3, ya que sus huevos serán ricos en este tipo de grasas.
9. A pesar del riesgo de ingerir de manera habitual y repetitiva pequeñas dosis de sustancias potencialmente cancerígenas, no dejes de tomar frutas, verduras y hortalizas. Los beneficios asociados al consumo de estos alimentos exceden con mucho los hipotéticos efectos negativos de las trazas de productos contaminantes presentes en ellas.

POR LO MENOS... FRESCO

Independientemente del lugar donde hayas decidido hacer la compra, queremos ofrecerte algunos criterios básicos para que puedas **reconocer el frescor de los alimentos**.

Que un alimento esté fresco, implica cercanía al momento de la recolección y se relaciona directamente con la madurez y el punto máximo de calidad organoléptica de un producto. En este sentido, el producto de cercanía parte con una ventaja lógica, ya que se pueden ganar unos días maravillosos en la maduración final de frutas y verduras.

La frescura y la madurez pueden apreciarse en las piezas y tienen características propias. **La intensidad del color** es una característica importante en la selección de las verduras y las frutas. En general, los colores vivos y brillantes son signo de que el producto está en su máximo punto de frescura. En el caso de las verduras, la pérdida de verdor se relaciona directamente a su senescencia. Las verduras con manchas o colores ajenos a las características naturales nos pueden estar indicando una madurez excesiva. No compres verduras cuyo exterior muestre hojas en mal estado y las puntas estén carcomidas u oxidadas. El brillo, tiene una relación casi directa con nuestra percepción de la turgencia. Un producto brillante, habla normalmente de su frescura, hasta tal punto que la industria ha generado estrategias para realzar este atributo, como el uso de las ceras para abrillantar manzanas, ciruelas u otras frutas y verduras.

Otra característica a tener en cuenta al seleccionar frutas y verduras hace referencia a la **textura**. La piel firme y sin zonas aguadas al tocarlas, es sinónimo de frescor. Finalmente, cada producto tiene su aroma propio. Asegúrate de que no presenta algún olor que no sea característico del producto (humedad, fermentación).

Vamos a hacer mención especial a la familia de las coles, la coliflor y el brócoli fundamentalmente, dado que hemos mencionado repetidamente sus propiedades y hemos aconsejado su consumo frecuente. Estas verduras las encontramos en el mercado durante los meses de invierno en su máximo esplendor. Para reconocer la frescura de estos productos, comenzaremos por mirar las hojas que rodean la cabeza. Deben ser de un color verde intenso. Las hojas marchitas o amarronadas, pueden ser signo de que el producto ya no está fresco y está empezando a descomponerse. Observaremos a continuación el color del florete. Un color amarillento en el brócoli en vez del verde oscuro, nos estará indicando que el producto empieza a decaer. En cuanto a la coliflor, el blanco es el color más común. Si la coliflor amarillea o presenta tonos marrones, podría estar indicándonos que el vegetal no está en óptimas condiciones. Es importante sentir también la textura. Evita el producto blando o resbaladizo. Da preferencia al producto que se presenta firme al tacto y compacto, es decir, al que presente una consistencia dura y apretada. Finalmente, en lo que se refiere al olor, si notaras un olor extraño o mal olor, lógicamente debes desecharlo, ya que puede estar descompuesto.

La frescura del pescado se determina al comprobar el aspecto general y el de determinadas partes del mismo. Los peces recién pescados son muy resbaladizos. La piel es suave, brillante y limpia, separándose de la carne con dificultad. La textura es firme al tacto. Presentan ojos brillantes, nítidos y sin hundimiento. Las agallas o branquias, son de un color rojo intenso y desprenden un olor ligero característico a humedad limpia (a mar o a agua dulce).

La frescura de los crustáceos vivos se reconoce al comprobar su capacidad para andar fuera del agua. Deben revivir al ser introducidos nuevamente en agua salada y desprender un agradable olor. En el caso de los refrigerados (gambas, langostinos), la cabeza debe presentar un aspecto translúcido verdoso.

Los moluscos deben mostrar las valvas firmemente cerradas. En el caso de que estén abiertas, deben reaccionar rápidamente al tacto cerrándose completamente. Los cefalópodos tendrán un tacto firme, ligeramente resbaladizo y un color blanco nacarado o rosa suave.

Evidentemente, es importante tener en cuenta que, dependiendo del ámbito geográfico, las verduras y las frutas principalmente no maduran a la vez. Así, podemos encontrar grandes diferencias entre los meses en los que se recolectan las fresas en Andalucía y las que se recogen en el norte. Ocurre lo mismo con multitud de verduras y setas.

Recomendamos priorizar el consumo de producto de temporada y del entorno.

Recomendaciones básicas para hacer la compra

Para finalizar, vamos a ofrecerte unas **recomendaciones muy básicas** que responden al propósito de que elijas los productos de tu cesta en base a tus conocimientos, sin dejarte guiar ciegamente por lo publicitado. Pensamos que te pueden apoyar en la tarea de realizar una compra más saludable:

- **No acudas con hambre a hacer la compra**. Si acudimos con hambre, vamos a ser más susceptibles a todos los estímulos externos y es más probable que la elección de algunos alimentos responda a nuestra apetencia momentánea.
- **Compra siempre abundantes alimentos frescos**: frutas, hortalizas, verduras, legumbres, cereales, frutos secos, hierbas aromáticas...
- Como norma general, **minimiza el consumo de alimentos procesados industrialmente**, tanto si son ecológicos, como si no lo son, sobre todo, cuando se trate de alimentos con una amplia lista de ingredientes: aceite vegetal (muchas veces no especifica el tipo de aceite vegetal del que se trata), jarabe de maíz, almidón modificado de maíz, fosfato tricálcico, aromas naturales y artificiales, colorantes, grasas, conservantes, azúcares añadidos, nitritos... En otras palabras, si compras pan, compra pan. Es decir, un alimento a base de harina, levadura, agua y un poco de sal. Fíjate que en el mercado disponemos de atractivos panes procesados industrialmente con una larga lista de ingredientes que, a pesar de que reciben el nombre de pan, son cualquier cosa menos un pan.

  Cuando adquirimos un alimento procesado ecológico, se traduce en que, al menos, un 95 % de sus ingredientes son de origen ecológico. Es preciso destacar que los alimentos procesados de origen ecológico no necesariamente son alimentos saludables, ya que pueden tener un perfil nutricional inadecuado, como alto contenido en sal, azúcar, grasa, calorías, carga glucémica o ácidos grasos omega 6... No te dejes enamorar a ciegas por el término ecológico.

- Si haces la compra en un gran hipermercado, **evita transitar** por aquellas zonas de alimentos que, en principio, no tenías previsto comprar y visita la zona de productos biológicos.
- **No consumas alimentos que no puedan pudrirse.**

Creemos que es hora de reflexionar y priorizar. Saber elegir bien y saber comprar bien es un arte que requiere tiempo, esfuerzo y cierto conocimiento y está reñido con la prisa, la inercia y la irreflexión... por lo menos, hasta que se aprende a llenar la cesta con nuevos productos más saludables que, a base de comprarlos una y otra vez, terminamos por localizarlos rápidamente.

Cuando el hábito nuevo esté establecido, volveremos a recuperar nuestro tiempo. Nuestra inversión habrá dado sus frutos.

Rincón del vago

Ahora que conoces los alimentos que tienes que comprar, el siguiente paso es decidir si deseas que provengan de la agricultura y ganadería ecológicas o de la convencional. Se trata de un tema muy controvertido que suscita opiniones para todos los gustos. Desde aquellos que creen que nos estamos envenenando por comer verduras, hortalizas, frutas, carne y pescado que contienen pesticidas, metales pesados y otras sustancias, hasta los que opinan que todo el mercado del producto ecológico es negocio que no aporta beneficio alguno a nuestra salud.

Las autoridades permiten la presencia de una dosis mínima de estas sustancias tóxicas en los alimentos. Sin embargo, un sector de la comunidad científica no comulga con esta visión de la dosis mínima, ya que muchos tóxicos son bioacumulables, los ingerimos día a día, año tras año y se desconoce cuáles pueden ser sus consecuencias a medio-largo plazo. Además, se puede producir el «efecto cóctel», ya que no se acumula una sola sustancia, sino varias.

A pesar de todas estas hipótesis, la realidad es que, en la actualidad, no disponemos de suficientes datos para saber si las sustancias tóxicas que ingerimos con los alimentos pueden o no incrementar el riesgo de desarrollar un cáncer. No existe suficiente literatura científica para dar la razón a unos o a otros y decantarnos por una opción firme y nítida. Sin embargo, parece cierto que los agricultores y las personas que manejan grandes cantidades de pesticidas presentan unas tasas de ciertos tipos de cáncer superiores a las de la población general.

Otra cuestión relevante que se ha revisado es si existen diferencias en las cualidades nutritivas de ambos grupos de alimentos —ecológicos y convencionales—. Si bien no se dispone de muchos estudios comparativos de buena calidad, los existentes confirman que, en general, las verduras y frutas de origen ecológico no contienen más vitaminas y minerales, pero sí más fitoquímicos que aquellas que provienen de la agricultura convencional ya que al estar menos expuestas a la acción de los pesticidas, la propia planta elabora sus sustancias defensivas. En cuanto a la carne, la que proviene de la ganadería convencional, contiene más pesticidas y más cantidad de bacterias resistentes a la acción de los antibióticos.

No obstante, hay unanimidad en que no debes dejar de comer verduras, hortalizas y frutas, independientemente de dónde provengan, ya que de no ingerirse estos alimentos se incrementaría el riesgo de padecer ciertos tumores.

Nuestro criterio, en base al principio de precaución, es que tomes los alimentos lo menos contaminados posible, tanto en lo que respecta a la procedencia del alimento como a la forma de lavarlos.

CAPÍTULO 8

CÓMO PREPARAR Y COCINAR LOS ALIMENTOS

Evita el maltrato alimentario

La cocina está de moda

Es un hecho indiscutible que cada vez hay más personas interesadas por los temas culinarios. No hay día en que la cocina, por un motivo o por otro, no sea protagonista en los medios de comunicación. En televisión, los programas de cocina están omnipresentes. Tanto las cadenas locales como las nacionales tienen a un cocinero estrella preparando platos apetitosos y bonitamente decorados. En las librerías, nos encontramos con estanterías enteras dedicadas a libros de cocina. «La cocina de nuestras abuelas», «Cocina rápida para gente con poco tiempo», «Las recetas de...», «La cocina de las monjas», «Cocina para ineptos», etc. Los cocineros, han pasado de ser trabajadores en la sombra a convertirse en estrellas mediáticas.

Son cambios que nos motivan, en la medida en que subrayan la idea de que **cocinar debe ser uno de los momentos importantes del día**. Preparar nuevos platos y experimentar nuevas sensaciones puede representar un desafío agradable y poco estresante. Se trata de hacer algo nuevo para la familia, la pareja, tus invitados o para ti mismo. Al fin y al cabo, si no sale del todo bien, servirá de tema de conversación.

Aprender a cocinar puede resultar una tarea estimulante y enriquecedora. Sin embargo, pocas personas se preguntan **qué sucede en el alimento cuando lo cocinamos**. Tradicionalmente, los cocineros han sido educados para hacer disfrutar al comensal y no tanto para ofrecer salud. ¿Se puede cocinar y preparar platos sabrosos pero obteniendo a su vez el máximo rendimiento posible de los alimentos? ¿Qué repercusiones tienen en nuestra salud las transformaciones que sufren los alimentos? Si bien es verdad que ha comenzado una era de colaboración entre cocineros y nutricionistas para practicar lo que se podría llamar una «alta cocina saludable», en pocos programas se habla de la cocina en estos términos.

El objetivo de este capítulo es doble. Por un lado, que aprendas una serie de conceptos que te permitirán **obtener el máximo rendimiento de los alimentos y, por otro, que aprendas a cocinar sin transformar negativamente los alimentos.**

El respeto por el alimento

Desconocemos si el concepto energético de los alimentos que preconiza la macrobiótica (yin-yang) tiene razón de ser. Nosotros somos occidentales y lo que intentamos plasmar en este libro está basado en más de 500.000 estudios científicos, en la aplicación del principio de precaución y del sentido común. Sin embargo, entendemos que puede ser interesante captar detalles de otras culturas y trasladarlos a nuestra práctica culinaria. En este sentido, es el respeto con el que tratan el alimento lo que nos ha resultado más llamativo en los cocineros que practican la cocina zen. Cuando un cocinero macrobiótico lava los alimentos, lava los alimentos; cuando corta los alimentos, corta los alimentos; cuando cocina, está cocinando y, en ese preciso momento, cocinar es lo más importante que tiene que hacer y la tarea que requiere toda su atención. Su filosofía es que **nosotros cocinamos los alimentos** para comerlos, **pero** que **una vez ingeridos, son estos alimentos los que nos cocinan a nosotros**. De ahí la importancia que otorgan a los pequeños detalles.

No pretendemos que alcances este punto, pero sí que captes algunos detalles que te ayuden en tu quehacer culinario diario. Estar atentos cuando cocinamos es importante, ya que

la manipulación y el cocinado de los alimentos provocan transformaciones en los mismos. Si pones a cocer en agua o al vapor unas verduras y no estás pendiente del tiempo que transcurre, puedes perder el plato, no tanto desde un punto de vista gastronómico, pero sí desde el punto de vista nutritivo. Algunas personas se alimentan de manera irreflexiva, limitándose a saciar el hambre con alimentos de su gusto. Otras disfrutan cocinando, preparando platos sabrosos, elaborados e incluso complejos, que requieren de tiempo y dedicación. Su esfuerzo se orienta a lograr un plato exquisito y con buena presencia. Sin embargo, rara vez se plantean el equilibrio nutritivo que debe tener el plato y la cantidad de vitaminas, minerales y fitoquímicos que se han podido perder durante su elaboración.

*Por ello, uno de nuestros objetivos es que **sigas disfrutando de la cocina** pero, a su vez, **te beneficies de las propiedades nutritivas de los alimentos.***

Si eres un amante de la cocina juegas con ventaja, ya que el día a día te ofrece múltiples oportunidades de disfrutar de momentos agradables. Si por el contrario no te gusta cocinar y es una tarea que tienes que practicar por obligación, puedes plantearte cómo obtener el máximo rendimiento de los alimentos que preparas y consumes, en base a unos conocimientos muy sencillos que a continuación te vamos a transmitir. No pretendemos que te conviertas en un gran chef, pero sí que conozcas lo que ocurre con los alimentos cuando los manipulas y cocinas.

Para enfocar la cocina de ese modo, hay que creer que los alimentos son importantes para nuestra salud y que para su preparación habrá que dedicarles un tiempo.

Mantener una buena relación con los alimentos

La calidad de nuestra alimentación suele depender de muchos factores, entre otros, de los alimentos que compramos, dónde los adquirimos, y de qué manera los almacenamos, manipulamos y cocinamos. Ya sabes qué alimentos tienes que comprar con frecuencia y cuáles tienes que evitar o consumir con moderación. Ahora vamos a añadir un dato más: **las propiedades anticancerígenas de estos alimentos se pueden perder en su manipulación, preparación y cocinado.** No basta con adquirir alimentos con propiedades anticancerígenas, es preciso, además, mantener una óptima relación con ellos. Comer verduras y hortalizas a diario representa a priori una opción muy saludable, pero si estas han perdido parte de sus vitaminas, minerales y fitoquímicos por una incorrecta manipulación o una cocción excesiva, no cumplirán la función para la que estaban destinadas.

Te vamos a contar un experimento muy curioso que se realizó en un hospital norteamericano. Se investigó la cantidad de vitamina C que presentaban los guisantes servidos a los pacientes. En crudo, estos guisantes contenían 22 miligramos de vitamina C por cada 100 gramos. Cuando se congelaban, esta cifra se reducía a 11 miligramos. Cuando los guisantes llegaban a los pacientes, tan sólo conservaban 2 miligramos. Cuando sobran guisantes ya cocinados y se van consumiendo en los días siguientes (frecuente en una casa particular), por cada día que pasa, tienen una cantidad menor de vitamina C.

Otro concepto que queremos destacar es que **algunos alimentos que son considerados neutros respecto al riesgo de desarrollar un cáncer se pueden transformar en cancerígenos debido al modo en que han sido cocinados.** Un estudio publicado en el año 2012 en una prestigiosa revista científica sugería una asociación entre comer con frecuencia grandes raciones de pescado blanco cocinado a altas temperaturas (frito, horneado o al grill) y un incremento de desarrollar cáncer de próstata. Sin embargo, cuando el pescado se cocinaba a bajas temperaturas no se observaba ningún incremento en el riesgo de desarrollar dicho tumor. No deja de ser un solo estudio, pero lo incluimos para que nos haga reflexionar.

COCINAR DE UNA MANERA SALUDABLE IMPLICA
• Optimizar el aprovechamiento de las propiedades que nos ofrecen los alimentos. • Minimizar la formación de compuestos cancerígenos en los mismos.

Tablas de composición de los alimentos y el alimento en el plato

Las tablas de composición de los alimentos tienen un cierto valor de referencia, sobre todo cuando los alimentos se ingieren crudos. Si bien, es evidente que no todas las naranjas contienen la misma cantidad de vitamina C, ni todas las espinacas la misma cantidad de folatos, cuando se cocinan los alimentos, especialmente los vegetales, las hortalizas y las frutas, las tablas de composición de los alimentos pierden aún más su valor de referencia.

En este sentido, es interesante manejar dos conceptos: el primero hace referencia al **valor nutritivo potencial** de un alimento, es decir, aquellas propiedades nutritivas que posee un alimento **recién recolectado**. El segundo hace referencia al **valor nutritivo real** de un alimento, es decir, a las propiedades nutritivas que tiene un alimento **en el momento en que está en el plato y va a ser ingerido. Lo ideal sería que el valor nutritivo potencial y el valor nutritivo real fueran similares.** Habitualmente, el valor nutritivo real es inferior al valor nutritivo potencial, incluso cuando los alimentos se consumen crudos. Ello responde a varios motivos: el tiempo de espera desde la recolección del alimento hasta su consumo, la manipulación del alimento que incluye el remojo, lavado, cortado, pelado, triturado y cocinado, y el tiempo que transcurre desde que se cocina el alimento hasta que se ingiere.

Tiempo de espera desde la recolección hasta el momento del consumo

Los niveles de nutrientes tienden a disminuir rápidamente después de la recolección. Como norma general, se puede afirmar que cuanto más tiempo transcurre desde la recolección del alimento hasta su ingesta, peor será su calidad. Por ejemplo, las espinacas, después de seis días de refrigeración a 4 °C, pierden el 50 % de los folatos totales y el 25 % de los carotenoides. Los tomates que se recolectan verdes y se conservan en cámaras frigoríficas van perdiendo, día a día, vitamina C. Por lógica, tienes que dar **preferencia a los productos locales y de temporada**, ya que los alimentos que provienen de países lejanos han sido recolectados en una fase inmadura y el tiempo transcurrido hasta que llegan a nuestra mesa es mayor.

Comprar en una tienda ecológica tampoco nos ofrece garantía de que el producto sea fresco, ya que su recambio dependerá, entre otras cosas, del volumen de trabajo del establecimiento. Por ejemplo, el brócoli fresco tiene treinta veces más isotiocianatos que el que ha madurado en exceso y lo mismo ocurre con otro tipo de crucíferas.

También el modo en que los vegetales y las frutas son almacenados puede afectar a sus propiedades nutritivas. Habitualmente, las frutas, las verduras y las hortalizas se conservan en el frigorífico, pero no olvides que la pérdida de vitaminas puede ser importante, aun manteniéndolos frescos en la nevera. Se recomienda conservar las frutas y verduras frescas en la zona menos fría del frigorífico, a excepción de los tomates, las frutas tropicales, el aguacate, el plátano o la piña, que se conservan mejor en un lugar fresco, fuera del frigorífico. Por todo ello, una vez recolectado el alimento, intenta mantenerlo protegido de la luz y a temperatura fresca y consúmelo lo antes posible.

Manipulación del alimento

La manipulación de un alimento abarca:

- Sin modificación de la temperatura
  - Remojo y lavado de las verduras y frutas
  - Pelado
  - Troceado y triturado
  - Exprimir, licuar y batir

- Con modificación de la temperatura
  - Cocción en agua
  - Cocción al vapor
  - Cocción a presión (olla exprés)
  - Cocción en microondas
  - Asados al horno
  - Asados a la papillote
  - Cocción a la plancha
  - Parrillas y barbacoas
  - Fritura
  - Wok
  - Congelación

Sin modificación de la temperatura

Remojo y lavado de las verduras y frutas

En general, los alimentos en remojo durante más de media hora pierden una cantidad significativa de vitaminas, entre otras la vitamina C, por la acción del oxígeno que contiene el agua. Como norma general, cuando tengamos las hojas de verdura o lechuga en remojo, que sea durante un periodo corto de tiempo.

Hay alimentos como las bayas, las frambuesas, los arándanos y las fresas que no los podremos lavar y frotar enérgicamente, ya que sufrirían un deterioro importante. Da preferencia a que este tipo de alimentos sean ecológicos, ya que contendrán menos compuestos tóxicos. Puedes colocarlos sobre un colador y someterlos a un chorro-ducha bajo el grifo. También conviene lavar las cortezas sucias del melón y de la sandía con agua y jabón y realizar un aclarado antes de proceder a cortar las rodajas.

Pelado

Como norma general es interesante consumir la piel de las frutas. Si compras fruta de origen ecológico, un lavado y cepillado enérgico y meticuloso de la superficie exterior puede ser suficiente. Cuando los productos no sean ecológicos, te aconsejamos lavarlos y pelarlos. Creemos que es mejor eliminar la piel de las frutas y desechar las hojas exteriores de las verduras, a pesar de que la parte más rica en minerales y vitaminas es justo la que está en la piel y debajo de ella. Concretamente, la piel de las frutas contiene fibra dietética, vitaminas, minerales y fitoquímicos. Por ejemplo, la manzana contiene más quercetina en la piel que en el resto del fruto. Sin embargo, la piel puede estar contaminada por sustancias tóxicas que pueden ser difíciles de eliminar, incluso con un lavado. Como es importante que el pelado sea muy fino, intenta tener un cuchillo bien afilado, para eliminar menos parte de alimento. La patata es la excepción, ya que la solanina, que es tóxica, suele estar debajo de la piel (coloración verdosa). No obstante, numerosas personas lavan las frutas procedentes de la agricultura convencional y las consumen con piel, ya que, en su balance personal, resulta prioritario consumir los micronutrientes y la fibra dietética presentes a ese nivel.

Troceado y triturado del alimento

Al pelar y cortar las frutas y hortalizas, se producen pérdidas de su contenido nutritivo, especialmente de las vitaminas hidrosolubles, como la vitamina C y la B_1 y el ácido fólico. Estas pérdidas se producen solo en las áreas inmediatas al corte.

Cuando se trocean los alimentos debes saber que cuanto más pequeños son los trozos, más superficie de alimento se expondrá al contacto con el oxígeno, por lo que la oxidación será más rápida. Si los alimentos troceados se van a cocer, es mejor proceder a trocearlos justo antes de introducirlos en el agua hirviendo. Es mejor **cocer piezas grandes y trocearlas una vez cocidas** que a la inversa, ya que de esta manera se pierden menos nutrientes.

Con respecto al triturado, se recomienda consumir los purés de verdura o los batidos de fruta inmediatamente después de prepararlos, para asegurar el aporte vitamínico óptimo. El chino o el pasapuré se pueden utilizar para personas que por alguna circunstancia especial necesitan una textura fina de alimento. De lo contrario, es una pena utilizarlos, ya que la fibra se queda en el utensilio.

Resulta curiosa la respuesta biológica del ajo al ser manipulado y procesado. Al pelar y cortar los ajos se libera la enzima alinasa, que es necesaria para la formación de los compuestos sulfurados que tienen efectos beneficiosos en nuestro organismo (ver capítulo 4). Cocinar los ajos sin haberlos pelado ni cortado inactiva esta enzima, por lo que las propiedades anticancerígenas del ajo se verán disminuidas o eliminadas. Esta enzima también se destruye si calentamos el ajo 60 segundos en el microondas o si lo mantenemos en el horno durante 45 minutos. Por ello, pelar los ajos, cortarlos y dejarlos reposar durante 15 o 20 minutos es la manera idónea para que se formen los compuestos sulfurados que poseen acción anticancerígena.

Enlatado

Las frutas y verduras se escaldan y se someten a un tratamiento térmico antes de ser enlatadas. Este proceso provoca habitualmente pérdida de nutrientes, siendo el tomate enlatado es una excepción, ya que contiene una mayor cantidad de licopeno que el tomate fresco. En general, los alimentos enlatados suelen contener niveles importantes de sal (verduras enlatadas) o de azúcares libres (frutas enlatadas o en almíbar).

Con modificación de la temperatura

La cocción significa, **someter los alimentos a altas temperaturas**. El calor es una forma penetrante de energía que entra y fluye por los alimentos. Los transforma agitando sus moléculas, descomponiendo algunas estructuras y creando otras nuevas. Cuando los alimentos cocinados se enfrían, pierden la energía térmica que los transformó, pero siguen transformados. La cocción afecta al valor nutritivo de los alimentos en mayor o menor medida, en función del tipo de cocción, su duración, la temperatura alcanzada y el tipo de alimento.

Los cocineros hacen la mayoría de sus trabajos en tres gamas de temperatura:

- *Las temperaturas por debajo del punto de ebullición del agua, entre 55 y 70 °C*. Ocasionan el cambio suficiente para eliminar la mayoría de los microorganismos y afirmar las carnes delicadas, el pescado y los huevos sin secarlos ni endurecerlos.
- *Las temperaturas que rondan el punto de ebullición, los 100 °C*, aportan suficiente energía para eliminar la mayoría de los microorganismos, ablandar las hortalizas y cocer las masas. Pero secan y endurecen los huevos, las carnes y los pescados.
- *Las temperaturas muy por encima del punto de ebullición, de 150 °C o incluso superiores,* ponen crujientes las superficies de los alimentos y provocan el desarrollo de colores pardos y ricos sabores.

Los nutrientes más estables a la cocción son los macronutrientes (proteínas, grasas e hidratos de carbono) y los minerales. La pérdida de nutrientes se puede producir por dos vías:

una de ellas es la inducida por la **temperatura** y la otra es el paso de nutrientes del alimento al medio de cocción (**lixiviación**).

Los principales factores que determinan el grado de destrucción térmica de las vitaminas son la cantidad de calor transferida al alimento y el tiempo que dura la cocción. En general, las cocciones largas en agua (hervido prolongado, estofado) ocasionan una mayor pérdida de vitaminas que las cocciones breves, a altas temperaturas y en ausencia de agua (plancha, salteado, fritura o parrilla). Las vitaminas más sensibles a las altas temperaturas son la vitamina C, la B_1, la B_6 y el ácido fólico, que pueden llegar a destruirse completamente en la cocción doméstica. La vitamina C es la que sufre mayores pérdidas cuando se someten los alimentos a altas temperaturas. A partir de 25 minutos de cocción se pierde el 50 % de la vitamina C. Las vitaminas hidrosolubles (B y C) soportan peor las altas temperaturas que las vitaminas liposolubles (A, D, E y K), aunque estas últimas también pueden degradarse en tratamientos prolongados. Los minerales pueden recuperarse en el agua de la cocción. Entre los aminoácidos (constituyentes de las proteínas), la lisina es la menos estable al calor, y hasta un 40 % puede ser destruida en la cocción. Curiosamente, hay alimentos que incrementan sus propiedades anticancerígenas al ser cocidos. La cantidad de licopeno presente en el tomate cocido es superior a la existente en el tomate crudo. La biodisponibilidad de los carotenos se incrementa cuando se cocinan, se preparan salsas y purés y se añade aceite, ya que estos compuestos son solubles en grasa. La absorción de carotenoides en nuestro organismo es baja cuando consumimos estos alimentos crudos.

Cocción en agua

Consiste en cocinar el alimento en agua. Se pueden cocer los alimentos en agua sin que alcance el punto de ebullición o alcanzando el punto de ebullición, fácilmente reconocible por el burbujeo que ocasiona. Cuando coloquialmente se habla de hervir los alimentos nos referimos a que el líquido alcance el punto de ebullición. En muchas casas se sigue utilizando este método para preparar las verduras. Habitualmente, no se presta demasiada atención al tiempo de cocción, lo que no deja de ser una lástima, ya que, con la cocción, parte de las vitaminas y minerales pasan del alimento al agua, siendo esta pérdida mayor cuanto más larga sea la cocción. Los alimentos con menor contenido en agua, como los cereales o las legumbres, presentan menores pérdidas nutritivas que los alimentos ricos en agua, como las verduras y las carnes.

Al someter los alimentos a la cocción en agua, la pérdida de vitaminas en las frutas, verduras y hortalizas es muy variable. Se puede perder hasta un 40 % del ácido fólico en las hortalizas y el 80 % en las frutas. En relación a la vitamina C, el 45 % en las hortalizas y el 25 % en las frutas. También se pierden, aunque en menor proporción, otras vitaminas como la B_1, la rivoflavina, la niacina, la vitamina B_6 y el ácido fólico.

Para conservar las vitaminas se necesita un medio ácido, por lo que se pueden añadir al agua de cocción unas gotas de limón o vinagre. Por el contrario, añadir bicarbonato mantiene el color de las verduras pero provoca que se pierdan más vitaminas. En cuanto a los minerales, su pérdida será mayor cuanto más agua se utilice para hervir y más pequeño se haya troceado el alimento.

También son sensibles a la acción del calor otras sustancias protectoras frente al cáncer, como los polifenoles, los glucosinolatos y las enzimas. Los glucosinolatos presentes en las crucíferas son muy solubles en agua, de modo que una cocción de más de 10 minutos reduce considerablemente la cantidad de glucosinolatos en el vegetal. Cuando se hierve la col, una gran cantidad de los glucosinolatos presentes en el alimento pasan al agua de cocción. Por este motivo, es importante utilizar este caldo para hacer sopas, salsas, purés o tomarlo tal cual, aderezándolo con unas gotas de tamari. El calor puede inactivar la enzima mirosinasa, presente en las crucíferas, impidiendo que tengan lugar las reacciones químicas que desembocan en la formación de sustancias anticancerígenas. Una cocción prolongada o un exceso de temperatura van a provocar que las crucíferas pierdan parte de su valor preventivo. Lo ideal es prepararlas al vapor, salteadas o en wok. Si se hierven en agua, se recomienda que la cocción nunca dure más de 10 minutos.

Es interesante tener en cuenta que algunas crucíferas se pueden ingerir crudas, como la col rizada, la col lombarda, el rábano, los nabos... Se cortan en finas láminas y se añaden a las ensaladas.

IDEAS CLAVE SOBRE LA COCCIÓN DE LOS ALIMENTOS

- Presta atención a los tiempos, ya que no existe un tiempo estándar. El tiempo óptimo dependerá del tipo de verduras y hortalizas a cocinar, así como del tamaño del troceado efectuado.
- Cuando se procede a cocer un solo tipo de verdura, resulta más sencillo de calcular el tiempo óptimo de cocción que cuando se mezclan diferentes tipos de verduras con diferentes tipos de consistencia.
- Cocer las verduras el menor tiempo posible, hasta que simplemente hayan perdido su rigidez.
- El dato clave es no sobrecocer.
- Cuando se extraigan los vegetales de la cocción, lávalos con agua fría para detener el proceso y evitar que sigan cociéndose en el calor remanente.
- Utilice la mínima cantidad posible de agua.
- Introduce los vegetales una vez que el agua esté hirviendo.
- Utiliza el agua de la cocción (rica en vitaminas y minerales) para preparar purés, sopas o salsas.

Cocción a presión

Se produce un óptimo aprovechamiento nutritivo por cortos periodos de cocción. A pesar de que a partir de los 100 °C se destruyen muchas vitaminas, estas soportan mejor temperaturas elevadas durante un corto periodo de tiempo, que temperaturas bajas durante un tiempo prolongado. En la cocción a presión, los alimentos pueden alcanzar de los 120 a los 140 °C. Cocinar en olla exprés genera, si se hace correctamente, menor pérdida de nutrientes que el simple hervido. Presenta el inconveniente de que no podemos estar constantemente chequeando el alimento para comprobar su textura y pérdida de rigidez. Habitualmente, no se emplea para cocinar frutas, hortalizas o verduras sino legumbres y guisos de carne. En resumen, la cocción a presión es un buen método si se aplica correctamente, pero puede ser el peor de todos si se prolonga más de lo necesario.

Cocción al vapor

Es el método de elección ya que los alimentos conservan gran parte de sus propiedades nutritivas. Consiste en colocar los alimentos en un recipiente con múltiples orificios. Este recipiente se introduce, a su vez, dentro de otro recipiente, por ejemplo una olla que contenga agua en el fondo y se cierra con una tapa. Cuando el agua hierve, el vapor que genera se cuela por los orificios y alcanza los alimentos. En esta técnica, el alimento no permanece en contacto directo con el agua, pero sí con el vapor que genera su hervor. Existen en el mercado vaporeras eléctricas de varios pisos que permiten cocinar al vapor diferentes tipos de alimentos, sin mezclarlos.

Los alimentos que con más frecuencia se cocinan al vapor son las verduras, ciertas hortalizas y el pescado. En general, en diez minutos suelen estar listos para ser consumidos, si bien hay que destacar que cada alimento precisa su propio tiempo. No es lo mismo, cocinar unas espinacas que una zanahoria.

En la cocción al vapor se pueden perder vitaminas por la temperatura, pero no por el efecto de la dilución, ya que el alimento no está flotando en un líquido. Al igual que en la cocción en agua, es importante estar atentos a la textura del alimento para que la duración del tratamiento térmico sea la menor posible. Si la persona lo tolera, es preferible dejar las verduras al dente.

En cuanto al brócoli, cuando lo cocinamos al vapor no afecta a su contenido en vitamina C, mientras que al cocerlo en agua hemos visto que se reduce significativamente dicho contenido. Queremos destacar que, aun siendo uno de los mejores métodos de cocción, no podemos relajarnos y debemos estar atentos a los mencionados tiempos. Por ejemplo, un estudio ha puesto de manifiesto que la enzima mirosinasa, presente en las crucíferas y que es fundamental para que se forme el sulforafano en su interior, se inactiva a partir de 15 minutos de cocción al vapor.

Cocción por microondas

Bien utilizado, se preservan mejor y de manera más efectiva las vitaminas y otros componentes de los alimentos porque resulta menos agresivo, los tiempos de cocción son más cortos y el contacto con el agua es menor. Sin embargo, si los tiempos de cocción son largos o se sumerge al alimento en agua, las pérdidas de nutrientes pueden ser altas. Además, existe riesgo microbiológico en los alimentos contaminados.

En algunas personas, el microondas suscita cierto recelo sobre sus posibles efectos nocivos para la salud. Sin embargo, los datos disponibles a día de hoy no indican que se trate de un método de cocción contraproducente. Aquellos que lo desaconsejan lo hacen de una manera intuitiva, más que basados en datos de estudio.

Fritura

En nuestro país está muy extendida la costumbre de utilizar la fritura como método de cocción. En nuestras cocinas, abundan los platos de patatas fritas, la tortilla de patatas, los huevos fritos, los filetes empanados, la merluza frita, los rebozados, las croquetas, la leche frita, las torrijas, los churros, las porras...

El acto de freír, está sujeto a diferentes variables:

1. **Tipo de aceite** que se utiliza: oliva, girasol, maíz, colza, lino...

   Para freír, debes utilizar preferentemente aceite de oliva virgen extra, ya que soporta mejor las altas temperaturas. Además, contiene vitaminas y antioxidantes naturales de la familia de los polifenoles. Los aceites poliinsaturados como el de girasol, maíz, colza y lino son más inestables al calor y se vuelven tóxicos. También se oxidan con mucha facilidad.

   Para freír no se recomienda la mezcla de diferentes tipos de aceite, ya que cada tipo soporta diferentes temperaturas de calentamiento. Tampoco se aconseja el uso de otras sustancias como la mantequilla, la margarina o la manteca...
2. **Aceite fresco frente al aceite reutilizado**

   ¿Cómo determinar el proceso de descarte del aceite? No existe una manera infalible de determinar cuándo hay que desechar un aceite, pero se pueden seguir unas pautas generales: no conviene reutilizarlo, sobre todo si es de girasol, maíz, colza o soja, ya que estos aceites poliinsaturados son muy inestables a altas temperaturas. El aceite de oliva soporta mejor las altas temperaturas y permite ser reutilizado entre 3 y 5 veces. Tampoco se recomienda mezclar aceites nuevos con otros ya utilizados.
3. La **temperatura** es otra variable importante.

   Cuando el aceite alcanza elevadas temperaturas, sufre transformaciones y se generan sustancias tóxicas con capacidad cancerígena. También se ha podido demostrar la aparición de sustancias cancerígenas en los aceites recalentados. Al freír se alcanzan temperaturas muy altas que favorecen la formación de compuestos tóxicos como la acrilamida, tan presente en las patatas fritas industriales y caseras, los benzopirenos, los ácidos grasos trans y la acroleína. Esta última es una sustancia que se utiliza como plaguicida y para preparar almidón modificado.

La temperatura crítica para el aceite de oliva es de 210 °C. Lo importante es aprender a freír por debajo de esta temperatura. Como en la práctica diaria no utilizamos termómetros de cocina, nos puede servir de referencia que el aceite no humee. Concretamente el aceite de oliva comienza a descomponerse y a humear a partir de los 210 grados centígrados y la temperatura ideal de fritura suele rondar los 180 grados centígrados.

No obstante, freír los alimentos a temperaturas bajas provoca que estos atrapen más cantidad de grasa en su interior, por lo que después de freírlos se aconseja colocarlos en papel absorbente para que desprendan la grasa.

En cuanto a los nutrientes, someter los alimentos a una temperatura alta durante un periodo corto de tiempo ocasiona menores pérdidas de vitaminas lábiles, como la vitamina C y la B_1 que otros tipos de cocción. Los alimentos fritos logran mantener más del doble de la vitamina C que los sometidos a un proceso de estofado. Freír con aceites vegetales puede aportar al alimento vitamina E. Además, la fritura ejerce un impacto mínimo sobre el contenido de las proteínas y los minerales de los alimentos. No obstante, aumenta el aporte de grasa, incrementando su densidad energética, por lo que si se consumen con frecuencia y en exceso, puede facilitar un incremento del peso corporal. Por ello, conviene consumir con moderación alimentos fritos. Por ejemplo, cuando se fríen las patatas, su densidad energética se multiplica por seis.

Visto todo lo anterior, el consejo que te podemos ofrecer es que cuando vayas a consumir un alimento frito, mejor lo prepares en casa, ya que podrás controlar el tipo de aceite, que no se trate de un aceite reutilizado, podrás evitar las altas temperaturas, así como utilizar una sartén que esté en buen estado. Si tienes debilidad por los alimentos fritos, nuestro consejo es que los consumas con moderación y solo ocasionalmente.

Un estudio en el que se realizaron 2.538 controles en restaurantes demostró que en una de cada seis muestras los aceites estaban degradados. La OMS ha calificado la utilización del aceite recalentado como un procedimiento cancerígeno probable.

Asados y horneados

Hornear frutas y verduras es un método que produce pocas modificaciones en el contenido de los nutrientes, si bien, en última instancia, dependerá significativamente del tiempo que dure el horneado, así como de la temperatura alcanzada. Al hornear a temperaturas superiores a 200 °C, se producen aminas heterocíclicas. Por lo tanto, conviene graduar el horno a temperaturas inferiores (180-190 °C).

Asados o a la plancha

Con este método se pierden también vitaminas, aunque se realza el sabor de los alimentos. Las verduras y hortalizas más adecuadas para este tipo de cocción son la berenjena, los pimientos morrones, la calabaza, el calabacín, la cebolla, las setas, las patatas y los espárragos trigueros.

Asados a la papillote

Los alimentos se envuelven en papel de aluminio rociándolos previamente con un chorrito de aceite de oliva. De este modo, el alimento se cuece en su propio jugo conservando sus propiedades nutricionales. Algunos autores desaconsejan este tipo de cocción, ya que el aluminio, al calentarse, se oxida y se forman sustancias tóxicas que pueden pasar al alimento. Si te apasiona el cocinado a la papillote, prueba a utilizar papel vegetal.

Brasas, parrillas, barbacoas

Cuando se practica este tipo de cocinado, lo importante es evitar que se queme la superficie externa del alimento. Esas zonas más tostadas o crujientes, tan apetecibles para muchos comensales, contienen un compuesto carcinógeno llamado benzopireno. **La barbacoa es el método de cocción menos recomendable.** Cuando preparamos carnes, embutidos o pescados sobre una brasa, la grasa que gotea sobre la brasa y provoca la formación de benzopirenos. El riesgo es más elevado cuanta más grasa tenga el alimento y cuanto más cerca esté este de la brasa, ya que los benzopirenos se adhieren al alimento con más facilidad, como resultado del contacto del jugo de la carne o del pescado con la llama. Tiene que representar una forma de cocinado ocasional, ya que se generan temperaturas superiores a los 400 °C con el fuego directo sobre el alimento. Si se emplea madera para hacer el fuego, el tipo de madera utilizada influirá también en la clase de contaminantes que se vayan a formar. Cuando se utilizan maderas de roble y nogal se producen menos sustancias tóxicas.

Cuando comemos, por ejemplo, una chuleta a la brasa, ¿cuántas aminas heterocíclicas estamos ingiriendo? ¿Cuántos compuestos carcinógenos de este tipo hay que consumir para desarrollar un cáncer? A día de hoy, no tenemos respuesta a estas preguntas. Dependerá del tipo de carne, de la proximidad entre el alimento y la brasa, de cómo se ha preparado la brasa, con madera o con carbón. Si es con madera, dependerá del tipo de madera que se haya empleado. También habrá que valorar cómo llega la carne a nuestro plato, es decir, muy hecha o poco hecha, chamuscada, con muchas áreas quemadas o tostadas...

No existe una evidencia que nos permita marcar un juicio. Aquí, nuevamente, ante la incertidumbre científica entra en juego el principio de precaución. Si sabemos que los AHP y las AH se forman en la carne y el pescado cocinados a la brasa y se conoce su capacidad carcinógena, el principio de precaución nos indica no abusar de esta modalidad de cocinado. No se aconseja consumir carnes a la brasa con frecuencia o en excesiva cantidad. Te recordamos que lo interesante es consumir este tipo de alimentos acompañados de vegetales de la familia de las crucíferas, aliáceas y, en general, de alimentos ricos en quercetina, ya que tienen la capacidad de estimular a las enzimas de fase II, aquellas que bloquean y eliminan las sustancias tóxicas que se incorporan a nuestro organismo.

Los benzopirenos y las aminas heterocíclicas no solo se forman al cocinar las carnes y pescados, también están presentes en el café torrefacto (café tostado con azúcar), en el pan que presenta zonas quemadas, en los frutos secos fritos o en las pizzas tostadas al horno de leña... Como norma general, retira las zonas más tostadas o quemadas de los alimentos, a pesar de que quizá te resulten las más sabrosas.

Concluyendo, nuestro principal consejo es que no abuses de las parrilladas ni de las barbacoas... porque al final, vamos sumando compuestos carcinógenos no solo por los alimentos, sino también por otras vías diferentes: los carcinógenos del tabaco, los existentes en el medio ambiente... y algunas personas son muy susceptibles a estos compuestos químicos.

Wok

Cuando se cocina en wok, la temperatura alcanzada en el fondo del recipiente supera los 240 °C. El humo que se forma puede contener una mayor o menor cantidad de aminas aromáticas policíclicas, dependiendo del tipo de aceite utilizado. El aceite de colza tolera muy mal estas temperaturas y produce sustancias tóxicas que son inhaladas por los cocineros. Se han publicado diversos estudios que asocian este tipo de cocina con cáncer de pulmón en cocineros asiáticos, cuya jornada laboral se desarrollaba día tras día en este tipo de cocina.

Congelación

Lo ideal es que transcurra el mínimo tiempo posible entre la recolección de un alimento hasta su consumo. Cuando las hortalizas y las verduras llevan días en las estanterías de los comercios o en nuestra despensa, pierden buena parte de sus vitaminas. Hay alimentos que las pierden rápidamente, como las espinacas, cuyo contenido en vitamina C desaparece en poco tiempo. En el caso de la congelación doméstica, la pérdida de vitaminas inherente al paso del tiempo es relativamente reducida si previamente se han escaldado las verduras. Esta maniobra inactiva las enzimas que contiene el alimento prolongando su estabilidad y manteniendo su contenido en nutrientes. Si no se realiza esta maniobra, la pérdida de vitaminas es más rápida. Por ejemplo, entre un 11 y un 20 % en el caso de la col y las espinacas frente a un 5 o un 5,5 % tras el escaldado. La congelación tiene como desventaja que puede ocasionar cambios en la textura de ciertas frutas, pero por otra parte, permite consumir durante todo el año productos de temporada. Por ejemplo, se pueden recolectar abundantes moras en temporada e ir consumiéndolas a lo largo del año. Apenas pierden propiedades.

Los alimentos y las recetas

Tras la lectura del capítulo, ya sabes cómo cocinar los alimentos con mimo para que no pierdan sus cualidades nutritivas y también para que no se formen sustancias perjudiciales. Lógicamente, estos alimentos suelen formar parte de una receta. Por ejemplo, tomando como base el brócoli, se pueden elaborar muchos platos diferentes. Desde un brócoli al vapor aliñado con aceite de oliva, tamari y acompañado de hummus, hasta un brócoli con bechamel y queso gratinado. En ambos platos, el brócoli es el elemento principal. Sin embargo, ambas recetas tienen perfiles nutricionales muy diferentes. La segunda versión contiene leche, mantequilla, queso y harina refinada. Por lo tanto, no basta con elegir un buen alimento base para tus platos, sino que este tiene que estar integrado en el contexto de una receta adecuada.

Los utensilios a utilizar

Una vez que sabemos qué alimentos comprar, dónde adquirirlos y cómo manipularlos y cocinarlos, hay que reflexionar sobre **qué utensilios** son los recomendables para cocinar, ya que los alimentos pueden ser contaminados por los materiales de los utensilios utilizados para esta tarea. Las enzimas de los alimentos tienen características químicas que pueden reaccionar con los iones metálicos de las baterías de cocinas de metal.

- *Vidrio:* El vidrio es un material inerte y no poroso, que presenta mucha estabilidad química. No es reactivo, resiste bien la corrosión y no afecta al sabor y demás cualidades de los alimentos. Tolera muy bien las altas temperaturas, por lo que es ideal para preparar platos horneados.
- *Cerámica:* La cerámica es un material de origen mineral duro, muy resbaladizo y resistente al calor. El análisis de este material confirma que aguanta temperaturas de hasta 400 °C y que no desprende ningún vapor ni transfiere ningún elemento tóxico a los alimentos. El inconveniente que se le atribuye es una cierta fragilidad que lo hace más vulnerable en caso de caídas, golpes o por el uso.
- *Barro:* Deben desecharse los utensilios de barro recubiertos internamente de esmalte brillante, ya que contienen plomo, que se libera fácilmente.
- *Acero inoxidable:* Es de los más estables aunque los alimentos muy ácidos pueden hacer que libere níquel.

Es aconsejable utilizar cucharas de madera o espátulas de silicona para remover, con el fin de no rayarlo. Las rayaduras permiten el paso de metales del recipiente a los alimentos. En general, los utensilios de acero inoxidable son óptimos, pero idealmente te recomendamos adquirir recipientes de acero quirúrgico. Este acero contiene titanio, que es un material que resiste muy bien las altas temperaturas y es muy difícil que se produzca el paso de metales pesados a los alimentos.

- *Titanio:* El titanio es un material que posee una notable dureza y resistencia. Es atóxico y no produce alergias, siendo un material muy empleado en medicina y odontología, a modo de prótesis e implantes dentales. No vas a encontrar utensilios fabricados exclusivamente en titanio, pero sí que tengan un revestimiento de este material, cuyo grosor dependerá de la marca y el modelo.
- *Silicona:* La silicona está entrando cada vez más en nuestras cocinas. Es un material muy estable e inerte, que resiste muy bien las altas temperaturas. Existen diferentes calidades de silicona. Los expertos recomiendan la llamada silicona platino.
- *Cobre:* Los utensilios de cobre pueden ser nocivos, ya que los iones de cobre pueden pasar a las soluciones culinarias. El cuerpo humano solo puede excretar unas cantidades limitadas de cobre, y una ingesta excesiva puede ocasionar problemas gastrointestinales. Por ello, el cobre desnudo no es un buen candidato para la cocina cotidiana.
- *Aluminio:* Es bastante inestable y puede pasar en cierta cantidad a los alimentos. La cocción en aluminio destruye más las vitaminas de los alimentos que la que se realiza en acero inoxidable.
- *Teflón:* Se utiliza para recubrir las sartenes antiadherentes. Su uso es seguro, siempre que no se superen los 300 °C en la fritura y que se eviten las rayaduras. Las sustancias que se liberan del teflón cuando se raya, pue-

den resultar potencialmente cancerígenas, comportándose como un perturbador hormonal. No obstante, el riesgo del teflón viene de un aditivo denominado PFOA que según la normativa, se tiene que dejar de utilizar. De hecho, actualmente se comercializan en el mercado sartenes de teflón libres de PFOA.

- *Plásticos:* Los plásticos contienen sustancias tóxicas que actúan como perturbadores hormonales. Entre ellos destacan el bisfenol A, los ftalatos y el estireno. Estos compuestos se relacionan a nivel experimental con los tumores hormonosensibles. Como norma general, te recomendamos que no utilices recipientes de plástico, ni para calentar alimentos, ni para mantener alimentos calientes ya cocinados (sopas, legumbres o cereales), ya que el aumento de la temperatura provoca la liberación de estas sustancias tóxicas por parte de los plásticos. Se sabe que estas sustancias son liberadas y aunque disponemos de datos de laboratorio, no existen estudios sobre su posible repercusión en seres humanos. Puestos a elegir, no cuesta mucho mantener los alimentos en recipientes de cristal. El polipropileno parece ser el único plástico que no ofrece, en principio, problemas. Por el contrario, los más perjudiciales son el PVC (policloruro de vinilo) y el policarbonato (PC). Si vas a comprar un utensilio de plástico para tu cocina, infórmate de su composición ya que, a día de hoy, muchas empresas fabrican utensilios con plásticos menos nocivos, donde se indica que está «libre de ftalatos» o «libre de bisfenol A».

Rincón del vago

En este capítulo, hemos visto cómo cocinar los alimentos con mimo para obtener el máximo rendimiento. También hemos tratado cómo manipularlos y cocinarlos, sin transformarlos negativamente. Finalmente, hemos mencionado que no basta con elegir un buen alimento base para tus platos, sino que este tiene que estar integrado en el contexto de una receta adecuada. Ahora coge la sartén por el mango y sigue estos consejos al cocinar tus platos.

1. Reduce el tiempo que transcurre desde la recolección del alimento hasta su consumo.
2. Reduce el tiempo que transcurre desde que cocinas el alimento hasta que lo ingieres.
3. Lava los alimentos meticulosamente pero evita los remojos prolongados.
4. Trocea los alimentos justo antes de introducirlos en la cocción para evitar su oxidación.
5. Si tienes previsto hacer un puré de verduras, utiliza poca cantidad de agua, emplea el agua de la cocción en su elaboración e introduce los alimentos una vez que el agua esté hirviendo.
6. Si tienes previsto hacer una sopa, un caldo o salsas, puedes utilizar más cantidad de agua.
7. Para perder la mínima cantidad de nutrientes durante la cocción, chequea el alimento y retíralo cuando haya perdido su rigidez. Es muy importante que estés atento al proceso, para no sobrecocer. Una vez que estimes que hay que interrumpir la cocción, lava los alimentos en agua fría para interrumpir la misma. Habitualmente se pueden lograr pérdidas menores de nutrientes si se maneja bien la variable tiempo.
8. Para conservar las vitaminas, añade unas gotas de limón o vinagre al agua de cocción.
9. Para las verduras, utiliza preferentemente la cocción al vapor.
10. Utiliza siempre aceite de oliva virgen extra de primera presión en frío, tanto en crudo como para cocinar.
11. Consume la mínima cantidad posible de alimentos fritos. Evítalos, especialmente fuera de casa, ya que

no podrás controlar variables como el tipo, la temperatura, la reutilización del aceite...

12. Prueba a freír los alimentos a temperaturas más bajas, por debajo de la temperatura crítica (210° para el aceite de oliva).
13. No reutilices el aceite. Tampoco mezcles aceites nuevos con otros ya utilizados.
14. Hornea por debajo de los 180 °C.
15. Evita la formación de benzopirenos en la carne. No dejes que los alimentos se quemen o se formen texturas costrosas en su superficie.
16. No cocines demasiada cantidad. El alimento va perdiendo cualidades con el transcurso de los días.
17. Ten en cuenta los utensilios que utilizas para cocinar. Evita los utensilios de cobre, de aluminio o de plástico y desecha las sartenes de teflón deterioradas.

Trata a los alimentos con respeto y ellos te respetarán a ti.

CAPÍTULO 9

DE COMER POR COMER A COMER CON CONCIENCIA

En las sociedades desarrolladas, para muchas personas comer es uno de los mayores placeres que nos ofrece la vida. En estas sociedades, no solo se come para sobrevivir, para lograr un correcto funcionamiento del organismo, no solo para calmar el hambre, sino que, en muchas ocasiones, se come por comer: por inercia, por puro capricho o por el placer de comer. Rara vez la elección de alimentos se ajusta, exclusivamente, a las necesidades energéticas y nutricionales para mantenernos como especie, sino que, el consumo de alimentos añade, además, una dimensión emotiva al acto de comer. De modo que comer empieza a tener otras razones de ser: calmar la ansiedad, entretener, recompensar, seducir, matar el aburrimiento... Si bien no es menos cierto que algunas personas se alimentan de manera irreflexiva e incorrecta, por carecer de un mínimo de conocimientos sobre alimentación, podríamos concluir en general que nuestro comer está dirigido por muchos tipos de hambre.

La tarea de alimentarse adecuadamente en los tiempos que vivimos no es fácil. En los últimos ochenta años, hemos pasado de la dificultad para obtener alimentos en la época de la posguerra, a un periodo de gran abundancia y variedad.

Tampoco hay que olvidar que el estilo de vida actual lleva consigo unos cambios sociológicos importantes, sobre todo con la incorporación de la mujer al mundo laboral. Estos cambios conllevan, a su vez, repercusiones en el ámbito de la alimentación y la nutrición. No hay tiempo para hacer la compra ni para cocinar tranquilamente o se priorizan otras alternativas, por lo que cada vez más se recurre a los alimentos precocinados o a comer en la oficina un sándwich y un café.

Día a día, por múltiples motivos, nos vamos alejando de la dieta saludable, manteniendo una relación desordenada con los alimentos y adoptando formas de alimentarnos que nos pueden llevar a medio-largo plazo a la enfermedad. Por ello, abandonar los malos hábitos de nuestra alimentación y adoptar hábitos de dieta saludables podría ser nuestro nuevo propósito.

Examen de conciencia

Todos tenemos que comer. Es una necesidad básica para estar vivos. La mayoría de las funciones biológicas más importantes para mantenernos con vida ocurren por sí mismas. Por suerte, nuestro corazón late y nuestros pulmones respiran sin esperar a que nosotros les demos la orden. Sin embargo, la alimentación requiere de nuestra colaboración: hacer la compra, seleccionar los alimentos, combinarlos, prepararlos... Requiere elegir qué, cuándo y cuánto comer. El propósito de este capítulo es que desarrolles la conciencia a la hora de planificar las comidas. Implica darse cuenta de los alimentos que estamos eligiendo y poner toda nuestra atención, tanto al hacer la compra, como al cocinar y al comer.

Supongamos que ya has decidido cambiar tus hábitos alimentarios y que estás ilusionado por empezar. Un paso previo fundamental, así como un importante aspecto a trabajar, es que seas consciente de tus hábitos actuales, que prestes atención a cómo es tu alimentación ahora, a día de hoy, ya que conocer tu punto de partida te permitirá planificar con mayor exactitud los pasos necesarios a dar. Para descubrir cómo es tu alimentación a día de hoy, hay una fórmula tan sencilla como clásica, anotar todo lo que comes durante un periodo de tiempo. Nosotros te propondremos 15 días. Otra tarea previa que te vamos a proponer es que reflexiones sobre las razones que te empujan a iniciar los cambios. Para descubrir tus razones personales podrás utilizar otro clásico analizar y anotar lo que te motiva. Tienes un ejemplo más adelante. Finalmente, no hay duda de que iniciar un cambio es relativamente fácil, pero mantenerlo en el tiempo... muy difícil. Por ello te presentaremos unos recursos para que te organices bien desde el principio y tengas éxito hasta el final.

Sorteando las trampas psicológicas

Todos sabemos lo difícil que es cambiar de costumbres. Empezamos el año con buenos propósitos: dejar de fumar, adelgazar, hacer ejercicio, aprender inglés... pero, difícilmente llegan a buen puerto. ¿Qué ocurre? ¿Por qué cuesta tanto adquirir un nuevo hábito y mantenerlo en el tiempo? Conocer la respuesta a esta pregunta es muy interesante y práctico, ya que en el contexto del libro nos permitirá dejar los malos hábitos que nos han acompañado durante años y adquirir otros nuevos, en nuestro caso, una dieta saludable para siempre.

La conducta humana tiene sus razones, y conocerlas nos ayudará a entender por qué cuesta tanto implantar un hábito duradero. Conocer algunas claves nos permitirá sortear mejor las trampas psicológicas o zancadillas que tendremos que superar en el camino. La primera clave es que las conductas muy repetitivas son también muy persistentes. En animales de laboratorio que han sido entrenados para conseguir una bebida azucarada, se ha observado que siguen apretando la palanca incluso cuando la bebida se vuelve más y más amarga. Esto nos lleva a destacar que las conductas muy rutinarias, es decir, las que repetimos a diario y varias veces al día, como comer, son muy **persistentes** y **difíciles de cambiar**, como veremos más adelante con más detalle. Otra clave bien establecida en psicología es que el placer instantáneo del momento actual pesa más que un posible daño a futuro. La gratificación inmediata, a corto plazo, supone una motivación más fuerte que la perspectiva de un perjuicio a largo plazo. Un alcohólico mantiene su adicción porque las consecuencias positivas de beber son inmediatas e intensas y las negativas —problemas de salud, económicos, laborales— aparecerán mucho más adelante. En alimentación, la posibilidad de disfrutar con sabores y texturas que nos gustan puede más en la balanza de las decisiones que la perspectiva de una posible enfermedad a futuro. Comer unos espaguetis, un filete con patatas y un helado suele ser más gratificante que una menestra de verduras, pescado con ensalada y macedonia. Sin embargo, las cosas serían diferentes si cada vez que tomaras un menú rico en hidratos de carbono refinados y grasas poco saludables te sintieras mal o enfermaras de inmediato. Pero esto no ocurre. Al contrario, algunos alimentos como el azúcar, la sal o las grasas proporcionan su propio refuerzo positivo en forma de sabores que a los humanos nos resultan muy agradables.

Por otro lado, las consecuencias positivas en relación con los hábitos nutricionales saludables, como mantener la salud el máximo de años posible y minimizar el riesgo de desarrollar un tumor, están muy distanciadas del día a día. El objetivo que se persigue es a largo plazo. No obtenemos un beneficio puntual e inmediato, sino que el premio que recibimos está lejos, en el futuro. Para complicarlo aún más, demostrar este beneficio de manera clara y tangible en materia de cáncer resulta sumamente difícil. Veamos un ejemplo: cuando quieres adelgazar y te pones a dieta, te planteas cuántos kilos quieres perder, tu meta final. También las etapas intermedias son objetivas y se pueden medir («esta semana he adelgazado medio kilo») y nos sirven de estímulo y refuerzo para mantenernos en el esfuerzo. En nuestro caso, que queremos prevenir o minimizar el riesgo de padecer cáncer mediante la alimentación, el objetivo no tiene etapas intermedias... es para toda la vida.

Por todas estas razones, podemos afirmar que nos toca nadar contracorriente. Cuando el premio a nuestro esfuerzo es inmediato, todos funcionamos bien, pero cuando está lejos o incluso desconocemos si lo alcanzaremos, mantener el esfuerzo se torna complicado. Cuando a la hora de adquirir un nuevo hábito duradero tenemos tantas claves en contra, es fácil entender que necesitaremos estrategias o recursos que nos ayuden a sortear estas trampas psicológicas para vencerlas con éxito. Las explicaremos y las pondrás en práctica un poco más adelante.

Desconecta el piloto automático

Hasta ahora, las campañas en materia de alimentación para que la población cambie sus hábitos han puesto el foco en la información. La campaña informa a la población de los riesgos a los que se enfrenta de proseguir con un hábito, así como de los beneficios potenciales que obtendría, si se decidiera a cambiarlo o dejarlo. Todos conocemos que el tabaco favorece el desarrollo del cáncer porque a través de campañas hemos sido informados de los riesgos de fumar, así como de los beneficios de dejarlo. Sin embargo, parte de la población sigue fumando. Pretender que por el simple hecho de informar a las personas estas reflexionen serenamente y automáticamente cambien sus conductas porque han comprendido los beneficios que les aporta ese cambio... sencillamente, no ocurre.

El comportamiento se ve influido no solo por la información, sino también por otras variables que van más allá de los factores de riesgo involucrados en la enfermedad. Además, la conducta de los seres humanos no siempre es racional y, en numerosas ocasiones, se ejecuta una acción y se reflexiona sobre las consecuencias de la misma con posterioridad. Cuántas veces habremos dicho: «No tenía que haber comido tanto». Primero como y después reflexiono. Por otro lado, muchas conductas están asentadas en sentimientos e impulsos. Comer se ha convertido en la medicina que nos ayuda a afrontar presiones y ansiedades de nuestras apresuradas vidas. Tal vez, nos sentimos cansados, angustiados o solos y el hambre no es hambre de comida, pero tratamos, erróneamente, de aliviar estas emociones comiendo, sin control. Por todo ello, aun disponiendo de la información adecuada, no siempre hacemos lo que más nos conviene.

Los datos de las grandes campañas educativas que recomiendan comer diariamente cinco raciones de frutas y verduras son desalentadores. Solo el 43 % de la población española come fruta a diario y verduras el 35 %. Es decir, más de la mitad de los encuestados no consume frutas a diario. Sin embargo, el 71 % opina que los pesticidas son peligrosos para la salud y un 68 % opina lo mismo en relación a los residuos en la carne como los antibióticos y las hormonas. Estos datos nos llevan a pensar que la información nos llega, la hemos captado, pero no damos el salto de ponerla en práctica. En el año 1999, el Instituto Nacional de la Salud de Estados Unidos, lanzó una campaña que costó 40 millones de dólares. Se recomendaba a la población la ingesta diaria de cinco raciones de frutas y verduras. Solo un porcentaje pequeño de la población adoptó esta recomendación.

¿Por qué ocurre esto? ¿Por qué no seguimos los consejos? Sencillamente, porque la mayoría de los comportamientos humanos, especialmente los relativos a la alimentación, no se producen tras una reflexión sobre las consecuencias de dicha acción, sino que son **conductas automáticas**. Están provocadas, en gran medida, por estímulos del entorno y no van acompañadas por ningún tipo de reflexión consciente. Como con los ojos cuando, después de una gran comida, llega el carrito de los postres. Mi estómago grita que ya está lleno, pero ya estoy decidiendo si pedir la suculenta tarta de chocolate o el pastel de manzana. Como con el olfato cuando me llegan los aromas de la panadería, del café humeante, del pastel recién horneado o de las palomitas en el cine... Los olores adecuados me harán comer incluso sin hambre. Si nos paramos a pensar por qué ocurre esto, descubrimos que hay dos posibles formas de actuar. Una, reflexiva. La utilizamos, por ejemplo, cuando estamos aprendiendo algo nuevo. Ponemos toda nuestra atención, nos concentramos e intentamos que no nos molesten. Sin embargo, esta forma de actuar sería totalmente ineficiente si la utilizáramos con tareas rutinarias. Cuando una conducta es rutinaria, actuamos de manera irreflexiva. Significa que la hacemos automáticamente, sin pensar, sin reflexionar, de modo que perfectamente podemos sorprendernos conduciendo rumbo a casa, cuando en realidad, hoy habíamos quedado en llevar el coche al taller.

Si te das cuenta, las conductas relacionadas con la alimentación son conductas rutinarias. Necesitas alimentarte día a día, varias veces al día. Y ahora sabes además que las conductas rutinarias son conductas automáticas, irreflexivas y persistentes, por lo tanto, difíciles de cambiar. ¿Qué hacemos? ¿Nos cruzamos de brazos? Sencillamente... ¡desconecta el piloto automático!

Como ves, volvemos al punto de partida porque desconectar el piloto automático significa frenar, estar atento, tomar conciencia de qué, cuándo y cuánto como. Significa también aprender a salir airosos de la presión y estímulos del entorno que, constantemente, nos incitan a comer y a beber en cualquier momento y lugar. No comas con los ojos, no comas con el olfato, no comas sin tener hambre. Enfoca tu alimentación al objetivo deseado y buscado, que es practicar una dieta saludable.

Mi punto de partida: tomando nota

Hemos mencionado anteriormente que, antes de iniciar cualquier cambio de hábitos, un paso previo importante es que conozcas tu situación actual. Antes de decidir cómo te vas a alimentar en el futuro, descubre cómo te alimentas a día de hoy. Para ello, puedes utilizar una fórmula tan sencilla como clásica: anotar durante los próximos quince días **todo lo que comes y bebes cada día**.

FECHA	QUÉ COMO Y QUÉ BEBO**
Desayuno	
Almuerzo	
Comida	
Merienda	
Cena	
ANEXO*	

*Apunto los extras que no estén incluidos en las comidas principales.
** Hemos conocido a personas muy meticulosas que, además de anotar lo que comen, estiman la cantidad mediante asteriscos: * poca cantidad, ** mediana cantidad, *** mucha cantidad.

Apuntar todo lo que comes diariamente es un ejercicio práctico de toma de conciencia que te servirá para conocer dónde te encuentras y cuál es tu situación de partida. Este conocimiento te permitirá planificar con mayor exactitud los futuros pasos a dar.

Con los datos que has recopilado en estos quince días, contesta a las siguientes preguntas:

CONSUMO DE ALIMENTOS O FAMILIAS DE ALIMENTOS EN LOS ÚLTIMOS QUINCE DÍAS
Vegetales y frutas 1. ¿Cuántas veces he consumido alimentos de la familia de las crucíferas? 2. ¿Cuántas veces he consumido alimentos de la familia de las aliáceas? 3. ¿Cuántas veces he consumido hortalizas rojas y tomate? 4. ¿Cuántas veces he consumido manzana? 5. ¿Cuántas veces he consumido cítricos? 6. ¿Cuántas veces he consumido frutos rojos? 7. ¿Cuántas veces he consumido algas? 8. ¿Cuántas veces he consumido setas? 9. ¿Cuántas veces he consumido germinados? 10. ¿Cuántas veces he consumido cereales integrales? 11. ¿Cuántas veces he consumido legumbres?

CONSUMO DE ALIMENTOS O FAMILIAS DE ALIMENTOS EN LOS ÚLTIMOS QUINCE DÍAS

Semillas, frutos secos, hierbas aromáticas y especias

12. ¿Cuántas veces he consumido semillas de lino, sésamo o calabaza?
13. ¿Cuántas veces he consumido frutos secos?
14. ¿Cuántas veces he consumido hierbas aromáticas?
15. ¿Cuántas veces he consumido cúrcuma, pimienta negra, curry...?

Alimentos de origen animal

16. ¿Cuántas veces he consumido carne roja?
17. ¿Cuántas veces he consumido carne procesada (salchichas, beicon, embutido...)?
18. ¿Cuántas veces he consumido pescado?
19. ¿Cuántas veces he consumido huevos?
20. ¿Cuántas veces he consumido leche y derivados lácteos?

Alimentos procesados industrialmente

21. ¿Cuántas veces he consumido snacks, patatas fritas, repostería, bollería, postres lácteos azucarados, pizza...?

Cereales refinados

22. ¿Cuántas veces he consumido pasta (macarrones, espaguetis)?
23. ¿Cuántas veces he consumido arroz blanco?

Bebidas e infusiones

24. ¿Cuántas veces he consumido refrescos azucarados?
25. ¿Cuántas veces he consumido bebidas alcohólicas?
26. ¿Cuántas veces he consumido té verde o té verde con jengibre?
27. ¿Cuántas veces he consumido zumo de granada?

Otros

28. ¿Cuántas veces he consumido chocolate negro?
29. ¿Cuántas veces he consumido aceite de oliva virgen extra?

¿Qué tal los resultados? ¿Hay margen para optimizar tu dieta? ¿Existen diferencias apreciables entre tus propias percepciones y los datos recogidos?

Quizá te has sorprendido al comprobar que en tu dieta semanal dominan los arroces, la pasta refinada, los fritos, los bocadillos, las pizzas, las patatas fritas, los postres lácteos... No hay motivos para preocuparse ya que introducir cambios... ¡depende de uno mismo!

Que no nos pille desprevenidos

Hemos visto que antes de empezar, antes de zambullirse en cualquier cambio, es importante hacer una pausa para **reflexionar**. A estas alturas del libro, habrás descubierto que el cambio de hábitos alimentarios que te estamos proponiendo tiene muchas implicaciones. Nuestro paladar tendrá que enfrentarse, para habituarse, a nuevos sabores, presentaciones, productos... y, sobre todo, tendrás que desconectar el piloto automático y volver a abrir los ojos a una nueva realidad, distinta e incluso desconocida.

Si tenemos en cuenta que llevamos toda una vida alimentándonos de una determinada manera, cambiar nuestros hábitos alimentarios no será tarea fácil. Es difícil modificar conductas o estilo de vida relacionados con el cáncer, a no ser que tengas, además de información y recursos, unos niveles de motivación importantes. Hemos mencionado que el placer instantáneo del momento suele tener más peso que una posible perspectiva de daño en el futuro. Por lo tanto, te vamos a enseñar, para que aprendas, unos recursos básicos que te ayuden en los momentos de dificultad.

Si por tus circunstancias personales estás muy motivado, las dificultades se tornarán en retos personales y te empujarán a avanzar. Si, por el contrario, no encuentras «razones» para echar a andar, es lógico pensar que las piedras del camino te harán caer.

Además, la motivación suele ir fluctuando en el tiempo. Normalmente, se empieza con ánimo, tesón, disciplina... pero mantener esta actitud de manera constante suele resultar difícil. Le suele seguir una fase de desánimo en la que nos acompañan pensamientos del tipo «no noto ningún cambio», «no sé si merece la pena». Y la tercera parte del guión es la que depende de cada uno. De lo que tú decidas hacer: ¿Me rindo? ¿vuelvo a empezar?

Por todas estas «trampas psicológicas» pensamos que organizarse bien desde el principio, y no de manera anárquica, es sumamente importante para lograr el éxito.

Tus razones personales

Nosotros aspiramos a que la lectura de este libro te sirva también de empuje y te motive a iniciar el cambio.

Para empezar, te proponemos una tarea: que te detengas a pensar y reflexiones sobre tus **razones personales.** Aquellas que te motivan y te empujan a cambiar. Que busques tus porqués, tus *paraqués* y que pienses si ha llegado tu momento.

Para ello, te sugerimos algunas ideas:

1. Anota, con frescura, los primeros pensamientos que te vengan a la cabeza ante la pregunta: ¿Qué me motiva, en este momento, a cambiar mi alimentación? Se trata de que anotes lo que te gustaría lograr, las razones para tomar este nuevo rumbo.
2. Analiza y anota las consecuencias positivas, a corto plazo, que se derivarían de esta decisión. Por ejemplo, conocer nuevos alimentos, cocinar nuevos platos, bajar de peso, mejorar mis digestiones, aprender... Es decir, lo que «ahora» lograrías de positivo.
3. Analiza y anota las consecuencias negativas, a corto plazo, que se derivarían de esta decisión. Por ejemplo, no poder tomar tantos dulces, no poder beber refrescos azucarados, no poder picotear snacks salados, es decir, lo que «ahora» perderías. Probablemente supone dejar atrás muchos alimentos que consumes sin pensártelo dos veces y que además te gustan.
4. Analiza y anota las consecuencias positivas, a largo plazo, es decir, en el futuro, que se derivarían de esta decisión. Gozar de buena salud, romper con el estigma del cáncer en tu familia...
5. Analiza y anota las consecuencias negativas, a largo plazo, en el futuro, que se derivarían de esta decisión. Tener un cáncer a pesar del esfuerzo realizado, que no mejore mi estado de salud como esperaba...

Es importante que dediques tiempo a esta tarea. Es probable que, en este momento, no le veas la utilidad, pero en los momentos de duda, será tu gran aliada. Incluso en los días de euforia, léela, revísala, ya que te servirá de guía.

Lo normal es que tus razones personales o motivaciones vayan cambiando con el tiempo, por lo que terminarás teniendo tu colección particular de «razones personales».

Fecha:	RAZONES PERSONALES
Mis primeros pensamientos: ¿qué me motiva?	
Lo positivo «AHORA»	
Lo negativo «AHORA»	
Lo positivo «EN EL FUTURO»	
Lo negativo «EN EL FUTURO»	

Plan personal para no volver a las viejas costumbres

Para tener éxito en cualquier proceso de cambio de hábitos es importante que el cambio sea gradual. La clave está en no fijarse objetivos demasiado altos, para no correr el riesgo de volver a las viejas costumbres. En vez de ambiciones grandiosas, empieza por plantearte objetivos precisos a corto plazo.

A modo de orientación, puedes trazar los siguientes pasos:

1. **Elige los cambios** que vas a introducir la próxima semana. Pueden ser uno o varios.
2. **Márcate objetivos concretos** para la semana. Cuanto más concretos y detallados sean tus objetivos, más probabilidades tendrás de cumplirlos. Por ejemplo, comer

ensalada tres días a la semana (martes, jueves y domingo) o hacer un puré de verduras con cúrcuma y pimienta negra (miércoles noche).

3. **Plantéate metas realistas.** No pretendas dominar todas las áreas (qué comprar, dónde comprar y cómo cocinar) de inmediato. Para empezar, puedes plantearte uno o dos cambios por área. Tienes que marcarte objetivos realistas. Si te marcas objetivos que te supongan mucho esfuerzo, es probable que no puedas cumplirlos y que termines por desanimarte. Si hace tiempo que no comes verduras, no te propongas comer y cenar verduras todos los días de la semana.
4. **Piensa en los aspectos facilitadores**, es decir, aquellos que te van a «facilitar» que el cambio o cambios que te has propuesto tengan éxito. Por ejemplo, haz la compra después de comer, para que no sientas hambre y no termines comprando productos innecesarios.
5. **Prepárate para los inconvenientes o dificultades.** Identifica de antemano los aspectos que más te costará cumplir y **ten pensadas las soluciones o alternativas** que vas a poner en marcha cuando te enfrentes a la dificultad que has identificado. Incluye un plan para evitar o minimizar las tentaciones que puedan aparecer. Ten identificado tu «punto débil». Te permitirá estar atento y no descontrolarte cuando tengas ese alimento a tu alcance. Pueden ser los dulces, las grasas o el alcohol.
6. **Cumple los objetivos que te has marcado.** Si has seguido todos los pasos anteriores, tienes que tener elegidos los cambios de la semana. A veces surgen imprevistos y habrá que sortearlos. Sin embargo, hay otros obstáculos que nos ponemos nosotros mismos. Les hemos llamado los «pensamientos trampa»: «Ya lo haré otro día», «Con lo cansado que estoy hoy...», «Mejor empiezo la próxima semana...», «Qué pereza...». Todos estos pensamientos son los obstáculos más poderosos

a los que tendremos que hacer frente. ¿Cómo combatirlos? En cuanto aparezcan, sustitúyelos por otros que te lleven a la acción: «Siempre digo que empezaré otro día y así nunca hago nada», «La pereza desaparecerá en cuanto me ponga manos a la obra», «En cuanto me quiera dar cuenta ya lo tengo hecho».

7. **Ajusta y crea nuevos objetivos para la próxima semana.** Incrementa progresivamente la dificultad o el nivel de exigencia. Eleva las metas progresivamente, según vayas habituándote a la nueva situación. Vete diseñando tu plan semana a semana, hasta que alcances tu meta final. No pares hasta que te encuentres satisfecho con la forma en que te alimentas y con tu estilo de vida.

   Una vez que hayas practicado el tiempo suficiente, los inconvenientes irán desapareciendo. Al ser cada vez más hábil y ver que progresas, te plantearás retos cada vez mayores.

8. **Valora los resultados.** ¿Has cubierto todos tus objetivos?

   Si la respuesta es afirmativa, enhorabuena. Piensa que cada vez te irá costando menos, ya que lo difícil es poner el motor en marcha. Si has avanzado, quizá todavía sea poco y vayas lento... pero intenta ir siempre avanzando, lo importante es no parar.

   Si la respuesta es negativa, ya que no se ha producido todo el avance que habías planeado, analiza cuáles han sido los obstáculos: ¿eran objetivos difíciles de alcanzar? ¿Surgieron imprevistos de fuerza mayor? ¿Fuiste tú quien se puso los obstáculos?

   Vuelve a leer y a analizar tu «cuadro de razones personales». Pon tu atención en los logros conseguidos y no te «castigues» por lo que no has alcanzado, pero busca las soluciones para que no vuelva a ocurrir.

9. **Lo que se practica termina siendo un hábito.** Cuantas más veces repetimos algo, menos esfuerzo nos cuesta cada vez y terminamos por hacerlo sin pensar. De eso

> se trata, que tus nuevos hábitos saludables te salgan automáticamente. Es más fácil adquirir el hábito de alimentarse saludablemente comiendo todos los días alguna ración de verduras y frutas que si uno o dos días a la semana nos damos el gran atracón. Empieza despacito, pero a diario. Poco a poco, vete introduciendo nuevos aspectos, pero repítelos una y otra vez. ¡Terminarás por hacerlos tuyos!

Lo fácil es fallar en alguno de los pasos. No te desanimes, tienes más de una oportunidad para cambiar. Incluso puede que haya recaídas, pero no olvides que utilizar tu propia experiencia después de un fracaso te ayudará a marcarte objetivos más ajustados a tu realidad. Al principio, con tantas cosas a tener en cuenta, creemos que puede ser útil rellenar un plan personal, con los cambios planificados para la semana.

SEMANA	**PLAN PERSONAL**	
CAMBIOS	**DIFICULTADES**	**SOLUCIONES**
Consumir tres piezas de fruta variada al día.	Ocuparme de comprar abundante fruta. Lavar la fruta, pelarla... Prefiero otros postres.	Tener un frutero a la vista con fruta variada. No comprar otros postres de mi gusto.
No comprar bebidas de cola, ni refrescos azucarados.	Tener asociadas estas bebidas a situaciones concretas como el estudio, la conducción, la televisión...	Tener otras bebidas como alternativa: café, té verde u otras infusiones, zumos sin azúcar añadido, agua fresca...
Introducir el té verde en mi día a día.	Habituarme a un nuevo sabor. Falta de tiempo para prepararlo.	Mezclar el té con sabores más familiares como la canela, el anís, el regalíz... Mantener el té verde caliente en un termo para evitar preparar uno nuevo cada vez que lo vaya a tomar.

Finalmente, creemos que hay dos palabras que resumen todo lo expuesto hasta ahora: **tiempo y ganas.**

Al principio necesitarás tiempo para planificar los menús, listar los productos que debes comprar y no comprar, comparar el etiquetado para elegir cuál te llevas, buscar y aprender dónde está cada alimento en el supermercado... ¡La lista de tareas puede parecer interminable! En muchas ocasiones, supondrá decidir qué otras cosas voy a dejar de hacer para dedicar ese tiempo a la nueva tarea. Tampoco te queremos asustar. Cierto es que cuando lo repitas una y otra vez, se convertirá en un hábito, en la manera de alimentarse de tu casa y, otra vez, volverás a recuperar tu tiempo. Practica, practica y practica... hasta que te salga automáticamente, sin pensar. En ese momento, será ya un hábito. **El hábito de minimizar, mediante la alimentación, el riesgo de padecer un cáncer**.

En cuanto al deseo o las ganas de introducir todos estos cambios, poco te podemos ayudar, puesto que son personales y cada uno de nosotros sabemos y conocemos lo que nos motiva a cambiar nuestro estilo de vida. Suele ser determinante el **momento personal** en el que uno se encuentra. Las personas, aun recibiendo la misma información, no muestran la misma actitud ante dicha información. Algunas se muestran inmediatamente interesadas y receptivas y otras, todo lo contrario. Algunas deciden modificar su conducta y otras, no. Cuando en nuestro entorno más cercano hay personas con cáncer, probablemente estaremos más receptivos a la información que nos llega relacionada con esta enfermedad. Nosotros te animamos a que pruebes. Hay tanto que ganar...

Rincón del vago

Todos tenemos que comer. Es una necesidad básica para estar vivos, que requiere de nuestra colaboración: hacer la compra, seleccionar los alimentos, prepararlos... Día a día, por múltiples motivos, nos vamos alejando de la dieta saludable y adoptamos formas de alimentarnos menos equilibradas. Dejar los malos hábitos de nuestra alimentación y adoptar hábitos de dieta saludables puede ser laborioso, pero al mismo tiempo, beneficioso.

Si queremos cambiar nuestros hábitos, un paso previo fundamental es **ser conscientes** de los hábitos actuales. Para conocerlos, rellenarás un diario de lo que comes y bebes durante quince días para, posteriormente, analizar los datos. Conocer tu punto de partida te permitirá planificar con mayor exactitud los pasos a dar.

Otra tarea que te proponemos, es que reflexiones sobre las razones que te empujan a iniciar los cambios. Iniciar un cambio es relativamente fácil, pero mantenerlo en el tiempo, muy difícil. Por ello, te hemos enseñado algunas estrategias que te ayudarán a tener éxito en el cambio de hábitos y un plan personal para no volver a las viejas costumbres.

Te hemos explicado algunas claves sobre la conducta humana, para que entiendas por qué cuesta tanto implantar un hábito duradero y para que superes las trampas psicológicas.

Cuando una conducta es rutinaria, por ejemplo, comer todos los días varias veces al día, terminamos por hacerla sin pensar, sin reflexionar, automáticamente. Para cambiarla, habrá que desconectar el piloto automático, es decir, tomar conciencia.

Buenas noticias: planificar e introducir cambios... ¡depende de ti!

CAPÍTULO 10

¡MANOS A LA OBRA!

Diseña tu propio patrón alimentario

Nos vamos acercando a la recta final. Estás en un momento en el que tienes la cabeza llena de información, datos y recomendaciones. Quizá te estés preguntando qué hacer con todo ello. Hemos insistido en que la clave no está solo en la información, en el conocimiento, aun siendo un paso necesario. Sin duda, saber y hacer son dos cosas bien distintas. Ha llegado la hora de la verdad y te toca decidir si recoges el testigo y pasas a la acción. Cuenta con nosotros para ayudarte.

ALGO PARA RECORDAR

A estas alturas, ya tienes conocimientos sobre micronutrientes, alimentos, grupos de alimentos y patrones alimentarios. Dispones de amplia información sobre qué comprar, dónde comprar y cómo cocinar y además conoces las pautas de conducta básicas para ponerte en marcha. Es el momento de ir pensando cómo integrar todos estos datos en tu vida diaria para **ir diseñando tu propio patrón alimentario**.

Hasta ahora, hemos analizado en detalle lo que la ciencia nos aporta sobre los alimentos. Hemos visto lo que nos dicen los estudios de laboratorio, así como los estudios realizados en humanos a gran escala. Hemos analizado la evidencia científica por grupos de alimentos y con todos estos datos hemos obtenido una serie de conclusiones. Ha llegado el momento de planificar de qué manera podemos adaptar nuestra alimentación diaria a la evidencia científica existente.

El objetivo de este capítulo es centrarnos en la práctica, porque entendemos que ya está ampliamente explicado el porqué de las recomendaciones. Aunque todo el entramado químico y biológico relacionado con la nutrición es extremadamente complejo, los consejos que debes poner en práctica son sencillos. Para ayudarte en esta tarea, vamos a recordar y sintetizar algunos datos relevantes. En primer lugar, tendrás que hacer la compra. Para ello, empezaremos recordando los alimentos que no deben faltar en tu despensa. Son los imprescindibles, los alimentos que, por sus propiedades, debes consumir a diario. A continuación están los ocasionales, aquellos alimentos de consumo semanal y, finalmente los intrusos, los alimentos que debes evitar que estén en tu despensa o consumir muy de vez en cuando. Como puedes ver, tu dieta tiene que estar constituida principalmente por alimentos de origen vegetal y una pequeña cantidad de alimentos de origen animal.

LOS IMPRESCINDIBLES	LOS OCASIONALES	LOS INTRUSOS
–Verduras y hortalizas –Setas y germinados –Frutas –Frutos secos y semillas –Cereales integrales –Legumbres –Hierbas aromáticas y especias –Aceite de oliva virgen extra –Té verde –Alimentos que contienen probióticos	–Pescado –Algas –Carne magra (aves, conejo...) –Huevos –Lácteos bajos en grasa	–Carne roja y procesada –Aceite de maíz, soja, girasol –Mantequilla –Alimentos procesados –Alimentos refinados (galletas, snacks, arroz blanco, pasta no integral) –Bollería industrial –Bebidas azucaradas –Bebidas alcohólicas

Ahora conoces los alimentos que no deben faltar en tu despensa, así como los que no deben estar. Imagina que has comprado un intruso y lo tienes en tu casa. Un postre que realmente te apasiona. No te preocupes, es mejor darse un capricho de vez en cuando que perder el control y darse un día «el gran atracón». En nuestra opinión, el consumo anecdótico no tiene excesivo valor. Lo que verdaderamente importa y a lo que tienes que prestar especial atención es a aquellos alimentos que conforman tu patrón alimentario, es decir, los alimentos que comes **todos los días, día tras día**. Hemos comentado que tener identificado tu «punto débil» te será de gran ayuda, porque te permitirá estar atento y no descontrolarte cuando tengas ese alimento a tu alcance. Para muchas personas, su punto débil son los dulces y lo primero que miran cuando les ofrecen la carta son los postres. Para otras, su debilidad es la carne roja, las grasas o el alcohol. Ten identificado el tuyo.

Construye tu pirámide

Cuando tengas tu despensa llena con los imprescindibles, construir una pirámide alimentaria puede ser de gran ayuda para comenzar a diseñar tu patrón. La pirámide te ofrece información sobre tres aspectos: los alimentos que debes consumir, la frecuencia con la que debes consumirlos y, por último, las proporciones.

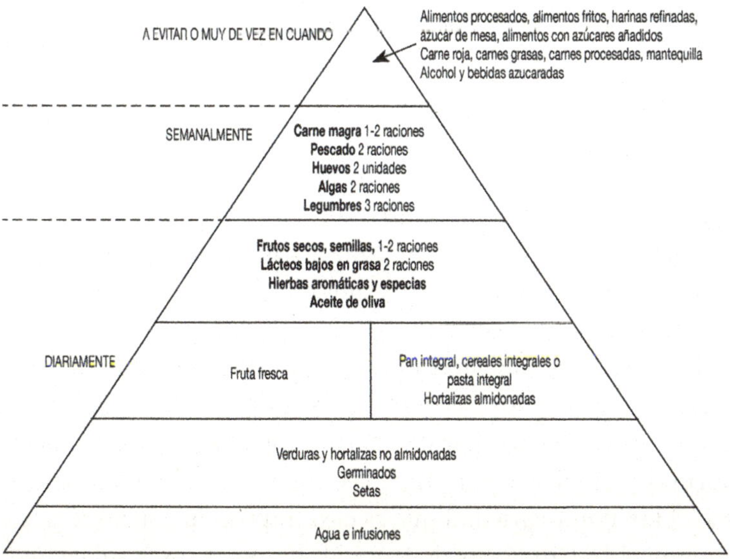

No hay una sola pirámide válida. Nosotros hemos construido esta, pero no tiene por qué ser exactamente igual que la tuya, ya que la puedes ajustar a tus gustos y necesidades.

Si la examinas con detalle, comprobarás que la proporción de producto fresco es muy alta. Las verduras y hortalizas son los alimentos más representativos de nuestra propuesta y deben estar presentes en todas las comidas principales. Puedes consumirlos varias veces al día y en cantidades generosas, sin olvidar que no se debe abusar ni de lo más saludable. Desde el punto de vista dietético, las setas y germinados se incluyen en el mismo grupo que las verduras y hortalizas. Aunque en la pirámide están en la zona de consumo diario, no quiere decir que todos los días tengas que comer germinados y setas, bastaría con ir combinándolos a tu gusto, junto con las verduras y hortalizas que pertenecen al mismo grupo. Es probable que nunca hayas comprado germinados o que ni siquiera los hayas visto. Abre tus ojos a este producto, porque lo puedes encontrar en muchos comercios de alimentación y no necesariamente en la herboristería. Normalmente están junto a las ensaladas embolsadas. Prueba las diferentes variedades: puerro, cebolla, col lombarda o brócoli, entre otras. Caducan con rapidez, por lo que debes consumirlos en pocos días. Puedes añadirlos a tus purés, ensaladas o legumbres. Ofrecen un bonito toque a tus platos. Intenta comer ensaladas en todas las comidas. Planifica diferentes tipos de ensaladas, desde la clásica que solo se compone de verduras y hortalizas, hasta otras que combinan estos alimentos con diferentes tipos de cereales y legumbres. Pon en juego toda tu imaginación, buscando nuevas posibilidades. Las verduras al vapor son una buena alternativa para la cena.

A continuación, ubicamos en nuestra pirámide la fruta fresca. Si eres de los que pasa de largo por la frutería, te animamos a que te detengas y disfrutes de los colores, aromas y formas y empieces por elegir las que te resulten más atractivas. Hay tanta variedad que es casi imposible que no te guste ninguna. Tres raciones de fruta al día pueden ser suficientes.

Una pieza de fruta, por ejemplo un melocotón o una naranja, se considera una ración. Cuando comemos frambuesas, moras, arándanos, uvas... las raciones se miden por tazas. No sustituyas el consumo de fruta por los zumos, aunque sean naturales y sin azúcares añadidos. La fruta entera te aporta fibra y el azúcar pasará a la sangre más lentamente. En cualquier caso, si te gustan los zumos naturales recién exprimidos, no prescindas de ellos, pero controla la dosis. Si son muy dulces, dilúyelos con agua para reducir su índice glucémico. No te olvides del zumo de granada que, combinado con una infusión de té verde y jengibre, resulta una bebida muy rica en varios antioxidantes.

Incorpora cereales integrales a tu dieta y evita los refinados. Intenta que el pan integral no sea el único cereal que consumas. El arroz integral, la quinoa, el mijo, el trigo sarraceno, la pasta integral... todos ellos pueden estar indicados como acompañamiento de otros platos como legumbres, verduras, ensaladas y sopas. Si comes pan todos los días, asegúrate de seleccionar un pan excelente, elaborado con harinas integrales y levadura madre. Puedes consumir cereales integrales en cada comida, pero en cantidades moderadas. Esta necesidad ya estaría cubierta con la pieza de pan integral con la que habitualmente acompañamos nuestros platos. De modo que, cuando incluyas en tu menú arroz integral, quinoa u otros cereales, puedes prescindir del pan. Supongamos que elaboras el siguiente menú:

- Espaguetis integrales con verduritas
- Pescado a la plancha con patatas panadera
- Bizcocho de frutas
- Pan

Aunque este menú incluye alimentos que hay que consumir a diario, si te fijas bien, no está equilibrado. ¿Por qué? Presenta un exceso de cereales (pasta, bizcocho y pan) y hortalizas almidonadas (patata), pertenecientes todos al mismo grupo en la pirámide. Si comes arroz o pasta, no los acompañes con pan, ni harina, ni patatas, ya que todos ellos son más de lo mismo y tienen alta carga glucémica.

En relación a la grasa, prepara tus platos con aceite de oliva virgen extra de primera presión en frío. A pesar de ser un alimento excelente, aporta muchas calorías, por lo que puedes consumirlo diariamente, pero en pequeñas dosis. Sin darnos cuenta, consumimos a lo largo del día una cantidad importante de aceite. Este está presente en el aliño de las ensaladas y en los alimentos fritos. Pero muchas otras recetas incorporan también aceite: las legumbres, los cereales, los guisos de carne, el pescado, los huevos o la repostería. Muchas salsas están repletas de aceite, entre ellas la mayonesa y la salsa rosa. Recientemente, algunos alimentos procesados han sustituido otros aceites vegetales por el de oliva. No utilices otros tipos de aceite como el de maíz o girasol, ya que aportan muchos ácidos grasos omega 6. Como norma general, reduce o evita los alimentos fritos en tu dieta.

Incluye hierbas aromáticas y especias a diario; en pequeña cantidad, ya que de lo contrario alterarían el sabor de tus platos. El día que encuentres en el mercado perejil, apio, albahaca... cualquier hierba recién recolectada y rebosante de frescor, llévatela a casa en cantidad. Puedes picarla y conservarla en el congelador en tarritos cerrados. Cuando vayas a utilizarla, la tendrás siempre lista, ya que se descongelará en cuestión de segundos. Coge con una cucharadita solo la cantidad que necesites y el resto... otra vez al congelador. También puedes insertar los tallos del perejil o del apio en un vaso con agua y conservarlos en el frigorífico. Y mejor aún, introduce el perejil limpio y sin humedad en un tarro de cristal con tapa. Consérvalo en el frigorífico, en este caso, sin agua. Se mantendrá fresco durante más tiempo. Para reducir la cantidad de sal que utilizas en tus platos, puedes sustituirla por especias, hierbas aromáticas o salsa de soja fermentada, en pequeña cantidad.

En nuestra pirámide hemos incluido diariamente dos raciones de productos lácteos bajos en grasa. Se considera una ración la toma de un yogur o la leche que añades al café. Nos han educado desde pequeños para pensar que una dieta sin productos lácteos no es una dieta equilibrada. Este concepto no es necesariamente cierto. Si decides prescindir de la leche y los productos lácteos, deberás incluir otros alimentos que te aporten calcio como los frutos secos, las legumbres o el brócoli. Puedes sustituir la leche animal por leche vegetal como la de avena, almendras, arroz u otras. Si te apasionan los lácteos, la mejor forma de consumirlos es en forma de yogur natural desnatado enriquecido con probióticos y sin azúcar añadido. Evita los yogures y postres lácteos azucarados, de sabores, enriquecidos con nata...

También incorporamos en nuestra dieta diaria, pero en pequeñas dosis, los frutos secos y las semillas. Consúmelos con moderación, ya que contienen grasas y aportan abundantes calorías.

En el apartado de frecuencia semanal hemos ubicado las legumbres. ¿A qué esperas para empezar a tomarlas? Tres raciones semanales son suficientes. No obstante, si en vez de comer una ración generosa las integras en otros platos o a modo de guarnición, su consumo podría ser diario. Por ejemplo, ensalada de legumbres acompañada de hortalizas y hierbas aromáticas o legumbres con arroz integral. Hemos mencionado que la mayoría de las legumbres, excepto la soja, no contienen todos los aminoácidos esenciales que necesitamos, por lo que resulta muy interesante combinarlas con cereales integrales, semillas o frutos secos. Con el ritmo de vida que llevamos, quizás encuentres complicado cocinar unas legumbres a fuego lento. Una opción es cocinarlas por la tarde-noche, habiéndolas dejado a remojo por la mañana. Otra alternativa, si no queda otro remedio, es que las compres en tarro de cristal. Las puedes encontrar también de producción ecológica. Procura que estén cocidas al natural. Por ejemplo, si son unos garbanzos, que sean garbanzos cocidos al natural, con agua y sal. Y nada más.

En cuanto a las algas, aunque representan un alimento excelente, hay que consumirlas con moderación, ya que contienen mucho yodo.

En este apartado se incluye también las carnes magras, el pescado azul de pequeño tamaño y los huevos. Piensa cuántos alimentos de este grupo consumes y en qué cantidad. En Occidente solemos sobrevalorar el consumo de proteínas y habitualmente tomamos el doble de las necesarias. Ahora sabes que el exceso de proteínas de origen animal se vincula a múltiples problemas de salud. Si optas por una dieta vegetariana y prescindes de este tipo de alimentos, te aconsejamos que tomes el sol para evitar la carencia de vitamina D y complementes la dieta con suplementos de vitamina B_{12}. Además, consume alimentos que te aporten suficiente proteína vegetal como legumbres, cereales integrales y frutos secos.

En el vértice de la pirámide están todos aquellos alimentos que debes evitar o consumir muy de vez en cuando y en pequeña dosis. Evita los alimentos procesados industrialmente. Nos referimos a aquellos alimentos que no se obtienen directamente de la naturaleza y que para ser consumidos requieren una transformación por parte de la industria alimentaria. En nuestra sociedad, la lista de estos alimentos es muy amplia, desde alimentos muy básicos como el pan, los zumos preparados, los yogures, los helados y el chocolate, hasta aquellos alimentos preparados con azúcares simples, harinas refinadas, grasas saturadas, ácidos grasos trans, ácidos grasos omega 6 y sodio. También la bollería y repostería industrial, las galletas y los crackers, son muy ricos en este tipo de sustancias, pero tienen gran aceptación, ya que se trata de alimentos baratos, sabrosos, fáciles de comprar, abrir y comer. Nos queda mencionar la carne roja y las carnes grasas. Si no te apasionan, te aconsejamos que no las consumas. De lo contrario, tómalas muy de vez en cuando y en pequeña cantidad, no quemes su superficie y acompáñalas de crucíferas, aliáceas y vegetales de hoja verde.

Si analizas la dieta occidental, comprobarás que presenta un consumo excesivo de un determinado grupo de alimentos y un déficit del consumo de otros. Se consumen en exceso proteína y grasa de origen animal y tiene un déficit de alimentos que aportan azúcares complejos. ¡Es como si el vértice de la pirámide lo trasladáramos a la base y la base al vértice! La clave de nuestra pirámide es lograr el equilibrio en la distribución de los alimentos. Tienes que lograr que la dieta te aporte las calorías que precisas, pero no de cualquier tipo, ni de cualquier modo. Hoy en día es frecuente aportar un exceso de calorías con la dieta y, sin embargo, padecer deficiencias nutricionales. La solución es tan sencilla como maximizar la cantidad de nutrientes por cada caloría ingerida, y para ello, tendrás que evitar tomar alimentos que te aporten calorías vacías. Los alimentos ricos en azúcares complejos como los cereales integrales, las legumbres, las frutas, las verduras y las hortalizas son la base de las dietas para conseguir el equilibrio óptimo entre la cantidad de calorías ingeridas y nutrientes aportados.

CLAVES DE LA PIRÁMIDE

- **Apuesta por los vegetales:** Todos los vegetales te aportan sustancias que te protegen del cáncer. Sé generoso en cantidad, variedad y color.
- **Toma fibra dietética:** La fibra facilita la eliminación de residuos tóxicos. Combina alimentos con diferentes tipos de fibra dietética. No te limites a la fibra de las verduras y frutas. Las legumbres, los cereales integrales, los frutos secos, las hortalizas, las setas y las algas aportan también abundante fibra.
- **Reduce las calorías:** Consume una cantidad adecuada y variada de nutrientes en base a tus necesidades. Evita los alimentos hipercalóricos, fritos, alimentos que aportan calorías vacías y el alcohol.
- **Reduce las grasas animales:** En la grasa se acumulan las sustancias tóxicas y además aportan muchas calorías a la dieta. Consume productos de origen animal bajos en grasa como la leche semi o desnatada y carne de pollo o pavo.
- **Controla la carga glucémica:** Reduce el consumo frecuente de alimentos con alta carga glucémica.

Ahora que ya has comprado los alimentos y conoces los que debes comer a diario, semanalmente o muy de vez en cuando y sabes también en qué proporción tienes que tomarlos, es momento de valorar otros aspectos importantes. Entre ellos, la variedad de los alimentos, su combinación, la manera de cocinarlos o el modo de planificar tus menús. Seguimos avanzando en el diseño de tu patrón.

En la variedad está el gusto

¿Por qué insistimos tanto en la idea de consumir cada día una amplia variedad de alimentos? Porque **cada alimento aporta unos nutrientes que no aportan otros.**

Hemos mencionado que no existe ningún alimento que posea todas las sustancias capaces de actuar en todos los procesos relacionados con el cáncer. Recuerda que unas sustancias actúan disminuyendo la angiogénesis, otras, facilitando la eliminación por parte del organismo de compuestos tóxicos o combatiendo los radicales libres. Algunas actúan en una etapa concreta, otras pueden actuar en varias etapas del desarrollo del cáncer. Por todo ello, es tan importante incluir una amplia variedad de producto fresco en tu dieta.

Habitualmente existe la costumbre de preparar casi siempre la misma ensalada, que básicamente incluye lechuga, tomate, cebolla, atún y huevo. No cabe duda de que se trata de una buena ensalada, pero ahora sabemos además que lo realmente importante es variar el contenido de sus ingredientes. Ya hemos mencionado que, cuando vayas a preparar una ensalada, tienes que intentar que sea variada, tipo «Arcoíris». Incluye los **verdes** (lechuga, berros, canónigos, espinaca, brócoli o col). No te olvides de los **rojos** (tomate, pimiento, frutos rojos o sandía). Disfruta con los **naranjas** (zanahoria, calabaza o diversas frutas veraniegas). Incorpora los **blancos** (ajo, cebolla, coliflor o rábano). Recuerda que el color de cada alimento refleja su contenido en fitoquímicos, por lo que no dudes en preparar recetas con mucho colorido. Si al mediodía preparas una ensalada que contiene seis o siete componentes, y a la noche preparas otra, intenta que contenga algunos ingredientes diferentes. Recuerda que también puedes incorporar una pequeña cantidad de legumbre cocida, germinados, cereales, frutos secos o fruta a tus ensaladas.

Lo mismo se podría afirmar con respecto a las verduras. Domina la costumbre de preparar un plato con una única verdura (acelgas, judías verdes, borrajas o alcachofas). No está nada mal cambiar de verdura cada día. Sin embargo, no te olvides de preparar también platos con diferentes verduras, como panachés, menestras, purés o crudités.

Aliña con imaginación tanto las ensaladas como las verduras, ya que el aliño puede aportar un número importante de nutrientes anticancerígenos. Estos son algunos de los alimentos que puedes utilizar y combinar a la hora de prepararlos: aceite de oliva virgen extra de primera presión en frío o aceite macerado con especias y hierbas aromáticas (ver receta), salsa de soja fermentada (tamari), miso, zumo de limón, especias y hierbas aromáticas, alcaparras, ajo picado, hummus, mostaza, semillas de sésamo tostadas, vinagre balsámico u otro tipo de vinagre, ralladura de piel de cítricos y de jengibre fresco... El mercado te ofrece envasadas una amplia combinación de hortalizas y hierbas aromáticas trituradas y desecadas. Tras humectarlas con agua o caldo de verdura, se les añade un poco de aceite de oliva y están listas para aliñar una ensalada o unas verduras al vapor. Recuerda que aliñar bien es lo que va aportar a las ensaladas y verduras un gradiente de plenitud. Un bocado placentero y sabroso.

Esperamos que, a estas alturas del libro, hayas descubierto que comer variado no es sinónimo de comer de todo. Se trata de comer una amplia variedad de aquellos alimentos que hemos seleccionado para que nos aporten salud y bienestar.

> Haz que en tu vida comer variado no sea comer de todo. Alimenta tus células con una amplia variedad de alimentos saludables.

Combina adecuadamente los alimentos

Combinar adecuadamente los alimentos puede resultar interesante por diversos motivos. En primer lugar, para potenciar su efecto anticancerígeno. En segundo lugar, para minimizar los efectos tóxicos de algunos alimentos. Como ya hemos visto, combinar las carnes a la brasa con verduras del grupo de las crucíferas, aliáceas o alimentos ricos en quercetina minimizará los efectos tóxicos de la carne. Finalmente, también hemos hablado de combinar alimentos para complementar las carencias nutricionales de cada grupo de ellos. Por ejemplo, hemos mencionado lo interesante de combinar legumbres y cereales, ya que la carencia de aminoácidos esenciales de las legumbres se complementa con los aminoácidos esenciales que aportan los cereales.

La acción antitumoral de ciertas sustancias puede verse incrementada en presencia de otras. Por ejemplo, a nivel experimental se ha comprobado que tanto la curcumina como el EGCG, presente en el té verde, son moléculas anticancerosas muy importantes, pero cuando se encuentran en dosis muy pequeñas no son capaces, por sí mismas, de inducir la apoptosis de las células tumorales. Sin embargo, cuando estas moléculas se asocian, provocan una respuesta capaz de inducir la muerte de las células cancerosas.

Hay moléculas presentes en nuestra dieta que incrementan notablemente la biodisponibilidad de otras. Es el caso de la piperina, molécula presente en la pimienta negra, que es capaz de incrementar considerablemente la absorción de la cúrcuma en el intestino. Hemos mencionado también que las crucíferas tienen un efecto sinérgico con las aliáceas. El sulforafano presente en el brócoli tiene una acción complementaria con la quercetina de la cebolla y el ajo. Por lo tanto, combínalos en una misma receta.

En la siguiente tabla te exponemos una combinación de alimentos aconsejable:

Alimentos	Moléculas
Cúrcuma + Pimienta negra	Curcumina + Piperina
Cúrcuma + Soja	Curcumina + Genisteína
Cúrcuma + Té verde	Curcumina + EGCG
Jengibre + Té verde	Gingerol + EGCG
Setas + Té verde	Betaglucano +EGCG
Cebolla + Té verde	Quercetina + EGCG
Cebolla + Crucíferas	Quercetina + Sulforafano
Uva negra o vino tinto + Cúrcuma	Resveratrol + Curcumina
Uva negra o vino tinto + Alimentos con vitamina C + Alimentos ricos en betaglucano (setas, algas, avena)	Resveratrol + Vitamina C + Betaglucano
Cítricos + Vegetales no almidonados	Varias

Lógicamente, no se trata de que guises la cebolla junto con el té verde sino que, en la misma comida, ingieras ambos alimentos, aunque sea por separado. No olvides que, para que estas moléculas cumplan su función, es importante administrarlas de manera continua, comida tras comida, día tras día.

Como es probable que la combinación de estos alimentos te resulte «extraña» o poco familiar, te vamos a sugerir un menú.

PROPUESTA DE MENÚ
• Ensalada de hojas verdes variadas y cebolla. Añadir setas y brócoli desmigado y rehogado. Aliñar con aceite de oliva virgen extra, gotitas de limón, tamari, cúrcuma y pimienta negra. • Lentejas cocidas con cúrcuma y pimienta negra, acompañadas de arroz integral. • Postre: macedonia de granada y bayas (frambuesas, uvas, arándanos) con zumo de cítricos y menta. • Bebida: Té verde con jengibre.

Justificación del menú propuesto: Se trata de un menú muy variado y equilibrado, con baja densidad energética y que aporta todos los macronutrientes necesarios, además de vitaminas, minerales, oligoelementos y fitoquímicos, así como abundante cantidad de fibra dietética. En este menú se combinan adecuadamente todos los alimentos mencionados en la tabla anterior.

Aliados: crudo y cocinado

Hemos mencionado que el consumo de vegetales y frutas disminuye el riesgo de desarrollar ciertos tumores. Algunos estudios apuntan a que esta protección es mayor cuando se consumen crudos, ya que de este modo se preservan todas sus enzimas, vitaminas, minerales y fitoquímicos. Al cocinarlos pueden perder parte de sus nutrientes y muchas de sus propiedades anticancerígenas.

Hay vegetales que se consumen tanto crudos como cocinados: los ajos, la cebolla, la zanahoria, el tomate y las espinacas, entre otros. El tomate y la zanahoria, al cocinarlos, pierden algunos nutrientes, pero la biodisponibilidad del licopeno y los carotenoides que contienen aumenta. Hemos mencionado que sería interesante que tomaras hortalizas rojas y tomate a diario. Un consejo: cuando hagas salsa de tomate, prepara más cantidad de la que necesitas. Se conserva fenomenal en el frigorífico. Si solo tienes que calentarla, es más fácil que la tomes más veces que si tienes que prepararla cada vez. Otros vegetales como la col y la col lombarda, aunque se pueden consumir crudos no tenemos el hábito de hacerlo. Estos alimentos cortados en finas láminas son muy apropiados para preparar ensaladas variadas. Si te resulta muy difícil tomarlos crudos, puedes empezar por «ablandarlos» tres minutos al vapor. En cuanto a las frutas, no hay mucho problema, ya que habitualmente las tomamos crudas. De hecho, debes evitar las frutas en almíbar o las mermeladas de fruta con mucha cantidad de azúcares añadidos. Supongamos que llegas a casa hambriento. Lo fácil, sería abrir y tomar cualquier tentempié envasado. ¡Suponiendo que aún sigas teniendo alimentos intrusos en tu despensa! Claro que es más rápido abrir una bolsa que pelar fruta, pero es también una cuestión de hábitos. Imagina que alguien se ocupara de dejarte sobre la mesa fruta fresca preparada, macedonia con zumo de naranja, zanahorias peladas... es decir, un aperitivo sano y nutritivo. Sin duda, picarías. Deja de comprar bolsas fáciles de abrir y anímate a pelar kiwis, naranjas y zanahorias, y acompáñalos con frutos secos o semillas de calabaza. Dedícale tiempo a tu alimentación. Come sano y te sentirás sano.

Finalmente, otros alimentos tienen que ser cocinados para poder ser consumidos. Aquí se incluyen las patatas, los cereales, las legumbres y algunas hortalizas como la coliflor, el brócoli, las coles de Bruselas, las acelgas, la borraja. En nuestra cultura, los huevos, la carne y el pescado habitualmente los consumimos cocinados, aunque también existen recetas en las que se consumen crudos.

Cómo organizar tu menú diario

Te hemos propuesto alimentos que debes consumir todos los días o, por lo menos, con mucha frecuencia. Quizás, a estas alturas te estés preguntando cómo es posible comer tanta variedad de alimentos todos los días. ¿Hay que estar comiendo a todas horas? Lógicamente, no. La clave está en **planificar nuestras comidas** de forma diferente a como lo hacemos habitualmente.

Mediante el siguiente ejemplo, pretendemos mostrarte cómo manteniendo los mismos ingredientes de base, la dieta habitual puede ser transformada en otra dieta con un perfil nutritivo mucho más completo.

MENÚ 1: Dieta habitual

- *Primer plato:* Lentejas, tocino y chorizo.
- *Segundo plato:* Pechuga de pollo con patatas fritas.
- *Postre:* Una pieza de fruta.

MENÚ 2: Dieta con perfil nutritivo más completo

- *Primer plato:* Lentejas con arroz integral y espinacas. En la cocción, utilizaremos jengibre fresco, cúrcuma, pimienta negra y una pequeña cantidad de algas.
- *Segundo plato:* Pechuga de pollo a la plancha con ensalada (lechuga, canónigos, cebolla y germinados de bróculi).
- *Postre:* Macedonia de frutas con menta, corteza de cítricos y frutos secos, espolvoreada con semillas de linaza recién molidas.

Si se interrogara a los dos comensales en relación a lo que han comido, probablemente ambos coincidirían en afirmar que sus menús han consistido en lentejas, pollo y fruta. Y no mentirían. Sin embargo, un análisis detallado de ambos menús nos permite apreciar claras diferencias:

1. El MENÚ 2 contiene mayor variedad de alimentos: algas, espinacas, arroz integral, jengibre, cúrcuma, pimienta negra, hortalizas como la lechuga, canónigos, cebolla, germinados, diversos tipos de fruta, frutos secos, hierbas aromáticas y semillas de linaza. ¿Qué te parece la diferencia? Existen, nada más y nada menos, que un total de trece elementos diferentes, sin tener en cuenta la variedad de frutas que puede contener la macedonia.
2. En el MENÚ 2 se están combinando alimentos crudos y cocinados en la misma comida. Si te fijas, en el MENÚ 1 solo se ha consumido un alimento crudo, la fruta.
3. En el MENÚ 2 se han combinado los alimentos para que se potencie su efecto anticancerígeno (las lentejas

las hemos condimentado con cúrcuma y pimienta negra). La vitamina C de las verduras favorece la absorción del hierro presente en las lentejas.

¿Te parece muy complicado? Quizá no lo es tanto, si adquieres un par de buenos hábitos. El hábito de comprar una amplia variedad de ciertos alimentos y el hábito de combinar los alimentos de una manera diferente. Siguiendo con la organización del menú, vamos a centrarnos ahora en el número de platos que lo componen. En muchos hogares de nuestro país, el menú se organiza en base a **tres platos**. Cuando acudimos a un restaurante, también nos ofrecen un entrante, un segundo plato y un postre. ¿Qué podemos aconsejarte al respecto? Si vas a comer tres platos, conviene que sean cantidades moderadas. Si queremos reducir nuestra ingesta de alimentos, podríamos empezar por servirnos la comida en platos de postre y la bebida en vasos altos y estrechos. Múltiples investigaciones muestran que el tamaño de los platos y los vasos hace que comamos más o menos «sin darnos cuenta». Otra buena práctica consiste en escuchar a tu estómago. Come cuando tengas hambre y deja de comer cuando ya no tengas hambre y te sientas satisfecho. Quizás es más fácil decirlo que hacerlo, porque varios estudios concluyen que, por ejemplo, las personas con obesidad son incapaces de darse cuenta de cuándo están hambrientas y cuándo se han saciado. Para los adictos a las dietas tampoco es sencillo, ya que no comen cuando tienen hambre y normalmente no atienden a la sensación de saciedad. Es posible que te sirva de ayuda examinar tus hábitos al respecto. ¿Sigues comiendo aunque estés lleno? ¿Te acabas siempre todo lo que hay en el plato? ¿Eliges las raciones más grandes? ¿Comes con rapidez? Haz examen de conciencia. En cualquier caso, si tu cerebro no te manda la señal de que has comido suficiente hasta que estás completamente lleno... ¡tendrás que levantarte de la mesa con la sensación de que sigues con un poco de hambre! Los humanos comemos con frecuencia por encima de nuestro apetito.

Además de los tres platos, existen otras maneras de organizar el menú. Es una buena opción elegir la modalidad de **plato único**, siempre que este ofrezca variedad y equilibrio. Al tratarse de un solo plato, la ración tendrá que ser algo más abundante que cuando se comen tres platos. Visualiza por ejemplo, esta ensalada.

ENSALADA TEMPLADA DE HORTALIZAS Y CRUCÍFERAS CON TEMPEH Y HUEVO COCIDO
• Presenta en el fondo de un plato lechuga, espinacas, canónigos, cebolla, láminas finas de col, láminas finas de col lombarda, rábano, zanahoria rallada y germinados de brócoli (componentes crudos y fríos de la ensalada). • Saltea champiñones con perejil, apio, ajo, brócoli desmigado y tempeh (componentes templados de la ensalada). Añádelo sobre la ensalada. • Decora con huevo cocido troceado. • Añade frutos secos (almendras en láminas, nueces o pipas de calabaza). • Aliño: mezclar en una taza aceite de oliva virgen extra de primera presión en frío, zumo de limón, tamari, cúrcuma y pimienta negra. • Acompáñalo con un poco de pan integral preparado con levadura madre.

Se trata de una ensalada baja en densidad energética, especialmente si no nos pasamos con el aliño del aceite de oliva y los frutos secos. Ofrece en abundancia todos los macronutrientes (hidratos de carbono, grasa y proteína) y vitaminas, minerales, fitoquímicos y fibra dietética. Además, combina alimentos crudos y cocinados. Aunque es un plato fácil de preparar, su elaboración ha requerido una buena planificación de la compra para poder disponer de todos estos alimentos en nuestra cocina.

Resulta interesante la modalidad del **plato combinado**. En ese caso, distribuye el plato en tres partes. Una parte del plato la reservas para la proteína baja en grasa y las otras dos partes para las verduras y las hortalizas, que aliñarás a tu gusto, pero utilizando como grasa un poco de aceite de oliva. Por ejemplo, bacalao a la plancha con ensalada tipo arcoíris.

Una modalidad un tanto diferente, que se está poniendo de moda en algunos restaurantes y que nos parece interesante para casa consiste en un **plato principal acompañado de un bol**. Ambos se sirven a la vez. Por ejemplo, un plato de lentejas con verduras acompañado de un bol con arroz integral.

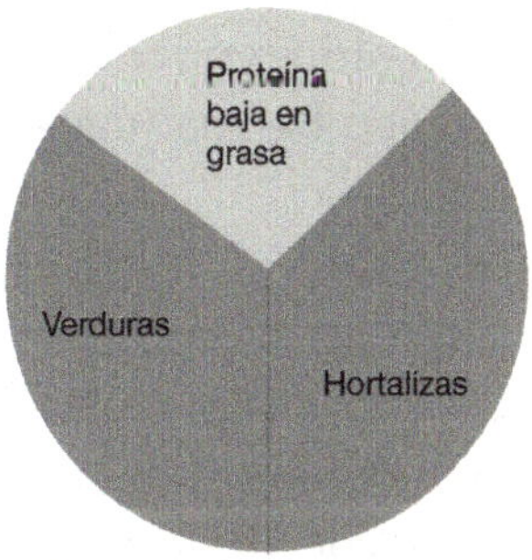

Elijas la modalidad que elijas, ten en cuenta que no será suficiente con seleccionar los alimentos adecuados en las proporciones adecuadas. También será imprescindible prepararlos en el contexto de unas recetas adecuadas. Al fin y al cabo, el equilibrio de un plato no va a estar definido solo por los alimentos que lo contienen, sino por la receta que elabores con ellos. Veamos algunos ejemplos. No es lo mismo preparar unas verduras al dente cocinadas al vapor que unas verduras fritas en tempura. Esta última opción no debe representar tu forma habitual de consumir verduras y hortalizas. Otro plato común es el puré de verduras. En algunos hogares, se le añade nata líquida y mantequilla, que sin duda mejoran su sabor y su textura, pero suman al plato calorías y grasa de origen animal innecesarias. Como sustitutos, el mercado te ofrece crema de soja, de avena o arroz, que pueden aportar «cremosidad» a tus platos. ¿Opinas que es lo mismo preparar unas alubias con cereales integrales o verduras a preparar unas alubias con chorizo, tocino y costilla? Los «tropezones» contienen abundante grasa saturada e incrementan notablemente el aporte calórico de la receta. Si te apasiona esta receta, no prescindas siempre de ella pero consúmela ocasionalmente y en cantidades moderadas.

Cómo planificar tu menú semanal

Planificar el menú para toda la semana suele resultar muy útil para poder analizar con nitidez y ver con perspectiva todo lo que tienes previsto comer. De esta manera, podrás conocer con bastante exactitud:

- Cuánta fruta y verdura has planeado comer.
- Cuántos alimentos crudos y cocinados.
- Qué combinación de alimentos has planificado realizar.
- Cuántos alimentos con alta carga glucémica y alta densidad energética vas a consumir.
- Cuántos alimentos de origen animal y vegetal vas a consumir.

Además, te facilitará la tarea de la compra. Hemos insistido que hasta que se adquiere el nuevo hábito de compra es mejor planificar, en vez de improvisar.

Te exponemos, a continuación, la planificación de un menú semanal. Aspiramos a ser guías por un corto tiempo. Deseamos que tomes las riendas cuanto antes y elabores tu menú en base a tus propias preferencias y gustos. Queremos protagonistas en la cocina. Atrévete y sobre todo... ¡disfruta!

Para empezar, podrás utilizar recetas ya existentes, como las que te mostraremos en este u otros libros. Poco a poco podrás ir modificándolas e ir introduciendo alimentos alternativos para, finalmente, crear tus propias recetas.

Un último consejo práctico que te ayudará a tener éxito en el diseño de tu nuevo patrón alimentario es que en tu nevera tengas siempre a tu disposición alimentos básicos preparados. Aquellos cuya elaboración diaria te llevaría cierto tiempo. Estamos hablando de un caldo de verduras, ajos picados en aceite, hierbas aromáticas lavadas y listas para el consumo, alguna legumbre cocida, cereales integrales o salsa de tomate. Cocinar para un par de días implica cierta pérdida de nutrientes, pero puede marcar la diferencia entre consumirlos o no. También resulta práctico tener las hortalizas lavadas, listas para su consumo. Con todos ellos, puedes crear combinaciones diferentes. Legumbres con cereales, ensalada de legumbres, cereal con salsa de tomate o utilizar el caldo para hacer un puré.

EJEMPLOS DE TRES TIPOS DE DESAYUNO DIFERENTES

- Porridge[1] de avena con semillas de chía y frutos secos (se pueden añadir daditos de fruta). Café con leche semidesnatada o vegetal o infusión.
- Tostada de pan integral de espelta con levadura madre con una fina capa de mermelada,[2] cubierta con trozos de fruta fresca y frutos secos y un chorrito de aceite de oliva. Café con leche semidesnatada o vegetal o infusión.
- 1 vaso de zumo de granada diluido en agua y zumo de limón. Crema Budwig. Café[3] con leche[3] semidesnatada o leche vegetal o infusión.

EJEMPLOS DE CUATRO TENTEMPIÉS PARA MEDIA MAÑANA

- Zumo de tomate preparado con cúrcuma, aceite de oliva y pimienta negra. Aceitunas con hueso o frutos secos (ni fritos ni salados).
- Pequeño bocadillo vegetal y fruta. Zumo natural o licuado de frutas y hortalizas, café o infusión.
- Yogurt natural semidesnatado enriquecido con probióticos, con semillas de linaza molidas y unas gotas de agave. Una onza de chocolate negro al 85 %.
- Zumo de naranja natural diluido o fruta o licuado de frutas y hortalizas y algunos frutos secos.

EJEMPLOS DE TRES MERIENDAS

- Té verde con galletas integrales de avena o sésamo y una onza de chocolate negro al 85 %. 1 pieza de fruta.
- Pequeño bocadillo vegetal con queso fresco bajo en grasa y hierbas aromáticas. Zumo, licuado de frutas y hortalizas, infusión o café con leche vegetal.
- Muesli con yogur. Una pieza de fruta.

[1] El porridge puede ser elaborado con leche animal o vegetal.

[2] La mermelada tiene que contener como mínimo un 55% de fruta y no contener azúcares añadidos.

[3] Nuestra preferencia es que el café y la leche sean ecológicos.

COMIDA						
3 platos		Plato único + postre	3 platos		Plato único + postre	3 platos
Lunes	*Martes*	*Miércoles*	*Jueves*	*Viernes*	*Sábado*	*Domingo*
Panaché de crucíferas con setas shitake, sobre fondo de crema de calabaza. Bacalao fresco a la plancha con ensalada variada. Macedonia de fruta natural. Té verde con jengibre.	Gazpacho decorado con germinados. Lentejas con arroz integral y curry. Brocheta de fruta fresca (kiwi, plátano, piña y manzana). Té verde con jengibre.	Menestra de verduras con huevo escalfado y surtido de setas. Dados de mango, papaya y moras. Té verde con jengibre.	Ensalada de cereal al gusto y hortalizas. Pollo con escalibada. Macedonia de frutas del bosque (moras, frambuesas, fresas y arándanos). Té verde con jengibre.	Licuado de zanahoria y manzana, jengibre y limón. Ensalada arcoíris. Anchoas en papillote. Albaricoques asados con tomillo. Té verde con jengibre.	Garbanzos con arroz integral, espinacas, algas y cúrcuma. Mandarina con granada y arándanos. Té verde con jengibre.	Ensalada de rábanos, remolacha, zanahoria rallada, aceitunas y cebolla. Chicharro al horno con hortalizas. Ponche de frutas. Té verde con jengibre.

Las raciones deben ser moderadas. Se puede acompañar con dos rebanadas de pan integral.

CENA						
Plato combinado + postre	**Plato único + bol + postre**	**3 platos**	**Plato único + postre**	**3 platos**	**Plato único + bol + postre**	**Plato único + bol + postre**
Lunes	*Martes*	*Miércoles*	*Jueves*	*Viernes*	*Sábado*	*Domingo*
Crema de calabaza (del mediodía) con germinados y semillas. Tortilla a las finas hierbas (ajo, perejil, apio, cebolleta y albahaca) con ensalada verde variada. Fruta de temporada.	Ensalada completa (canónigos, berros, espinacas, lechuga, zanahoria, cebolla, pimiento y germinados de brócoli). Bol de quinoa con champiñones, pipas de calabaza y perejil). Mango con frutas del bosque.	Caldo de verduras con miso y algas. Wok de verduras con espaguetis integrales. Fresas con zumo de naranja espolvoreadas con semillas de lino trituradas.	Panaché de crucíferas al vapor con setas al ajillo y tempeh. Batido de plátano con semillas de lino y canela.	Puré de calabacín con germinados. Crepes rellenos de verduras, setas y tofu con salsa de curry. Sandía.	Pechuga de pollo a la plancha con ensalada variada. Bol de arroz integral (del mediodía) y setas shitake. Manzana asada con semillas de lino y almendras trituradas.	Puerros al vapor con vinagreta de hierbas y germinados de brócoli. Bol de hortalizas variadas. Bol de trigo sarraceno crujiente. Uvas con nueces.

ANTES DE ACOSTARSE
Infusiones (albahaca y menta, tomillo, romero, salvia, manzanilla, etc.)

Pensamos que la siguiente tabla puede resultarte útil cuando hayas adquirido cierta práctica planificando tus menús. Es otra manera de organizarse. En la columna de la izquierda, se incluyen los alimentos o familias de alimentos que deben ser protagonistas de tu cocina. Ten en cuenta que algunos alimentos hay que consumirlos diariamente y otros, con limitación. No obstante, es una tabla orientativa, basada en los alimentos descritos en el capítulo 4. Una vez más, nos gustaría que la personalizaras ajustándola a tus necesidades y gustos personales.

Familia de alimentos	Frecuencia Semanal	Lunes	Martes	Miércoles	Jueves	Viernes	Sábado	Domingo
Crucíferas (col, col lombarda...)								
Aliáceas (ajo, cebolla, puerro...)								
Vegetales hoja verde (lechuga, espinaca, judías verdes...)								
Germinados (brócoli, ajo...)								
Frutas								
Legumbres								
Cereales integrales								
Pescado								
Algas								
Carne								
Setas								
Semillas y frutos secos								
Especias								
Hierbas aromáticas								
Probióticos								
Té verde								
Chocolate negro								

Mantén un orden

Es aconsejable mantener una periodicidad entre las comidas e intentar mantener los mismos ritmos de ingesta todos los días. Las comidas anárquicas, el picoteo constante y saltarse las comidas entorpecen el ritmo metabólico del organismo. Si, a pesar de todo, te apasiona picar entre horas, te recomendamos que consumas frutas ricas en agua como la sandía, el melón o la piña.

Lo ideal es comer 5 veces al día (desayuno, tentempié, comida, merienda y cena), para no permanecer muchas horas sin ingerir alimentos. Si desayunas a las 7.30 de la mañana y no comes hasta las tres de la tarde, llegarás a la mesa con un apetito voraz, lo que probablemente, provocará que comas muy rápido y en exceso.

Hay estudios que relacionan la forma anárquica e irregular de comer —picotear constantemente o saltarse ciertas comidas— con el desarrollo de tumores de estómago, colon y recto. Sin embargo, en estos estudios resulta difícil discernir si la responsabilidad de los tumores responde a esta forma de alimentarse o a la calidad de los alimentos que se consumen, ya que habitualmente la calidad del picoteo es deficiente.

Comer fuera de casa

Un gran número de personas comen fuera de casa, al menos una vez al día. Si comes a diario un menú del día en un restaurante es importante que seas consciente de que te encontrarás con algunos factores en contra. Las opciones a elegir suelen ser muy tentadoras y controlar las raciones resulta complicado. Hay otras variables que tampoco podrás controlar como el tipo de aceite que utilizan para guisar, cuántas veces lo reutilizan o cuánto tiempo han estado las verduras cociéndose en un puchero con agua.

Nuestro primer consejo es que a pesar del hambre voraz

con el que llegas, no caigas en el error de comerte un bollo entero de pan mientras esperas. Hemos mencionado que algunos restaurantes nos ofrecen pan y aceite de oliva como aperitivo. Recuerda que lo que a priori parece una práctica tan saludable, no lo es tanto. Un truco para comer sin devorar es tomar una pieza de fruta o un tentempié saludable una hora antes de ir al restaurante. A la hora de pedir los primeros platos, decántate por las ensaladas, las verduras y las legumbres. No citamos los cereales integrales porque son poco habituales en los restaurantes, excepto en los vegetarianos, pero si están en la carta, serían una buena opción. Supongamos que hoy pides una ensalada. Presta atención al tipo de ensalada que es, ya que resulta frecuente pedir una ensalada que tenga de todo menos hojas verdes. Imagina que pides una ensalada César. Si analizas sus ingredientes, terminarás dándote cuenta de que has tomado pollo, queso, beicon, picatostes, salsa César y realmente... poco verde. Te recomendamos que tu ensalada no lleve salsas y que para aliñarla utilices como grasa exclusivamente aceite de oliva virgen extra. En muchos restaurantes aliñan las ensaladas con aceite de girasol. Tampoco utilices el sobrecito que te ofrecen algunas cadenas de restaurantes. Suele contener azúcar añadido y aceite de mala calidad. Recuerda que una buena práctica podría ser pedir una verdura o ensalada como primer plato y legumbre de segundo. No obstante, si pides de segundo plato carne o pescado, acompáñalo con ensalada o verduritas, en vez de con patatas fritas. En cuanto a los postres, evita el consumo de postres procesados industrialmente o incluso postres caseros como el arroz con leche o el flan, ya que suelen contener muchísimo azúcar añadido. Si tienes debilidad por ellos, prepáralos, ocasionalmente, en tu propia casa con poca cantidad de azúcar o sustituyendo el azúcar por sustancias con bajo índice glucémico como el sirope de agave o la estevia. En el restaurante decántate por alguna pieza de fruta o algún yogur natural. Si un día sientes debilidad por algún postre, es una opción compartirlo con tus compañeros de mesa. Otra opción es que no escuches al camarero, no te lo pienses y pases al café o la infusión directamente.

Todas estas normas, resultan más difíciles de cumplir fuera de casa, donde la oferta de alimentos entre los que hay que elegir es amplia. Es allí donde más cuesta romper con las conductas automáticas y ser consciente de lo que uno está eligiendo. Si a una persona le ofrecen de postre manzana, surtido de tartas, arroz con leche o helados, nos atreveríamos a aventurar que solo un porcentaje muy pequeño se decantaría por la manzana. Por ello, para practicar conductas que nos mantengan sanos, además de disponer de conocimientos básicos es importante estar concienciado y romper con los automatismos.

Un consejo: cuando comas fuera de casa, evita los alimentos fritos.

Alimentos saludables... en un contexto de dieta equilibrada y variada

Hasta ahora, hemos mencionado muchos alimentos con propiedades saludables. Sin embargo, para poder beneficiarnos de estas propiedades es imprescindible que el consumo de estos alimentos se integre en el contexto de una dieta equilibrada. Ante todo, queremos que captes esta idea: «no existen los alimentos milagrosos. El verdadero milagro está en lograr un equilibrio en todos los aspectos que hemos comentado en este capítulo. Valora tu alimentación, dentro de un contexto global y amplio, y no centrándote en pequeños detalles. Lo que preserva o resta la salud son los patrones alimentarios y no el consumo de ciertos alimentos aislados, por muy anticancerígenos que sean». No tiene mucho sentido que tomes todos los días té verde, brócoli y manzana, si además sigues manteniendo un patrón de dieta alto en calorías, donde predominan los alimentos ricos en proteínas y las grasas de origen animal y abundan, por ejemplo, alimentos con alta carga glucémica.

Aun consumiendo alimentos saludables a diario, puede que en su conjunto tu dieta no sea correcta. Es importante que el equilibrio y la variedad en la dieta sean constantes para que las propiedades saludables y nutricionales alcancen la máxima expresión.

Anota lo que comes

Te hemos ofrecido una serie de pautas para que diseñes tu propio patrón alimentario. Ya ves que no se trata de una labor rígida y estática, pero requiere adquirir ciertos conocimientos que tú ya posees. Ahora solo falta ponerse en marcha.

Te vamos a ofrecer un último consejo. Abre un cuaderno y escribe «Mi patrón alimentario». Hoy mismo, no esperes más, inicia tu diario de lo que comes. Una vez por semana, evalúalo y reflexiona sobre cómo estás haciendo las tareas. Anotar lo que comes a diario tiene una serie de ventajas. Vas a disponer de datos objetivos que te permitirán realizar un análisis minucioso y ser consciente de cómo te ha ido la semana. Muchas veces pensamos que hemos hecho las tareas bastante bien, pero cuando las analizamos descubrimos que no las habíamos hecho tan bien. Normalmente, los caprichos que nos hemos permitido el lunes y el miércoles están olvidados para el jueves. Una vez analizados los datos, reflexiona cómo ha ido tu semana e introduce los cambios necesarios. Además, puedes utilizar tu diario como herramienta de autocontrol. Indirectamente, te ayudará a controlarte y a restringir la ingesta de los alimentos a evitar. Aunque parezca mentira, el simple hecho de tener que anotar lo que comes ¡te ayuda a abstenerte de comerlo! Tampoco pierdes mucho por probar...

Rincón del vago

Cuando organices la compra y elabores tu menú semanal, ten en cuenta los siguientes aspectos:

- Ten identificados los alimentos que no deben faltar en tu despensa —los **imprescindibles**—, así como los que no deben estar —los **intrusos**.
- Tu dieta tiene que estar constituida, principalmente, por alimentos frescos de origen vegetal y una pequeña cantidad de alimentos de origen animal.
- Para diseñar tu patrón alimentario, utiliza como guía la **pirámide** que te proponemos. Te ofrece información sobre tres aspectos importantes: qué consumir, en qué proporción y con qué frecuencia.
- Incluye en tu dieta una amplia **variedad de alimentos** (unos alimentos aportarán nutrientes que no aportan otros).
- Prepara las ensaladas, las verduras y las frutas con mucho colorido, tipo «Arcoíris».
- Aliña con imaginación. Utiliza aceite de oliva, tamari, zumo de limón, cúrcuma, pimienta negra, especias, hierbas aromáticas...
- **Combina** adecuadamente los alimentos para potenciar sus efectos anticancerígenos.
- Consume, todos los días, cierta cantidad de **alimentos crudos**. «Aprende» a consumir crudos ciertos vegetales como la col, la col lombarda o el apio.
- Elabora tu **menú diario** y tu **menú semanal**. Esta tarea, requiere una buena planificación.
- Tener un **diario** de lo que comes te proporcionará una visión objetiva de cómo estás haciendo las tareas. Presta atención a cómo es tu alimentación fuera de casa, si picoteas o sigues un orden, cuántos caprichos te permites...
- Recuerda que comer variado no es sinónimo de comer de todo. Come una amplia variedad de alimentos saludables, para lograr un patrón equilibrado.

CAPÍTULO 11

LA ALIMENTACIÓN DURANTE EL TRATAMIENTO Y LA CONVALECENCIA DE UN CÁNCER

Cambio de paradigma

Hasta ahora hemos tratado la relación entre la alimentación y el cáncer desde un punto de vista preventivo. El destinatario de estos consejos ha sido una persona más o menos sana, que no presentaba dificultades para la masticación, deglución o digestión. Por ello, hemos hecho referencia a un amplio abanico de alimentos de muy variadas texturas y condiciones.

En el presente capítulo abordamos la temática desde un punto de vista diferente. Desde el prisma de una persona que ha sido diagnosticada de un cáncer y está siendo tratada con cirugía, quimioterapia y radioterapia. Esta no deja de ser una forma muy genérica de plantear el problema, ya que no todos los cánceres evolucionan de la misma manera, ni tienen las mismas consecuencias nutricionales en todas las personas afectadas. Cómo va a influir la enfermedad en el estado nutricional dependerá, entre otros factores, del tipo de tumor, de su localización, del estadio del mismo y del tipo de tratamiento recibido. Por ello, **la alimentación tendrá que adaptarse a cada situación concreta y a cada persona en particular.**

Dietas para cada circunstancia

Desde el punto de vista de la dieta, es preciso distinguir diferentes tipos de pacientes oncológicos. Vamos a analizarlos desde las circunstancias más favorables a las más desfavorables:

- Persona afectada por un tumor cuyo tratamiento no le va a ocasionar efectos secundarios indeseables relacionados con la nutrición. Se introducirán modificaciones acordes con la dieta preventiva, ya comentadas en los capítulos anteriores. Por ello, no nos vamos a ocupar de este perfil en el presente capítulo.
- Persona afectada por un tumor que, a consecuencia de los efectos secundarios del tratamiento, presenta **dificultades para ingerir alimentos**. Estos efectos secundarios pueden estar producidos por la resección quirúrgica del tumor, la quimioterapia y la radioterapia. Requerirá, mientras duren los efectos secundarios, **ajustar el tipo de dieta y el tipo de textura de los alimentos**. Superados estos, se podrá implantar una dieta con un perfil preventivo.
- Las personas afectadas por tumores que se caracterizan por ser muy agresivos van a padecer los efectos secundarios del propio tumor y los del tratamiento recibido, siendo los principales la anorexia (pérdida de apetito), la pérdida de peso y de volumen corporal. Además de lo expuesto en el apartado anterior, habrá que introducir una **dieta hipercalórica e hiperproteica** para compensar la pérdida de masa muscular y de las reservas energéticas del organismo, ya que en las personas afectadas por tumores agresivos aumenta el consumo de energía de su organismo y necesitan más calorías para mantener su peso habitual.

Para algunas personas que padecen cáncer, el problema durante algún tiempo es, simplemente, poder nutrirse adecuadamente. Presentan muchísimas limitaciones y el objetivo básico es evitar la desnutrición y mantener un aporte calórico-proteico para optimizar la cicatrización de los tejidos y disminuir el catabolismo proteico. En ocasiones, al principio, se practica una alimentación artificial por vía endovenosa o por medio de una sonda que se introduce por la nariz y a través de ella se aportan los nutrientes al aparato digestivo. A medida que la persona afectada lo permita, comenzaremos con las **dietas progresivas con modificación de texturas**. En las dietas progresivas se introducen los alimentos gradualmente, hasta conseguir la normalización de la dieta. Estas dietas no han de ser rígidas, sino que deben adaptarse a la individualidad de cada sujeto, en función de su grado de incapacidad. La secuencia de una dieta progresiva en pacientes operados consistiría en pasar de una dieta líquida a una dieta semilíquida, dieta blanda y dieta basal. Habitualmente, las dietas líquidas y semilíquidas, así como la dieta blanda, son más propias del medio hospitalario. El tipo y la textura de la dieta a seguir dependerán del grado de agresividad de la cirugía y de la zona anatómica intervenida.

Las dietas progresivas pueden incorporar preparados comerciales como purés de diferentes sabores; por ejemplo, puré de ternera con verduras o de pescado con verduras. La textura o densidad del puré comercializado se puede variar añadiendo algún líquido como caldo, agua o zumo, en función de las sugerencias y el estado de la persona afectada. En este tipo de preparados es posible conocer el contenido de los principales macro y micronutrientes. También se pueden preparar cremas o sopas y batidos con preparados liofilizados. Se mezcla el polvo contenido en el sobre con caldo, nata, leche o agua. Lógicamente, están indicados en personas que tienen dificultades para la masticación y la deglución relacionadas con su problema oncológico o debido a la ausencia dentaria o a la mala adaptación de las prótesis dentales. Son preparados con alto contenido en proteínas y micronutrientes y con bajo contenido en sal y grasas saturadas.

Entre las ventajas de utilizar estos productos destaca que tienen una composición constante, que son fáciles y rápidos de preparar y que existen diferentes sabores. Sin embargo, no a todas las personas les gustan. Como tampoco existe una amplia variedad de sabores disponibles en el mercado, al final, la dieta puede resultar muy repetitiva.

Una alternativa es **enriquecer los platos que preparamos en casa.** Existen en el mercado diversos productos, la mayoría en forma de polvo, como la proteína de suero de leche, proteína de soja, compuestos ricos en aminoácidos, vitaminas y minerales. Con estos productos podemos enriquecer purés de verdura o fruta, batidos, cremas, yogures, natillas... recién hechos en casa. La ventaja es que los platos suelen resultar más sabrosos y podremos diversificar los sabores. Si el caso lo requiere, por ser, por ejemplo, una persona hipertensa, podemos prepararlos sin sal. Por el contrario, la principal desventaja radica en que el plato no tiene una composición constante y desconocemos sus cualidades nutricionales.

En personas que necesitan una dieta con alta densidad de nutrientes se pueden utilizar suplementos nutricionales, fuera de las horas de las comidas. Habitualmente, suelen ser suplementos con un perfil hiperproteico e hipercalórico.

¿Por qué algunas personas con cáncer pierden el apetito?

Algunos tumores ocasionan pérdida de apetito, peso y volumen corporal por diversos motivos:

- Cuando la causa es el propio tumor:
  - El tumor, dependiendo de su tamaño y localización, puede ocasionar problemas de tipo mecánico. Es decir, el tumor, por su volumen, ocupa un espacio que, en mayor o menor medida, obstruye, comprime o tapona ciertos espacios, provocando dificultad para tragar, saciedad precoz, vómitos o estreñimiento.
  - El tumor segrega diferentes tipos de sustancias químicas. Algunas de ellas destruyen la masa muscular y los depósitos de grasa. Otras presentan un efecto proinfla-

matorio y anorexígeno (falta de apetito). Todo ello contribuye a una disminución del volumen corporal, no solo por la pérdida de apetito, sino porque a su vez, el organismo aumenta el consumo de energía, aun cuando su actividad física es menor. Desde un punto de vista práctico, significa que para mantener el peso habitual, la persona afectada necesitará más calorías en su dieta.

- Cuando la causa es el tratamiento recibido:
  - En ocasiones, los tratamientos que se emplean interfieren con una alimentación normal. Por ejemplo, en el área bucal, maxilofacial, esófago y nasofaringe, **la extirpación quirúrgica** del tumor puede ocasionar patologías de tipo neuromuscular que afectarán a la sensibilidad y motilidad de los músculos relacionados con la deglución. Las personas afectadas podrán tener dificultades para masticar y deglutir, con el riesgo de atragantarse o de que se produzcan aspiraciones bronquiales. La resección gástrica puede ocasionar síndrome de saciedad precoz y la extirpación del intestino delgado y grueso puede provocar mala absorción y diarreas.
  - La **radioterapia** también presenta efectos secundarios que pueden afectar al estado nutricional de la persona. Su aplicación en tumores de cabeza, cuello, boca y vértice pulmonar puede ocasionar alteraciones en la secreción de la saliva, en la percepción de sabores y olores, mucositis (inflamación de la mucosa de la boca), xerostomía (sequedad bucal) y dificultad para deglutir los alimentos. La irradiación de la pelvis para tratar tumores ginecológicos, puede ocasionar la aparición de diarreas.
  - La **quimioterapia** es un tratamiento que afecta a todo el organismo. Actúa principalmente sobre células de rápida proliferación, tanto tumorales como células sanas. A nivel intestinal puede producir una inflama-

ción de la mucosa (enteritis), lo cual puede ocasionar una mala absorción, diarreas, ulceraciones y hemorragias. También puede producir disgeusia o alteraciones en el gusto y el olfato. Con cierta frecuencia, aparece un sabor metálico. El síndrome de boca seca y la inflamación de la mucosa bucal pueden dificultar la adecuada lubrificación de los alimentos y su deglución.

- Cuando la causa es el estrés emocional:
  - La persona que sufre un cáncer avanzado y que ha sido sometida a diversos tratamientos agresivos con diferentes efectos secundarios está lógicamente expuesta a un estrés emocional considerable. La ansiedad, el miedo y la depresión hacen su aparición y dificultan aún más la calidad de vida. En estas situaciones, puede resultar difícil mostrar interés o tener ilusión por disfrutar de la comida. Si a esto se le añade que hay personas que viven solas, sin el apoyo de una familia o con escaso soporte social, la posibilidad de que se produzca una deficiencia nutricional se incrementa considerablemente. No solo desaparecen las ganas de comer, tampoco existe ilusión ni ganas de esforzarse en hacer la compra y preparar la comida.

Alimentarse para evitar la pérdida de peso y volumen corporal

Las personas que tienen un riesgo importante de anorexia y pérdida de peso tienen que alimentarse de forma completamente diferente.

En la **dieta preventiva** insistíamos en la importancia de aportar abundantes fitoquímicos, presentes en las verduras, hortalizas y frutas, y también subrayábamos las ventajas de la restricción calórica. Por contra, aquellas personas con cáncer que **tienden a presentar anorexia** y **disminución de peso** tendrían que evitar los alimentos con mucho volumen y escaso aporte calórico, como las ensaladas, el repollo o los caldos, así como las verduras que producen gases y sensación de saciedad. Será necesario suprimir algunos alimentos incluidos en la lista de anticancerígenos, ya que suelen resultar irritantes para la mucosa ulcerada o alterada por los tratamientos recibidos. Es el caso de la cebolla, el ajo, el tomate, los cítricos, los condimentos picantes...

Para los ancianos, las personas con alteraciones neurológicas o los sujetos que padecen un cáncer que ocasiona disfagia (dificultad para tragar los alimentos) no existe una buena alternativa en el mercado para realizar una óptima suplementación. La mayoría de los suplementos tienen una presentación en forma de grandes cápsulas o comprimidos que estas personas no pueden ingerir. Apenas existen formatos en forma de gotas y los que ofrece el mercado presentan escasos componentes. Existen suplementos en forma de polvo (con sabor vainilla, café, chocolate), lo que implica que el sujeto tiene que ingerir un batido y, en ocasiones, no resulta sencillo. Son personas que se encuentran inapetentes, a veces desmotivadas, y tomarse un batido supone un esfuerzo importante. Además, los sabores pueden no ser compatibles con el gusto de los pacientes.

Estamos ante personas que presentan alteraciones metabólicas importantes. Existe un aumento del gasto energético basal. Se produce, además, un vaciamiento en los depósitos de azúcar, grasa y proteína. Tendrán que consumir una mayor cantidad de alimentos de lo habitual. Alimentos **hipercalóricos** e **hiperproteicos** para compensar el vaciamiento de los depósitos de reserva. No hay que olvidar nunca este apartado de la dieta, ya que no reaccionar ante estas hiperdemandas ocasionaría una desnutrición. La pérdida de peso es la principal causa de morbimortalidad en el cáncer avanzado. Una óptima nutrición es prioritaria, tanto para intentar conseguir una respuesta más eficaz ante la enfermedad como para mejorar el estado general y la calidad de vida.

Alimentos aconsejables durante el tratamiento de quimioterapia y radioterapia

Aunque no existe evidencia científica en el ser humano, en los últimos años se han publicado estudios a nivel experimental que han puesto de manifiesto la relación entre las moléculas presentes en ciertos alimentos y el tratamiento con radioterapia y/o quimioterapia.

A nivel experimental se ha podido comprobar que ciertas moléculas presentes en algunos alimentos pueden potenciar la acción de la quimioterapia y de la radioterapia en las células tumorales, así como disminuir sus efectos secundarios (ver tablas). Ahora bien, en el ser humano se desconoce la dosis o cantidad necesaria para lograr los mencionados efectos. Aunque estos alimentos pueden incrementar la sensibilidad de las células tumorales a la radioterapia y quimioterapia, habrá que valorar si el paciente los tolera. Por ejemplo, los cítricos pueden proteger a las células sanas de la acción de la quimioterapia, pero las personas con úlceras o mucositis en la boca difícilmente aceptarán alimentos ácidos, dado el disconfort que les provocará. Lo mismo podríamos decir de alimentos picantes como el curry o la pimienta negra.

Basándonos en la información experimental disponible, nuestra recomendación es que nos guiemos una vez más por el sentido común. Se aconseja su consumo durante el tratamiento, solo si la persona afectada los tolera y son de su agrado.

Resumiendo, durante el tratamiento oncológico deberás planificar una alimentación lo más personalizada posible, basada no solo en las necesidades nutricionales, sino teniendo en cuenta también los efectos secundarios del tratamiento y la tolerancia a los alimentos que nos gustaría introducir.

ALIMENTOS ACONSEJABLES DURANTE EL TRATAMIENTO CON QUIMIOTERAPIA	
Alimento	**Por qué**
Alimentos ricos en vitamina A o precursores de la vitamina A	Tienen un papel en la regeneración de las mucosas dañadas por la quimioterapia y radioterapia
Setas	Los betaglucanos estimulan el sistema inmune y potencian la acción de la quimioterapia
Familia cucurbitáceas: melón, sandía, calabaza, calabacín, pepino	Potencian la acción de la quimioterapia
Cúrcuma	Potencia la acción de la quimioterapia y protege las mucosas y órganos como el hígado o el riñón del efecto tóxico de la quimioterapia
Jengibre	Impide que las células del cáncer de ovario se hagan resistentes al tratamiento con quimioterapia
Romero y orégano	Aumenta la acción de la quimioterapia
Suplementos de probióticos	La quimioterapia altera la flora intestinal
Té verde	Estimula el sistema inmune. Potencia el efecto de la quimioterapia en las células tumorales
Suplementos de resveratrol	Potencian la acción de la quimioterapia y disminuye los efectos secundarios
Granada	Disminuye los efectos tóxicos del cisplatino (quimioterapia para el cáncer de ovario) en el riñón y en el hígado
Cítricos	Evitan las alteraciones provocadas en el ADN por la quimioterapia
Omega 3	Hacen los tumores más sensibles a la acción de la quimioterapia
Ácido oleico, aceite de oliva	Aumenta la eficacia del Trastuzumab y del Paclitaxel (fármacos empleados en el cáncer de mama)

ALIMENTOS ACONSEJABLES DURANTE EL TRATAMIENTO CON RADIOTERAPIA	
Alimento	**Por qué**
Soja	Puede incrementar el efecto de la radioterapia y disminuir sus efectos secundarios en el cáncer de próstata Células del cáncer de pulmón se vuelven más sensibles a la radioterapia
Cúrcuma	Potencia el efecto de la radioterapia
Lamináceas	Aumenta el efecto de la radioterapia
Té verde	Potencia el efecto de la radioterapia
Suplementos de resveratrol	Potencia el efecto de la radioterapia y disminuye sus efectos secundarios

De nuevo en casa. ¿Cómo debes alimentarte?

No resulta sencillo ofrecer consejos generales para todas las personas con cáncer, ya que influyen las diferencias interpersonales, en cuanto al tipo de tumor o el tipo de tratamiento que se haya recibido y su evolución, así como el estado de salud previo, la edad, las condiciones de vida y el estado anímico.

Algunas personas se recuperan pronto y vuelven a su dieta habitual en cuanto salen del hospital. Otras tienen una recuperación más lenta. Es importante que durante este periodo de convalecencia reciban una dosis adecuada de macronutrientes y micronutrientes para que su organismo funcione de manera óptima y las heridas cicatricen adecuadamente. Una vez abandonado el hospital, es deseable que los familiares o cuidadores tengan información en relación a unas normas generales sobre alimentación y estilo de vida a seguir, hasta que la persona afectada esté recuperada y libre de los efectos secundarios del tratamiento.

Se exponen a continuación, algunas pautas pensadas para aquellas personas que van a tener un periodo de convalecencia en su casa. Son consejos generales, por lo que cada uno puede optar por poner en marcha y practicar aquellos aspectos más útiles en su caso concreto.

- El momento de las comidas es importante. Intenta compartir mesa con las personas que te rodean.
- Muestra con ilusión la comida que se le ha preparado a la persona convaleciente.
- Realiza cinco o seis comidas diarias. Es importante dosificar, pero aumentando la frecuencia. Rara vez vas a querer ingerir gran cantidad de alimento. Flexibiliza el horario de la ingesta, ya que, en ciertos momentos, no vas a tener ganas de comer o estarás dormido o puede que no estés pasando por un buen momento.
- Valora cuándo es el momento de mayor apetito para intentar aportar la comida con mayor aporte nutricional en ese momento.
- Valora cómo te sientan las comidas: ¿Te producen malestar, hinchazón de tripa, flatulencias y digestiones muy pesadas? Hay personas que van a tolerar mal ciertas verduras o ciertos pescados ricos en ácidos omega 3, ocasionándoles digestiones pesadas.
- Hay alimentos que pueden ser mal tolerados en crudo, pero no cuando se cuecen, como los ajos y cebollas. Los huevos deben ser consumidos preferentemente en forma de huevo cocido o tortilla bien cuajada. Una opción, es prepararla con dos claras y una sola yema, para aportar gran cantidad de proteínas y menos grasa. Nunca tomes huevos crudos o poco hechos, por el posible riesgo microbiológico.
- Valora si presentas intolerancia a la lactosa. Si después de ingerir leche aprecias distensión abdominal, gases y diarrea, tendrás que valorar la opción de consumir leche sin lactosa.

- Ten en cuenta la forma de cocinar y preparar los alimentos. Evita las frituras y opta por los hervidos y preparados a la plancha. Es importante adaptar la textura de los alimentos y las bebidas al estado de la persona.
- Evita los alimentos muy calientes y muy fríos, en conserva, ahumados o en salazón y picantes.
- Si tienes problemas para tragar los alimentos o los líquidos, es importante que la espalda esté lo más recta posible para minimizar el riesgo de posibles atragantamientos.
- Ingiere líquido a lo largo del día, pero no durante las comidas, para evitar una saciedad precoz.
- Si es posible, se aconseja dar un pequeño paseo antes de las comidas.
- Mantén una óptima higiene bucodental y de las prótesis, en caso de utilizarlas. Si se emplea algún colutorio comercial, elige alguno que no contenga alcohol. Si existe disgeusia, evita colutorios que contengan clorhexidina (antiséptico que puede ocasionar temporalmente alteraciones del gusto).
- Pésate una vez a la semana y todas las semanas, al levantarte por la mañana. En el caso de estar perdiendo peso, debes consultarlo con tu oncólogo.
- Al principio, suele ser interesante apuntar lo que se come y la cantidad. Cuando la persona no se alimenta correctamente, bien por consumir escasa cantidad de alimentos o por no ingerir los alimentos adecuados, el organismo utiliza los nutrientes almacenados como fuente de energía, provocando malnutrición con el paso del tiempo.

Resumiendo, aunque se pueden ofrecer unos consejos más o menos generales, la idea principal a tener en cuenta es que la dieta durante el tratamiento oncológico puede variar, ya que los requerimientos nutricionales durante esta etapa son especiales y dependen del tipo de tratamiento y de los efectos secundarios que aparezcan. No nos debemos guiar por un patrón fijo y habrá que ir introduciendo modificaciones, a medida que surjan los problemas o se presenten las mejoras. Dentro del abanico de alimentos, valora los que más te gustan, los que mejor toleras y mejores digestiones te producen. Tendrás que mantener una actitud de observador y valorar si necesitas efectuar cambios.

Alteraciones digestivas durante el tratamiento

A continuación, vamos a describir las alteraciones digestivas que pueden surgir durante el tratamiento y las posibles soluciones desde el punto de vista dietético.

1. *Náuseas y vómitos*

Suelen ser los efectos secundarios más frecuentes de la quimioterapia. Pueden aparecer tempranamente, una o dos horas tras la administración de la quimioterapia, o tardíamente, 24 horas después del ciclo. Habitualmente, desaparecen en uno o dos días. Las náuseas y los vómitos pueden producirse también durante el tratamiento de radioterapia abdominal o craneal. Suelen ser precoces, en ocasiones, tras recibir la primera sesión. En general, responden de forma óptima al tratamiento con corticoides y/o con fármacos antieméticos. Además de lo desagradables que resultan para la persona afectada, los vómitos en particular dificultan una óptima nutrición.

Existen otras causas que pueden provocar náuseas y vómitos como son la hipercalcemia, la obstrucción intestinal, el propio tumor, las metástasis cerebrales y los tratamientos con opioides.

Cómo alimentarte cuando tengas náuseas

- Practica 5 o 6 comidas al día. Come poca cantidad y mastica despacio.
- Utiliza alimentos que sean fáciles de digerir, con una textura blanda y un sabor suave. Por ejemplo, la patata cocida, la pasta, el pollo o el pavo, el huevo cocido, la tortilla francesa, la gelatina, las natillas, los helados, el yogur, los flanes, el queso fresco...
- Evita las comidas muy aderezadas y con salsas. Son preferibles los alimentos suaves preparados al vapor o a la plancha. Evita los alimentos muy fríos o muy calientes, los ácidos, los picantes y los alimentos con olores fuertes como el pepino, el ajo y la cebolla crudos. Evita las comidas ricas en grasas como las frituras, las salsas, los quesos grasos y la leche entera.
- Es preferible que no bebas durante las comidas, para evitar la sensación de saciedad. No consumas bebidas con gas o irritantes.
- Bebe líquidos a pequeños sorbos a lo largo del día.
- Evita los olores fuertes o penetrantes. Los días posteriores al tratamiento, sería preferible que otra persona preparara las comidas.
- Utiliza ropa holgada que no te oprima el estómago.
- Descansa después de cada comida, preferiblemente sentado durante media hora o una hora.
- No comas nada dos horas antes de acudir al hospital para recibir el tratamiento.
- Si con estos consejos no logras una mejoría, consulta con tu médico. Existen medicamentos que te pueden ayudar.

Cómo alimentarte cuando aparezcan los vómitos

- Practica dieta absoluta bebiendo agua, infusiones o suero oral a pequeños sorbos, cada diez o quince minutos. Si no toleras ningún líquido, consulta con tu médico para evitar sufrir una deshidratación.

- Si toleras los líquidos, a las 4 o 6 horas aumenta progresivamente los líquidos que ingieres.
- Transcurridas 24 horas sin que se produzcan vómitos, inicia una dieta blanda con los alimentos citados en el apartado de las náuseas.
- Limpia tu boca tras el vómito. Puedes utilizar un colutorio bucal que no contenga alcohol como excipiente.
- Puedes chupar polos, caramelos, para evitar el regusto desagradable en la boca.

Consulta con tu médico si los vómitos persisten durante más de un día y no se controlen con la medicación prescrita.

2. *Mucositis: inflamación de la mucosa de la boca y la garganta*

Las células de la mucosa se dividen de forma rápida, por lo que son muy sensibles a los efectos secundarios de los tratamientos. Aparecen lesiones en la mucosa en más de la mitad de los pacientes sometidos a quimioterapia y en casi todos los pacientes con tumores de cabeza y cuello que requieren un tratamiento de radioterapia y quimioterapia concomitante. La lesión más frecuente en la boca es la **mucositis.** La sintomatología puede oscilar desde un simple enrojecimiento sin dolor en los casos leves, hasta cuadros ulcerosos que pueden sangrar y causar dolor, dificultad para tragar y hablar. Las lesiones suelen aparecer entre siete y diez días después del inicio del tratamiento con quimioterapia y a las dos semanas del tratamiento con radioterapia. Si las úlceras o las llagas no se infectan, mejoran tras una o dos semanas después del tratamiento. Una vez más, habrá que ir adaptando la alimentación a la fase evolutiva de la mucosa. Las úlceras suelen ser muy dolorosas, llegando a ser, en ocasiones, muy incapacitantes para poder ingerir los alimentos. En el mejor de los casos, se tiende a comer menos y se pierde peso. Por ello, es importante elegir alimentos que poseen un alto valor nutricional.

En la boca existe de manera habitual una gran cantidad de bacterias que pueden sobreinfectar las úlceras, dificultando su curación y favoreciendo el paso de estos microorganismos a la sangre, pudiendo provocar infecciones, especialmente en personas que tienen las defensas disminuidas. Es muy importante que te sometas a una revisión bucodental e inicies el tratamiento oncológico con la boca en el mejor estado de salud posible. Hay que planificar esta cita con suficiente antelación para que el odontólogo pueda realizar los tratamientos necesarios. En ocasiones, bastará con una simple higiene dental, pero con frecuencia es necesario tratar caries existentes, practicar alguna extracción dental, realizar un tratamiento periodontal (tratar las encías) o eliminar focos de infección existentes. Es preciso inspeccionar la mucosa de la boca para descartar la existencia de lesiones en la misma como las infecciones por hongos, mucositis provocadas por las prótesis, etc. Hay que instruir a la persona afectada en técnicas de higiene bucodental meticulosas, utilizando cepillos blandos y otro tipo de instrumentos para la limpieza interdental, así como instruir en la limpieza de la lengua, si la persona lo tolera, ya que, en ocasiones resulta complicado en pacientes que sufren náuseas o vómitos. También se pueden recomendar diferentes tipos de colutorios o realizar aplicaciones con flúor, para minimizar el riesgo de futuras caries. Si la persona es portadora de una prótesis, hay que comprobar que el ajuste de la misma sea correcto y no provoque rozaduras o heridas en la mucosa o en la encía. Tampoco hay que olvidarse de enseñar cómo practicar una correcta higiene de las prótesis dentales.

Cómo alimentarte si tienes mucositis

- Dadas las dificultades para comer, consume alimentos de alto valor nutricional y a temperaturas templadas.

Evita los alimentos calientes. Prueba la tolerancia a alimentos fríos como los helados.

- Ingiere comida blanda, como purés, queso fresco, queso blando, yogures, melón, pera, sandía, compota, zumos no ácidos, batidos de leche, natillas y huevos. El pescado, el pollo o el pavo, en ocasiones hay que incorporarlos a un puré de verduras y pasarlos por el túrmix. Suaviza la textura de los alimentos con salsas como la bechamel, cremas, nata líquida, crema de soja, aceite de oliva...
- Si es necesario, utiliza enriquecedores o suplementos.
- Si vas a intentar masticar los alimentos, corta la comida en trozos muy pequeños.
- Fracciona la ingesta en 5 a 7 comidas de pequeño volumen para disminuir el tiempo de contacto del alimento con la mucosa.
- Evita cualquier alimento que pueda irritar las mucosas:
  - Alimentos ácidos: naranja, limón, kiwi, piña, vinagre.
  - Alimentos salados, muy aderezados y picantes: pimientos, guindillas, ajo, cebolla, curry o pimienta.
  - Alimentos secos y duros: pan tostado, frutos secos, snacks, patatas de bolsa o alimentos muy pegajosos como puré de patatas muy espeso o sémolas muy espesas.
  - Ingiere alimentos fríos o a temperatura ambiente. El calor puede irritar aún más la mucosa.
  - Evita las bebidas irritantes o gaseosas y las bebidas alcohólicas.
- Realiza enjuagues con agua de manzanilla, por sus propiedades calmantes.
- En casos extremos, tu médico u odontólogo podrá recetarte enjuagues o geles que contengan un anestésico local.
- También, en casos extremos, utiliza una pajita para ingerir los alimentos y reducir el contacto de la mucosa con las heridas.
- Si tienes que tomar alguna medicación a modo de cápsulas, comprimidos o tabletas y no puedes tragar, consulta

con tu médico la posibilidad de triturarlos sin que pierdan su eficacia.
- La glutamina, es un aminoácido que puede adquirirse en farmacias o herboristerías y que puede ayudar a curar o mejorar una mucositis.
- No fumes.

3. Xerostomía: el síndrome de boca seca

La xerostomía o síndrome de boca seca es una alteración que causa la sensación de falta de saliva en la boca. Diariamente, un adulto sano segrega entre 1,5 y 2 litros de saliva, lo que le permite hablar, tragar, saborear los alimentos y digerirlos.

La boca seca es un efecto secundario de la radioterapia que se aplica en los tumores de cabeza y cuello. Se produce como consecuencia de la radiación de las glándulas salivares, provocando una disminución, tanto en la cantidad como en la calidad de la saliva segregada. Estos efectos secundarios pueden iniciarse desde la primera semana de tratamiento con radiación.

La sequedad irrita los tejidos blandos de la boca, haciéndolos más susceptibles a las infecciones, pudiendo provocar un aumento de caries e incluso contribuir a padecer halitosis (mal aliento).

La intensidad de la xerostomía dependerá del número de glándulas salivares irradiadas y de la dosis total de radiación que reciba cada una de ellas. La sequedad de boca, en función de su intensidad, puede ocasionar dificultad para la deglución de los alimentos y, en casos extremos, para hablar. Suele mejorar unos meses después de concluido el tratamiento con radioterapia, aunque es frecuente que derive en una consecuencia crónica.

Hay otras causas que también pueden producir boca seca y que pueden presentarse simultáneamente en el paciente que recibe irradiación. Por ejemplo, algunos fármacos de uso frecuente como los antihistamínicos, los antihipertensivos, los antipsicóticos, los antidepresivos, los diuréticos, los opiáceos, los anticolinérgicos y también la quimioterapia. El tabaco y el alcohol, el envejecimiento y algunas enfermedades como la depresión, la diabetes y la enfermedad de Sjögren (enfermedad autoinmune que produce sequedad de las mucosas en general) también pueden producir xerostomía.

Unas semanas antes de iniciar las sesiones de radioterapia, acude al odontólogo para tener la boca en el mejor estado de salud posible. El dentista te puede prescribir colutorios, geles, dentífricos o esprays específicos para combatir la sensación de boca seca.

Cómo alimentarte si tienes la boca seca

- Consume alimentos líquidos o semilíquidos como gelatinas, purés, caldos, sopas y gran variedad de zumos preparados en licuadora. Los líquidos ácidos como el zumo de limón diluido pueden ayudar a estimular la producción de saliva.
- Consume alimentos blandos y jugosos que se encuentren bien lubrificados con salsas, nata y crema. Los helados, las natillas, el yogur, el flan, las compotas de fruta... Se recomienda potenciar la secreción salivar mediante alimentos jugosos que requieran masticación como el apio y las aceitunas.
- Evita las comidas espesas y los alimentos secos y fibrosos como el pan, las tostadas, las galletas, la carne a la plancha y los alimentos muy condimentados o salados y las bebidas con gas.
- Consume frutas como el melón, la sandía, el melocotón, el paraguayo, la nectarina...
- Intenta mantener la boca húmeda. Prepara en casa pequeños polos con zumo de fruta. Ten preparados pequeños gajos de limón, naranja o piña, para consumirlos a lo largo del día. Prueba a masticar chicle sin azúcar.

- Si los toleras, ingiere abundantes líquidos a lo largo del día y ten contigo una botella de agua para humedecer la boca con frecuencia.
- Si tienes dificultad para ingerir los medicamentos, ayúdate con agua gelificada.
- Mantén una óptima higiene bucodental, incluyendo la lengua. Si eres portador de prótesis dental, no olvides realizar una correcta higiene y mantenimiento de la misma.
- Si es necesario, utiliza hidratantes labiales.
- Existen en el mercado diferentes productos con diferentes formatos (colutorios, esprays, geles) para tratar la xerostomía, que pueden ser de gran utilidad. Consulta a tu médico u odontólogo, en caso de que lo estimes oportuno.

Algunas de las recomendaciones para la xerostomía no coinciden con las pautadas para la mucositis. Por ejemplo, en la xerostomía se aconsejan zumos de fruta ácidos que en la mucositis están contraindicados. También varía la temperatura de los alimentos. Por ello, insistimos de nuevo en la idea de que la alimentación durante el tratamiento oncológico tiene que ser lo más individualizada posible. En ocasiones, se podrán solapar diferentes complicaciones, como una mucositis con la xerostomía, resultando que algunas recomendaciones no sean compatibles. Por lo tanto, habrá que elegir solo aquellos alimentos que estén indicados, tanto para la inflamación de la mucosa como para la boca seca.

4. *Disfagia: la dificultad para tragar*

La disfagia es la dificultad para tragar los alimentos. Las causas más frecuentes son los tumores de cabeza y cuello, esófago y estómago, las secuelas de la cirugía, la radioterapia y la quimioterapia. Como ya se ha comentado, la disfagia puede estar asociada a la presencia de mucositis y/o xerostomía.

Cómo alimentarte si te cuesta tragar

- Come despacio y mastica bien los alimentos. Introduce cantidades pequeñas de alimento en la boca y mantente concentrado mientras masticas y deglutes, para evitar atragantarte o que el alimento pase a las vías respiratorias.
- No hables mientras comes. No introduzcas más alimento en la boca hasta no haber tragado completamente el bocado anterior.
- Come sentado. Si estás encamado, levanta el respaldo de la cama para intentar tener la espalda recta.
- Prepara comidas que tengan una consistencia homogénea.
- Evita el consumo de alimentos pegajosos, grumosos, secos y ásperos. Si vas a consumir frutas que contienen pepitas como las uvas y la sandía, elimínalas antes de introducirlas en la boca.
- Es importante una adecuada hidratación. Sin embargo, los líquidos con escasa densidad pueden ocasionar que el sujeto se atragante o incluso sufra una aspiración bronquial. Pueden resultar útiles los modificadores de textura. El mercado ofrece espesantes, gelificantes y agua gelificada con sabor neutro o de diversos sabores. También representa una alternativa para la toma de medicamentos.
- Dependiendo del estado bucal del paciente, como ausencias dentarias o prótesis mal adaptadas, será necesario eliminar la piel de algunos frutos como las uvas.
- Cuando prepares puré de verduras, incorpora huevo, carne, pescado, nata, mantequilla, aceite de oliva virgen extra, etc. para que tenga un mayor valor nutritivo. Presta atención a la textura del puré para que no sea pegajoso o grumoso. Puedes pasarlo primero por el túrmix y después por el pasapurés.
- Puedes utilizar enriquecedores comerciales de alto valor nutritivo o purés ya preparados con alto valor nutricional.

5. Disgeusia: alteraciones del gusto y del olfato

La disgeusia es la alteración del sentido del gusto, que ocasiona una modificación del sabor y olor de los alimentos. Es un efecto secundario que se presenta con relativa frecuencia en personas que padecen un tumor de cabeza y cuello y son tratadas con radioterapia y quimioterapia.

Esta percepción alterada se debe al daño directo de las papilas gustativas de la lengua. Las personas perciben una disminución en el sabor de determinadas comidas o un gusto metálico o amargo de las mismas, sobre todo con alimentos ricos en proteínas como la carne o el pescado. Habitualmente, esta alteración desaparece unas semanas después de concluido el tratamiento.

Existen otras causas que pueden producir disgeusia como las infecciones bucales o de la nasofaringe, algunos medicamentos como el captopril, el litio, la rifampicina, la deficiencia de vitamina B_{12} o de zinc, el tabaco, el alcohol o el uso de colutorios bucales que contienen clorhexidina.

Una modificación del gusto puede favorecer que la persona deje de disfrutar de la comida y que incluso le resulte desagradable y pierda el interés por comer, produciéndose una pérdida de peso.

Cómo alimentarte si tienes alterados el gusto y el olfato

- Si te desagrada el olor mientras cocinas, intenta que lo haga otra persona.
- Sirve la comida a temperatura ambiente ya que desprenderá menos olor.
- Cuida la presentación y la textura de los platos, respetando tus gustos y preferencias.
- Prepara alimentos de sabor suave. Sustituye la carne roja por pollo, pavo, huevos o legumbres con olor y sabor menos intenso. Utiliza especias suaves y evita los condimentos ácidos como el vinagre o el limón.

- En ocasiones, para intentar neutralizar el sabor metálico puede estar indicado optar por alimentos con sabores fuertes. Si tienes un sabor metálico, sustituye los cubiertos habituales por otros de plástico y evita el contacto de productos ácidos con recipientes de metal (vinagre, zumo de frutas, tomate...).
- Antes de las comidas, para limpiar la boca, realiza enjuagues con agua de manzanilla o con un poco de bicarbonato.

6. *Diarrea*

Es uno de los efectos secundarios de la quimioterapia y la radioterapia abdominal. La quimioterapia puede afectar a las células que recubren el intestino, alterando su funcionamiento. El intestino pierde la capacidad de absorber agua y los diferentes nutrientes, lo que favorece la aparición de la diarrea. Es el efecto secundario más frecuente entre los sujetos que reciben radioterapia abdominal y en la pelvis y su intensidad es variable de unas personas a otras, dependiendo de la extensión del intestino incluido en el área de tratamiento. Suele aparecer hacia la segunda semana del tratamiento y desaparece al finalizar la radioterapia.

Otras causas de diarrea pueden ser el tratamiento con antibióticos, la infección intestinal, la intolerancia a ciertos alimentos, mala absorción y otras enfermedades intestinales.

Cómo alimentarte si tienes diarrea

- Asegura la ingestión de líquidos y electrolitos. Bebe caldos desgrasados, infusiones de té con limón, bebidas isotónicas o de preparación casera. Mezcla un litro de agua con una cucharada de azúcar y otra de sal y el zumo de un limón. También puedes preparar esta bebida con agua procedente de la cocción del arroz.

- Realiza 5 o 6 comidas ligeras con alimentos que incluyan yogur natural enriquecido con probióticos, sopa de arroz con zanahoria y patata, huevo cocido o tortilla francesa, pescado blanco, pollo cocido, fruta hervida sin piel, membrillo, manzana rallada, plátano aplastado con limón.
- La forma ideal de cocinar es al vapor, hervido, a la plancha o al horno.
- Evita las verduras, las hortalizas, las legumbres y los alimentos integrales. Se pueden ingerir alimentos ricos en fibra soluble como manzana, plátano, zanahoria...
- Evita las frituras, la repostería, el alcohol, el café, la leche y el queso curado.
- Se puede ingerir leche sin lactosa o bebidas de cereales o vegetales.
- Evita las especias irritantes como el curry, la pimienta...
- Después de cada deposición, limpia la zona perianal con agua fría y sécala con una toalla de algodón. Son importantes estas medidas ya que las deposiciones frecuentes asociadas a una higiene poco cuidadosa pueden irritar considerablemente la zona anal y perianal.

7. *Estreñimiento*

Es un síntoma frecuente en personas sometidas a tratamiento oncológico.

Entre las causas que lo producen destacan los tumores, las metástasis cerebrales, las modificaciones en la dieta con una disminución de la ingesta de alimentos y líquidos, una dieta pobre en fibra, la falta de ejercicio, el tratamiento con ciertos medicamentos que se emplean para el dolor, la depresión y el insomnio, el abuso de laxantes, los cambios en los hábitos intestinales y la hipercalcemia.

En el caso de que la causa del estreñimiento sea una obstrucción intestinal provocada por un tumor, se debe evitar la fibra e ingerir una dieta sin residuos.

Todas estas causas pueden minimizar los movimientos intestinales. Este enlentecimiento en el avance de las heces, puede provocar una absorción por parte del intestino del líquido de las heces. Estas se deshidratan y se transforman en secas y duras, lo que puede ocasionar dolor y molestias durante la eliminación de las mismas.

Cómo alimentarte si sufres de estreñimiento

- Para favorecer la hidratación de las heces y su evacuación, ingiere abundantes líquidos durante el día.
- Consume alimentos ricos en fibra como pan integral, cereales integrales, legumbres, alcachofa, muesli, guisantes, frutas, verduras y frutos secos.
- Evita alimentos astringentes como arroz blanco, membrillo, canela, pastas no integrales y bebidas como vino tinto y té. Evita la ingesta de alimentos fritos o picantes como la guindilla o la pimienta.
- Cuando cocines puré de legumbres, frutas o verduras, intenta prepararlos sin colar y preservando la piel en los alimentos que sea posible, para conseguir un aporte adicional de fibra.
- Acompaña los platos de carne, huevos o pescado con una guarnición de verduras y no con patatas fritas. Puede resultar útil ingerir en ayunas una cucharada de aceite de oliva virgen extra, kiwi, ciruelas naturales o ciruelas pasas que han estado sumergidas en agua durante la noche.
- Consulta con tu médico sobre la necesidad de incorporar suplementos adicionales enriquecidos con fibra.
- Realiza ejercicio todos los días; por ejemplo, caminar. Si estás encamado y no puedes caminar, realiza ejercicios de movimientos abdominales o aplica masajes en el abdomen, en el sentido de las agujas del reloj.
- Intenta mantener un horario más o menos fijo para ir al aseo. No ignores la necesidad de evacuar el intestino.

- Practica los cuidados perianales.
- Si a pesar de estas recomendaciones dietéticas no logras obtener una mejoría, consulta con tu médico antes de tomar laxantes por tu cuenta ya que, de no estar indicados, pueden acentuar el estreñimiento.

8. Disminución de las defensas

La quimioterapia es la principal causa de bajada de defensas, también llamada *neutropenia.*

Existen otras causas que pueden ocasionar una disminución de las defensas como la toma de algunos medicamentos (ciertos antibióticos, antiinflamatorios no esteroideos, antiepilépticos), la infiltración tumoral de la médula ósea y la radioterapia.

Hay una serie de conductas básicas que deberás practicar si tienes bajas las defensas:

- Evita el contacto con personas que padezcan alguna infección para evitar un posible contagio.
- Sé consciente de que no conviene que sufras heridas o erosiones, dado el riesgo de infección que ello supondría.
- Practica una óptima higiene personal. Lávate las manos con frecuencia, especialmente antes de manipular los alimentos. No compartas vasos y cubiertos con otras personas.
- Antes de someterte a un tratamiento que pueda disminuir las defensas, visita al odontólogo para comprobar el estado de salud de tu boca. Es importante que no existan caries ni enfermedad periodontal (enfermedad de las encías), ni focos de infección. Solicita que te enseñen cómo realizar una correcta higiene bucodental. Mientras tengas las defensas bajas, renueva el cepillo dental con frecuencia. Es posible que esté indicada la utilización de colutorios que contengan antiséptico.

Cómo alimentarte si presentas una disminución de las defensas

- Ingiere alimentos que potencialmente puedan reforzar las defensas y el sistema inmune. Entre estos alimentos destacan el yogur, las setas, la avena, las algas, los alimentos con alto contenido en vitamina C (pimiento rojo, fresas, kiwi, cítricos), la vitamina E (aceite de oliva, cereales integrales, hortalizas y verduras de hoja verde), la vitamina A (zanahoria) y la vitamina B (legumbres, frutas, huevo, carne...).
- Consume alimentos que puedan incrementar el interferón, ya que posee actividad anticancerígena (setas como shitake, maitake, las crucíferas, el tomate...), alimentos ricos en zinc (legumbres, mariscos, quesos, yema de huevo, carne...).
- Asegúrate de que tu dieta contiene alimentos ricos en hierro; su déficit puede ocasionar anemia y disminución de la respuesta inmunológica. Entre los alimentos ricos en hierro destacan las carnes rojas, las verduras de hoja verde (espinaca, perejil, acelgas), las lentejas y el marisco. Para maximizar la absorción del hierro de los alimentos, combínalos con alimentos ricos en vitamina C.
- Minimiza el riesgo bacteriológico de los alimentos. Prioriza los alimentos cocinados frente a los crudos. Ello implica que perderemos ciertos nutrientes, pero, por otra parte, minimizamos el riesgo de contaminación por microorganismos. Si vas a comprar alimentos industriales, elige aquellos que estén envasados y pasteurizados. Durante esta etapa no conviene ingerir los alimentos de las barras de los establecimientos de hostelería, ya que están expuestos a cierta contaminación ambiental (gente que tose, estornuda...).
- Evita los alimentos envasados de forma casera. También los huevos, el pescado, la carne y los fiambres crudos. El pescado debes consumirlo muy cocinado o previamente congelado, para evitar la contaminación por anisakis.

- Evita la repostería que contenga nata o crema y los alimentos conservados fuera del frigorífico, la leche y los productos lácteos sin pasteurizar, ciertos quesos como roquefort, cabrales, brie, camembert, feta, cheddar.
- Si tienes la sensación de que un alimento no tiene el sabor adecuado, deséchalo o dáselo a probar a otra persona antes de consumirlo. Hay que distinguir entre el mal estado del alimento o la alteración en el sabor provocada por la disgeusia.
- Minimiza el consumo de grasas saturadas.

9. *Anorexia-caquexia*

La anorexia o pérdida de apetito es uno de los efectos secundarios más frecuentes en las personas sometidas a tratamiento oncológico. Como es lógico, se puede asociar a una pérdida de peso que, en ocasiones, puede ser grave (caquexia). Habitualmente, esta pérdida de peso suele conllevar una pérdida de proteínas que, durante esta etapa, son imprescindibles para la reparación de los tejidos. Las causas de la anorexia, como ya se ha comentado anteriormente, pueden estar asociadas al propio tumor o a sus posibles metástasis, así como a los efectos secundarios del tratamiento recibido. También puede contribuir el estado de ansiedad, miedo, depresión, al que puede estar sometido el paciente. Para minimizar la pérdida de peso, el objetivo prioritario es que se consuman alimentos ricos en proteínas y calorías.

Cómo alimentarte si tienes anorexia y pérdida de peso grave

- Realiza comidas poco voluminosas e hipercalóricas, pero más veces al día.
- Son preferibles las comidas ricas en proteínas (queso, leche entera, huevos, carne, pescado) y calorías (frutos

secos, mantequilla, miel, azúcar). Hay que enriquecer las sopas, los caldos y los purés con huevo duro, mantequilla, aceite o incluso con proteína en polvo (proteína de suero de leche, proteína de soja, etc.). Si preparas unas verduras, puedes añadirles salsa bechamel, frutos secos, pasas. Prepara platos que contengan legumbres y arroz. Prepara postres hipercalóricos con azúcar, mermelada, miel, nata, leche condensada, helados, frutos secos...

- Evita los productos light.
- Busca nuevos sabores y texturas, ya que el gusto puede variar de un día para otro, especialmente si estás siendo sometido a un tratamiento con radioterapia de cabeza y cuello. Cuida la presentación y la textura de los platos.
- Evita las comidas que tengan aromas fuertes, de manera que puedan provocar un rechazo. En ocasiones, es preferible que otra persona prepare las comidas.
- Evita ingerir líquidos durante las comidas para disminuir la saciedad precoz, a excepción de que tengas la boca seca o dificultades para tragar.
- Haz que las comidas más copiosas coincidan con los momentos del día en que te encuentres mejor.
- Si es posible, estimula el apetito con un paseo antes de las comidas.
- Intenta que el ambiente a la hora de las comidas sea agradable. Procura que no coincida con las curas.
- Puede ser necesario que tu médico te recete suplementos o fármacos para aumentar el apetito. El acetato de megestrol ha demostrado ser útil para incrementar el apetito.

10. *Intolerancia a la lactosa*

La intolerancia a la lactosa se puede desencadenar después de someterse a un tratamiento con radioterapia abdominal, fármacos quimioterápicos o con algunos antibióticos.

La lactosa es el azúcar de la leche y para que se absorba en el intestino es necesaria la presencia de una enzima que se encuentra en la pared intestinal, denominada *lactasa*. Cuando por los motivos anteriormente citados se reduce la cantidad de esta enzima, se impide la absorción de la lactosa a nivel intestinal.

Los síntomas más frecuentes son el dolor abdominal a modo de retortijones, la diarrea y la aerofagia. Habitualmente, la intolerancia desaparece unas semanas después de terminado el tratamiento oncológico.

Cómo alimentarte si eres intolerante a la lactosa

La intolerancia a la lactosa puede empeorar una diarrea ya existente por otras causas por lo que, además de las pautas marcadas para la diarrea, es aconsejable:

- No ingerir leche mientras dure la diarrea. La leche está presente en numerosos alimentos como flanes, natillas, helados...
- Los derivados de la leche pierden toda o casi toda la lactosa en el proceso de elaboración, por lo tanto, puedes probar si toleras el queso fresco, blanco y los yogures.
- Bebe abundante líquido.
- Si la diarrea no mejora, consulta con tu médico.

11. *Alimentación en las personas con cáncer avanzado*

En esta etapa es preciso ser conscientes de que la calidad y la cantidad de comida que ingiera la persona afectada no va a modificar su evolución. Por lo tanto, el objetivo es conseguir el **confort** de la persona afectada en la medida de lo posible.

- Ingerir una pequeña cantidad de comida puede ser suficiente para cubrir las necesidades. Hay que plantearse la posibilidad de dejar que sea el paciente quien decida si desea o no comer.

- Si tienes dificultad para tragar los líquidos, utiliza gelatinas y espesantes. La medicación se puede ingerir con agua gelificada. Es prioritario evitar los atragantamientos y el paso de líquidos a la vía respiratoria.

¿Pueden los alimentos interferir con el tratamiento oncológico?

La gran mayoría de los alimentos no interfieren con el tratamiento oncológico. Sin embargo, hay que tener precaución con ciertos productos de herbolario o plantas medicinales. Además:

- El alcohol puede dificultar la eliminación de ciertos fármacos en el transcurso de la quimioterapia. Consulta con tu oncólogo al respecto.
- Aunque hay discrepancias al respecto, la soja alimentaria en forma de germinados, yogures, leche, etc. parece que no interfiere con el curso natural de los tumores hormonodependientes. No obstante, parece claro que no se deben consumir suplementos de soja en forma de comprimidos durante el tratamiento oncológico, y deben evitarse especialmente cuando se está sometido a un tratamiento con taxanos o a un tratamiento hormonal (ver capítulo 4).
- El zumo de uva debe consumirse con moderación si la persona recibe tratamiento quimioterápico con paclitaxel o vincristina.
- La leche y sus derivados pueden interferir con la absorción de la quimioterapia oral. Lo ideal es ingerirla con agua. Las bebidas calientes pueden neutralizar el efecto de algunos fármacos.
- Existe controversia en relación al consumo de altas dosis de suplementos de antioxidantes durante el tratamiento

con quimioterapia y radioterapia. Por una parte, protegen a las células sanas de la toxicidad del tratamiento, pero por otra pueden reparar el daño ocasionado en las células cancerosas con el tratamiento oncológico. Estamos hablando de suplementos que contienen antioxidantes y no de alimentos antioxidantes, siendo estos últimos seguros para su consumo mientras se recibe el tratamiento con radioterapia y quimioterapia.
- La hierba de San Juan (hipérico) es usada como antidepresivo. Puede alterar la eficacia de la quimioterapia.
- Algunos productos adelgazantes deben evitarse durante la quimioterapia. Pueden potenciar sus efectos adversos.

Rincón del vago

Este capítulo aporta consejos y pautas de alimentación para aquellas personas que sufren los efectos secundarios del tratamiento oncológico. Los protagonistas son las personas que padecen un cáncer cuyo tratamiento y convalecencia condicionan su forma de alimentarse. El perfil de persona afectada es tan amplio, que será imprescindible adaptarse a la individualidad de cada uno de ellos. Como habrás comprobado, las pautas de alimentación ofrecidas a lo largo del libro para la prevención del cáncer pueden no ser válidas durante el tratamiento y la convalecencia de un cáncer. Es un patrón de alimentación que se aleja del perfil preventivo en el que tanto hemos insistido, pero que tiene una justificación. En este periodo especial, será preciso consumir alimentos hiperproteicos e hipercalóricos y con una alta densidad nutricional. Además, numerosos alimentos con propiedades anticancerígenas no serán tolerados en este momento por las personas afectadas.

A medida que la persona afectada vaya sobreponiéndose a los efectos secundarios, será posible, poco a poco, ajustar la dieta a un perfil cada vez más preventivo. Hay otras personas que, padeciendo un cáncer y siguiendo un tratamiento oncológico, no sufren efectos secundarios importantes relacionados con la alimentación. A ellas les aconsejamos que evalúen cómo se han alimentado a lo largo de la vida y cómo se alimentan en la actualidad: ¿practicas una dieta hipercalórica?, ¿ingieres abundantes alimentos procesados industrialmente y pocos alimentos ricos en fibra?, ¿consumes mucho alcohol?, ¿abusas de alimentos con alta carga glucémica?, ¿practicas una dieta poco variada?, ¿mantienes una relación anárquica con los alimentos?... Si los ajustes son necesarios, pon en marcha los conceptos de la dieta preventiva que hemos plasmado a lo largo del libro.

CAPITULO 12

GASTRONOMÍA Y SALUD, LA ASIGNATURA PENDIENTE

Pongamos la mente en blanco por un instante. Para llegar hasta este punto hemos recogido información médica, datos científicos y pautas alimentarias que nos han ayudado a comprender la importancia de la nutrición en la prevención del cáncer. Es momento ahora de vislumbrar un escenario sencillo. Imaginemos la cocina con sus pucheros y artilugios, anudémonos el delantal y pongámonos con las manos en la masa. Se trata de cuidarnos y seguir disfrutando de la comida. Conjugar placer y salud en un bocado, en un sorbo.

La Real Academia Española de la Lengua define la gastronomía como el arte de preparar una buena comida. Pero... ¿qué es una buena comida? ¿La que sabe rico? ¿La que lleva producto fresco? ¿La que se ha elaborado de forma sofisticada? ¿La que compartimos con los amigos? Probablemente, todas las respuestas a estas preguntas son igual de válidas.

La cuestión es que, hoy en día, la gastronomía no entiende el placer sin la salud. En Mugaritz no nos es ajeno trabajar en el mundo de la ciencia y hacer lo que hacemos todos los días, en busca de placer. Si una herramienta que se ha utilizado para buscar disfrute y que integra el elemento salud ha podido ser válida para un restaurante... ¡cómo no lo va a ser para una casa!

Siempre hemos creído que innovar es ir más allá, es cruzar fronteras y buscar nuevas alternativas. Con estas recetas queremos guiarte para que descubras que cambiar hábitos o mejorarlos puede resultar una aventura gratificante, no solo para lograr salud, sino también para los paladares más exigentes.

Quizá sea el momento de lanzarnos a la estantería de nuevas especies, de no tener recelo hacia ciertos productos poco habituales en nuestra dieta o de simplemente valorar la importancia de consumir producto local y fresco por sus múltiples beneficios. Reaccionemos. Pongámonos en marcha. ¿Por qué no abrirse a nuevas formas de alimentación, si además descubrimos que existen ingredientes que por sus componentes nutricionales nos van a ayudar a vivir de una manera más saludable?

En esta nueva aventura nos ha tocado explorar y echarle imaginación. Este trabajo de combinación de ingredientes, casi de fontanería culinaria, nos ha permitido constatar algo que veníamos pensando desde hacía tiempo y es que cambiar hábitos no es restar, sino sumar. Insistimos, creemos que es posible introducir nuevos criterios de alimentación saludable y seguir saboreando las comidas de forma placentera. Nuestro equipo, liderado por Leire Etxaide, ha buscado que las elaboraciones fueran agradables al paladar, tratando de superar la sensación de incertidumbre que se crea cuando relacionamos cambio de hábitos o cambio de dieta con la pérdida de algo. Con la carencia de sabor o de textura.

Para iniciar este nuevo camino, vamos a darte herramientas, sugerencias y sobre todo, mucho ánimo, porque se trata de elaborar recetas fáciles además de sabrosas y saludables. A lo largo del libro se insiste en la idea de que alimentarse debería ser un hábito consciente, donde nosotros fuéramos controlando voluntariamente las diferentes etapas del mismo. Desde planificar los menús, hasta elegir los productos, decidir dónde comprarlos y el modo de cocinarlos. Con estos mismos criterios se han elaborado las recetas que salen de los fogones de Mugaritz. Se han elegido alimentos que destacan por alguna propiedad en la prevención del cáncer, por sus propiedades antioxidantes, es decir, por su contenido en vitaminas, minerales y fitoquímicos, o por su contenido en fibra dietética.

Además, hemos tenido en cuenta la sinergia de los alimentos, la variedad, se han seleccionado alimentos con escaso aporte calórico y con una carga glucémica baja o moderada, combinando alimentos crudos y cocinados y buscando el modo de cocinado óptimo.

Para nosotros, lo más importante a la hora de abordar estas recetas ha sido enfrentarnos al reto de motivar a las personas a introducir nuevos hábitos e ingredientes, sin caer en el desánimo y manteniendo la ilusión por seguir disfrutando de una buena comida.

Volviendo a las interrogantes que nos hacíamos al principio del capítulo. ¿Qué es una buena comida? Creemos que se trata de ese instante mágico en el que te llevas algo a la boca y saboreas placer y salud en la misma proporción.

Las recetas

Las recetas que te exponemos a continuación presentan la característica principal de que están basadas en los principios sobre alimentación que hemos expuesto reiteradamente a lo largo del libro. Son recetas válidas para todos los comensales, si bien se han creado algunas recetas blandas, semiblandas o líquidas (sopas, purés, cremas...) pensando también en aquellas personas que están convalecientes o bajo los efectos secundarios del tratamiento oncológico y tienen aún dificultades para poder masticar o tragar los alimentos. A cada una de ellas se le otorga un nivel de dificultad en su ejecución: fácil, medio o alto, si bien, la mayoría de las recetas que le exponemos son de nivel fácil o medio. Cada receta va acompañada de una justificación de la misma. Puesto que muchos ingredientes son comunes, algunas de sus propiedades están menos detalladas que otras, para que no resulten repetitivas.

Recetas principales
• Aceite macerado • Ensalada de aliáceas • Ensalada de quinoa • Ensalada de judías verdes • Menestra de verduras • Panaché de crucíferas • Espinacas con «bechamel» • Merluza a la plancha con estofado de setas • Bacalao con curry verde • Rape con col • Anchoas a la papillote • Sardinas con jengibre • Pollo con escalibada • Revuelto variado

Aceite macerado

INGREDIENTES: DIFICULTAD: Fácil

- 1 l aceite virgen extra de primera presión en frío
- 4 granos de pimienta negra
- 1 cucharilla de postre de cúrcuma
- 2 dientes de ajo
- Un trozo de jengibre
- Hierbas aromáticas al gusto

ELABORACIÓN:

Mezclar en el aceite la pimienta negra, la cúrcuma, el jengibre rallado y los dientes de ajo pelados y machacados.

Introducir la mezcla en una botella (opaca y de cristal) junto con las hierbas aromáticas seleccionadas.

Cerrar y mantener en un lugar oscuro y a temperatura ambiente durante dos semanas.

Este aceite macerado facilitará la incorporación de componentes saludables en las diferentes elaboraciones en las que se emplee, tanto en el aliño de las ensaladas o verduras al vapor, como en platos que se terminen con un hilo de aceite.

Para el aliño de ensaladas, este aceite macerado lo podemos combinar con unas gotas de zumo de limón y de salsa de soja fermentada.

Se trata de una potente mezcla de productos que han mostrado poseer propiedades anticancerígenas. Citemos algunas de ellas:

- *Pimienta negra*: Propiedades antioxidantes. Aporta vitamina C, betacarotenos y fitoquímicos de la familia de los terpenos.
- *Cúrcuma*: Antiinflamatoria, antioxidante, estimula el sistema inmune, favorece la apoptosis de las células cancerígenas.
- *Jengibre*: Antioxidante, antiinflamatoria.
- *Ajo*: Contiene quercetina y compuestos sulfurosos con propiedades anticancerígenas. Aporta diversos oligoelementos como azufre, selenio, zinc y magnesio.
- *Hierbas aromáticas*: En general, son muy ricas en moléculas antioxidantes y antiinflamatorias.
- *Aceite de oliva* virgen extra primera presión en frío: Aporta ácidos grasos monoinsaturados (oleico), vitamina E y otros antioxidantes.

RECUERDA QUE...

Se trata de una mezcla que te puede aportar muchas moléculas beneficiosas para tu salud. Sin embargo, hay que tener en cuenta que es un alimento con muy alta densidad energética, por lo que habrá que consumirlo con moderación. Evita caer en el error de que «por tener muchas propiedades saludables, cuanto más, mejor». Es aconsejable no sobrepasar una dosis superior a 2-3 cucharadas soperas al día.

Ensalada de aliáceas

INGREDIENTES: (Para 4 personas.) **DIFICULTAD:** Media

- 2 puerros
- 1 cebolla
- 2 cebolletas
- 10 dientes ajo
- 200 g berros
- 2 chalotas
- ½ manojo de albahaca
- 3 cucharadas de aceite oliva virgen extra
- 1 cucharada vinagre de sidra
- Tomillo
- Sal

Se puede sustituir el vinagre por un poco de zumo de limón y la sal por unas gotas de salsa de soja fermentada.

ELABORACIÓN:

Limpiar los puerros y cortar en trozos de bocado.

Pelar la cebolla y las cebolletas y cortar en gajos.

Reservar los dos dientes de ajo; pelar y laminar el resto de ajos.

Colocar todas estas verduras en el cesto de la olla vaporera y cocer. Retirar y dejar atemperar.

Limpiar y escurrir los berros.

Para la vinagreta: pelar y picar las chalotas y los dos dientes de ajo reservados. Colocar en un cuenco. Rociar el vinagre y el aceite virgen extra sobre las chalotas y los ajos picados. Añadir el tomillo deshojado. Poner a punto de sal.

Disponer los berros en una fuente. En un bol mezclar las verduras del cesto de la vaporera, aliñar con la vinagreta y colocar sobre los berros. Picar en juliana fina las hojas de albahaca para terminar de condimentar la ensalada.

- *Puerro, cebolla, cebolleta, chalota y ajo*: Todos ellos pertenecen a la familia de las aliáceas, ricas en fitoquímicos como los compuestos sulfurados. La cebolla aporta además quercetina. Son alimentos ricos en fibra, con actividad antioxidante y con bajo contenido calórico.
- *Berro*: Pertenece a la familia de las crucíferas. Aporta fitoquímicos de la familia de los glucosinolatos, además de vitaminas, minerales y fibra dietética.
- *Albahaca y tomillo*: Contienen fitoquímicos de la familia de los terpenos. Tienen capacidad antioxidante y antiinflamatoria.
- *Aceite de oliva virgen extra*: Ácido graso omega 9 (ácido oleico). Vitamina E y otros potentes antioxidantes. Alto contenido calórico, por lo que, a pesar de sus propiedades beneficiosas, hay que consumirlo regularmente pero en las dosis recomendadas.

RECUERDA QUE...

Es una de nuestras ensaladas preferidas. Aporta abundante fibra dietética, vitaminas, minerales y abundantes fitoquímicos, todo ello en el contexto de una receta con una baja densidad energética y una baja carga glucémica.

Permite combinar variantes de hojas verdes, tales como canónigos, diferentes tipos de lechugas, escarola, espinacas...

Ensalada de quinoa

INGREDIENTES: (Para 4 personas.) DIFICULTAD: Media

- 400 g quinoa
- 800 ml agua
- 1 zanahoria
- 1 pepino
- 8 rabanitos
- 2 cucharillas de uvas pasas
- 1 limón (ralladura de su piel y el zumo)
- 3 cucharadas de aceite virgen extra
- 1 cucharilla de salsa de soja fermentada
- Semillas de calabaza tostadas
- Jengibre
- Perejil
- Sal

Si no toleras el pepino o los rabanitos, puedes sustituirlos por calabacín.

ELABORACIÓN:

Antes de cocer la quinoa, enjuagarla bien para eliminar los restos de saponina que pudieran quedar; de lo contrario, quedaría amarga. Para hacerlo, poner la quinoa en un recipiente grande y cubrirla con agua. Dejarla en remojo un par de minutos y luego limpiarla bajo el chorro del grifo con agua fría. Finalmente, escurrirla con un colador o un chino muy finos, ya que las semillas de quinoa son muy pequeñas. Verter la quinoa en una cacerola y cubrirla con el agua. Poner el agua a hervir con la quinoa y dejarla cociendo nuevamente 10 minutos, tapada. Apagar el fuego y dejar que la quinoa repose y se hinche 5 minutos más.

Limpiar y rallar la zanahoria en un bol, rociar con unas gotas del zumo de limón. Mezclar con las uvas pasas.

Limpiar el pepino y cortarlo en dados.

Limpiar y cortar en cuartos los rabanitos.

Añadir el pepino y los rabanitos al bol y mezclar.

En un cuenco, hacer un aliño de aceite, zumo y ralladura de limón, tamari, una pizca de jengibre recién rallado y perejil previamente picado. Mezclar enérgicamente para emulsionar.

Rociar la emulsión sobre las verduras del bol y revolver.

Servir las verduras sobre la quinoa cocida y dar un toque de color con las semillas de calabaza, tostadas previamente.

- *Quinoa*: Alta cantidad de proteínas, fibra dietética, vitaminas y minerales, sobre todo magnesio. No contienen gluten. Escasa cantidad de grasa.
- *Zanahoria*: Minerales, vitaminas, fitoquímicos. Rica en carotenos y fibra dietética.
- *Pepino*: Vitaminas, minerales. Tiene muy baja densidad energética.
- *Rábano*: Aporta, sobre todo, vitamina C, además de otras vitaminas y minerales entre los que destaca el magnesio. Fitoquímicos del grupo de los compuestos azufrados.
- *Uvas pasas*: Gran capacidad antioxidante y alto índice glucémico, por lo que hay que consumirlas con moderación.
- *Limón*: Vitamina C, minerales y fitoquímicos del grupo de los polifenoles y los terpenos.
- *Semillas de calabaza*: Vitamina A, C, E. Minerales como el magnesio y el zinc. Ácidos grasos omega 3 y omega 6. Fitoesteroles y antioxidantes.
- *Salsa de soja* fermentada (tamari): Probiótico.
- Jengibre: Fitoquímicos con actividad antioxidante y antiinflamatoria.
- *Perejil*: Vitamina C y fitoquímicos como la apigenina, con capacidad antiinflamatoria.

RECUERDA QUE...

La saponina es una película que envuelve al grano de quinoa. Es un antinutriente, es decir, dificulta la absorción de nutrientes por parte del organismo. Por lo tanto, debe ser eliminada mediante un lavado de agua fría antes de su cocción. La receta aporta proteínas, grasas e hidratos de carbono, así como numerosos fitoquímicos, vitaminas y minerales. Aporta diferentes tipos de fibra dietética, que provienen tanto de los cereales, como de las hortalizas. Se trata de una receta con baja densidad energética y una carga glucémica baja-moderada.

Ensalada de judías verdes

INGREDIENTES: (Para 4 personas.) DIFICULTAD: Media

- 500 g judías verdes
- 2 patatas medianas
- 2 chalotas
- 200 g canónigos
- 4 champiñones tersos
- 8 almendras
- 2 cucharas de vinagre de vino tinto
- 6 cucharas de aceite virgen extra
- Pimienta negra
- Sal

ELABORACIÓN:

Cocer las patatas enteras en agua con sal. Sacar las patatas cocidas, dejar enfriar y pelar. Cortar en trozos como si fueran patatas cascadas para un guiso. Reservar, preferiblemente, fuera del frigorífico.

Cortar la chalota en aros finos y dejar macerar en el vinagre de vino tinto durante 30 minutos. Pasados los 30 minutos escurrir y reservar los dos ingredientes por separado.

Limpiar los canónigos y escurrir.

Limpiar las judías verdes y cortarlas en tiras de bocado. Cocinar al vapor durante 15 minutos.

Limpiar los champiñones. Cortar en láminas finas. Reservar.

Calentar el horno a 150 °C y tostar las almendras durante 15 minutos. Dejar enfriar y picar en trozos gruesos.

Mezclar la chalota macerada con las almendras picadas, sazonar con pimienta negra molida y sal. Añadir aceite y vinagre al gusto para completar el aliño.

En una bandeja o plato disponer los canónigos, repartir los trozos de patata cocida y las judías verdes.

Repartir las láminas de champiñón sobre la ensalada.

Aderezar con la mezcla de chalota, almendras y vinagreta.

- *Judías verdes*: Escaso aporte calórico y alto contenido en fibra dietética. Aportan vitamina C, B_2, B_6, ácido fólico y betacarotenos. Bajo contenido en sodio y alto contenido en potasio. El perfil nutritivo de las judías verdes, puede variar, dependiendo de cómo se cocinen. Recuerda consumirlas lo antes posible tras la compra. Un signo de frescura es que se rompan con facilidad al doblarlas.
- *Patata*: Fuente de hidratos de carbono, vitaminas y minerales. Cuando son ecológicas, se recomienda lavarlas minuciosamente y consumirlas con piel, ya que su contenido nutricional mejora. Alta carga glucémica.
- *Chalota*: Bajo contenido calórico, alto contenido en fibra. Contiene fitoquímicos, entre los que destacan los compuestos sulfurados. Aporta vitaminas y minerales.
- *Canónigos*: Bajo aporte calórico. Ricos en vitamina C, E y A, en clorofila y en ácidos grasos omega 3.
- *Champiñón*: Escaso aporte calórico, alto contenido en fibra. Aporta vitaminas y minerales, destacando su bajo contenido en sodio y alto contenido en potasio. Contiene proteínas vegetales similares a las leguminosas (lectinas). Es aconsejable consumirlos frescos y crudos o poco cocinados para que no pierdan agua y nutrientes. En temporada, puedes sustituirlos por setas silvestres.
- *Almendras*: Ácidos grasos monoinsaturados y poliinsaturados. Alta densidad energética, por lo que se recomienda un consumo moderado. Fibra dietética, vitaminas y minerales.

RECUERDA QUE...

En su conjunto, este plato aporta abundantes vitaminas, minerales, fitoquímicos y fibra dietética. Además, contiene baja densidad energética y carga glucémica moderada.

Menestra de verduras

INGREDIENTES: (Para 4 personas.) DIFICULTAD: Alta

- 4 alcachofas
- 8 hojas borraja
- ½ coliflor pequeña
- 2 zanahoria
- 2 cebolletas
- 4 hojas de acelga
- ½ vaso de guisantes pelados
- 300 ml caldo de arroz integral y lechuga de mar
- 10 g kuzu
- Pimienta negra
- Sal
- Germinados de cebolla

ELABORACIÓN:

Deshojar las alcachofas para obtener los corazones, cortar en cuartos.

Pelar los tallos de borraja y cortar en bastones.

Cortar la coliflor en trozos de bocado.

Limpiar las zanahorias y cortar en rodajas de medio centímetro.

Pelar las cebolletas y cortar en gajos.

Limpiar las hojas de acelga y cortar en juliana.

Cocinar las verduras al vapor.

Mezclar en un vaso una parte del caldo con el kuzu. Verter el resto del caldo en una olla e incorporar la disolución anterior pasándolo por un colador. Cocer el caldo con el kuzu a fuego medio sin parar de remover con una espátula hasta espesar. Sazonar con sal y pimienta negra.

Disponer las verduras cocinadas y los guisantes crudos en la salsa y remover con cuidado para impregnar las verduras.

Espolvorear los germinados de cebolla sobre la menestra y apagar el fuego.

- *Alcachofa*: Baja densidad energética y alto contenido en fibra dietética (inulina). Rica en fósforo, calcio, magnesio. Contiene ácido fólico y vitamina C (ambos muy sensibles al cocinado). Rica en polifenoles.
- *Borraja*: Vitaminas y sales minerales. Baja densidad energética. Alto contenido en fibra dietética.
- *Coliflor*: Aporta fibra, fitoquímicos, vitaminas y minerales, entre los que destacan el potasio y el fósforo. Bajo contenido calórico.
- *Zanahoria*: Rica en vitaminas, especialmente vitamina A y carotenos. Aporta minerales y fibra.
- *Cebolleta*: Pertenece a la familia de las aliáceas, ricas en fitoquímicos como los compuestos sulfurados. La cebolleta, además, aporta quercetina. Alimento rico en fibra, con actividad antioxidante y bajo contenido calórico.
- *Acelga*: Baja densidad energética y alto contenido en fibra dietética. Vitamina C, ácido fólico y potasio. Contenido en grasa prácticamente nulo.
- *Guisante*: Contiene vitamina B_1, B_2 y vitamina C. Diversos minerales y carotenos. Alta cantidad de hidratos de carbono. Contenido en grasa prácticamente nulo. Contiene fibra soluble.
- *Caldo de verduras y alga*: Vitaminas y minerales. Algunas de las vitaminas, se perderán en la cocción.
- *Arroz integral*: Si incluimos el arroz integral en el caldo, aportará fibra dietética, proteínas, vitaminas y minerales.
- *Kuzu*: Isoflavonas como la puerarina y la daidzeína. Lo utilizamos como espesante de las salsas. No contiene gluten.
- *Germinados de cebolla*: Vitaminas y minerales.

RECUERDA QUE...

Una buena elección de verduras de temporada, algunas para cocer y otras para consumir crudas, nos permitirá preparar una menestra completa.

Cuando se van a cocer verduras variadas, si disponemos de una olla vaporera con varias alturas, colocaremos las verduras más duras en la parte inferior y las más delicadas en la parte superior. En caso de disponer de vaporera de una sola altura, comenzaremos por cocinar las verduras más duras e iremos agregando las demás, teniendo en cuenta el tiempo necesario para cada variedad.

El kuzu se utiliza como espesante. Sustituye a la harina que utilizamos para espesar la leche, proporcionando una bechamel más ligera. Además, al no contener gluten, es apto para celíacos.

Esta es una receta con baja densidad energética y alta cantidad de fibra dietética. Aporta vitaminas, minerales y fitoquímicos. Todos los alimentos tienen una baja carga glucémica. No lleva aceite de oliva.

Panaché de crucíferas

INGREDIENTES: (Para 4 personas.) DIFICULTAD: Media

- ½ coliflor pequeña
- ½ brócoli pequeño
- ½ berza pequeña
- ½ col lombarda pequeña
- 8 coles de Bruselas

Para el aliño:

- 150 g sardinas en conserva
- ½ cebolleta
- 1 diente de ajo
- 3 cucharadas aceite virgen extra
- Pimienta negra
- Cúrcuma
- Sal

ELABORACIÓN:

Limpiar y preparar las verduras. Cortar la coliflor y el brócoli en trozos de bocado. Cortar en juliana la berza y la col lombarda. Limpiar las coles de Bruselas.

Disponer las verduras en la vaporera y cocer durante 5-10 minutos. Comprobar la cocción, ya que las verduras en juliana requieren un tiempo de cocción corto.

Para el aliño: Escurrir las sardinas y picar. Picar la cebolleta y el diente de ajo. Mezclar los tres ingredientes en un bol. Sazonar con cúrcuma, pimienta negra y una pizca de sal. Agregar aceite para terminar el aliño.

Disponer las verduras cocidas y calientes en el plato y aderezar con el aliño previamente elaborado.

- *Coliflor, brócoli, coles de Bruselas...*: Todas las crucíferas le van a aportar unos fitoquímicos específicos de esta familia, llamados *glucosinolatos*. Además, contienen también polifenoles, vitaminas, minerales y fibra dietética. Son alimentos con un bajo aporte calórico.

- *Cebolleta y ajo*: La familia de las aliáceas combina muy bien con las crucíferas. Le van a aportar otros fitoquímicos diferentes como los compuestos sulfurosos, además de otras vitaminas y minerales. También presentan baja densidad energética.
- *Sardinas*: Aportan proteínas, vitaminas, minerales y ácidos grasos omega 3.
- *Cúrcuma*: Antiinflamatoria, antioxidante, estimula el sistema inmune, favorece la apoptosis.
- *Pimienta negra*: Propiedades antioxidantes. Aporta vitamina C, betacarotenos y fitoquímicos de la familia de los terpenos. Favorece la biodisponibilidad de la cúrcuma.
- *Aceite de oliva* virgen extra primera presión en frío: Aporta ácidos grasos monoinsaturados (oleico), vitamina E y otros antioxidantes.

RECUERDA QUE...

Se trata de una de nuestras recetas preferidas, por la gran variedad de fitoquímicos que aporta además de las vitaminas, minerales y fibra dietética. Es una receta con baja densidad energética que incluye alimentos con baja carga glucémica. Además, están muy bien logradas las sinergias entre los diversos alimentos.

Para optimizar el aporte de nutrientes, las hojas más tiernas de la berza y de la col lombarda se pueden consumir crudas aderezadas un poco antes de consumirlas con aceite de oliva y limón o vinagre.

Espinacas con «bechamel»

INGREDIENTES: (Para 4 personas.) DIFICULTAD: Media

- 800 g espinacas
- 4 cebolletas
- 500 ml leche semidesnatada
- 25 g kuzu
- 50 ml aceite virgen extra
- Nuez moscada
- Sal

ELABORACIÓN:

Limpiar las espinacas y cortar en tiras anchas. Cocinarlas al vapor durante 5 minutos.

Calentar el aceite en una sartén y pochar suave la cebolleta muy picada.

Mezclar en un vaso una parte de la leche y el kuzu. Verter el resto de la leche en una olla e incorporar la disolución anterior pasándola por un colador. Cocer la leche con el kuzu a fuego medio sin parar de remover con una espátula hasta espesar. Sazonar con un poco de nuez moscada y sal.

Colocar las espinacas cocidas sobre la cebolleta pochada y añadir la leche espesada. Mezclar con delicadeza.

- *Espinacas*: Ricas en fibra y bajo contenido calórico. Aportan vitamina C, betacarotenos, folatos y minerales entre los que destacan el calcio y el potasio. No son especialmente ricas en hierro, a pesar de la creencia popular. Controlar bien el tiempo de cocción, ya que los folatos y la vitamina C son muy sensibles al calor.
- *Cebolleta*: Pertenece a la familia de las aliáceas, ricas en fitoquímicos como los compuestos sulfurados. Aporta, además, quercetina. Alimento rico en fibra, con actividad antioxidante y bajo contenido calórico.
- *Leche*: Proteínas, grasa e hidratos de carbono. Vitaminas. Minerales. El contenido calórico va a depender principalmente de

la cantidad de grasa presente. Semidesnatada para disminuir la dosis de grasa saturada de origen animal.

- *Kuzu*: Isoflavonas como la puerarina y la daidzeína.
- *Sal*: Recuerda ser prudente con el uso de la sal.

RECUERDA QUE...

El kuzu es un polvo blanco que se obtiene a partir de las raíces desecadas y molidas de la planta *Pueraria lobata*. Se utiliza como espesante. Sustituye a la harina que utilizamos para espesar la leche, proporcionando una bechamel más ligera. Además, al no contener gluten, es apto para celíacos.

Si padeces cáncer de mama o estás en tratamiento con tamoxifeno o inhibidores de la aromatasa para el tratamiento de este tumor, no consumas alimentos que contengan isoflavonas, entre ellos el kuzu.

Merluza a la plancha con estofado de setas

INGREDIENTES: (Para 4 personas.) DIFICULTAD: Media

- 4 porciones de lomo de merluza
- 100 ml caldo de verduras
- Setas y hongos:
  - 50 g colmenilla
  - 50 g trompeta de la muerte
  - 50 g shiitake
  - 20 g enoki blanco
- Tomillo fresco
- Romero fresco
- Pimienta negra
- Sal
- Germinados de rábano

ELABORACIÓN:

Limpiar las variedades de setas y hongos.

Colocar en el fondo de una olla el tomillo y romero frescos, disponer sobre estos la mezcla de setas y hongos y mojar con el caldo. Poner a calentar al fuego y dejar estofar a fuego medio. Salpimentar al gusto.

Poner una sartén al fuego. Untar los trozos de merluza con un hilo de aceite virgen extra y añadir una pizca de sal. Cocinar la merluza.

Servir las setas estofadas, colocar sobre estas la merluza y terminar decorando con germinados de rábano.

- *Merluza*: Alta cantidad de proteínas y escasa cantidad de grasa. Aporta vitaminas y minerales.
- *Setas*: Aportan vitaminas, minerales, fitoquímicos, fibra dietética y betaglucanos. Baja densidad energética.
- *Tomillo y romero*: Aportan fitoquímicos con propiedades antiinflamatorias y antioxidantes.
- *Germinados de rábano*: Aportan vitaminas, minerales y fitoquímicos.

RECUERDA QUE...

Tanto la cantidad como la variedad de las setas variará según la temporada. La idea es hacer un guiso que contenga diferentes variedades.

Se trata de una receta que combina proteína de origen animal baja en grasa con alimentos de origen vegetal. Baja densidad energética y baja carga glucémica.

Bacalao con curry verde

INGREDIENTES: (Para 4 personas.) DIFICULTAD: Alta

- 600 g lomo de bacalao
- 2 cucharas de aceite virgen extra
- 200 ml caldo de verduras
- Sal

Para el curry:

- 4 chalotas
- 100 g almendra tierna
- 200 ml aceite virgen extra
- 50 g hojas de apio
- 50 g perejil
- 50 g cilantro
- 20 g eneldo fresco
- 50 g cebollino
- 30 g menta

ELABORACIÓN:

Colocar el pescado cortado en porciones en la fuente de la olla vaporera y cocer. El tiempo variará según el grosor de las piezas.

Para el curry: Envolver las chalotas en papel sulfurado y asarlas en el horno a 130 °C durante 45 minutos. Una vez asadas, sacar del horno, retirar el papel y pelar.

Triturar las chalotas con las almendras y el aceite hasta obtener una pasta homogénea.

Lavar las hierbas aromáticas. Secar y picar finamente.

Añadir la mezcla de hierbas picadas a la pasta anterior y triturar a potencia media hasta elaborar una mezcla homogénea.

En una cazuela calentar el aceite, añadir 4 cucharadas generosas de curry verde y remover. Añadir el caldo de verduras, remover para mezclar los ingredietes. Condimentar con sal al gusto pero sin excederse.

Servir el pescado y sobre este la salsa a base de curry verde.

- *Bacalao*: Alta cantidad de proteínas. Posee una reducida cantidad de grasa, que en parte, está constituida por ácidos grasos omega 3. Buena fuente de minerales y vitaminas.
- *Aceite de oliva* virgen extra primera presión en frío: Aporta ácidos grasos monoinsaturados (oleico), vitamina E y otros antioxidantes.
- *Curry verde*: Aporta fibra dietética, vitaminas, minerales y fitoquímicos.

RECUERDA QUE...

El curry verde puede acompañar muchas elaboraciones. Se puede preparar más cantidad de la que se precisa para este plato y reservar. Conviene colocar sobre el curry un papel transparente y conservarlo en un recipiente herméticamente tapado para evitar la oxidación. Las hierbas que se proponen pueden variar; incluso las proporciones, para acentuar los sabores que más gusten a cada comensal.

El bacalao es un pescado que se digiere con facilidad, por lo que está indicado para personas convalecientes.

Rape con col

INGREDIENTES: (Para 4 personas.) DIFICULTAD: Media

- 4 porciones del lomo de rape
- ½ col
- 2 limas
- 2 dientes de ajo
- Aceite virgen extra
- Sal

Para el aliño:

- 2 dientes de ajo
- 2 limas

Podemos sustituir el rape por otro tipo de pescado (más pequeño, azul...). La originalidad de esta receta está en utilizar la col como guarnición de un pescado y en darle una cocción diferente a la habitual.

ELABORACIÓN:

Cortar el repollo en juliana de medio centímetro de ancho. Limpiar la verdura, escurrir y reservar.

Pelar los dientes de ajo y cortar en láminas finas. Rallar la piel de las dos limas. Cortar y exprimir para obtener el zumo. En un recipiente mezclar el zumo y la ralladura de las limas con las láminas de ajo. Reservar.

Poner a calentar la sartén. Untar con aceite una cara de cada porción de rape y colocar la cara untada en la sartén. Dorar ambas caras del rape y dar el punto de cocción al gusto.

En otra sartén, calentar un hilo de aceite y saltear la col. Apagar el fuego y rociar con el aliño. Mezclar para impregnar la col.

Disponer el rape y servir junto con la col salteada.

- *Rape*: Proteínas de alto valor biológico y bajo contenido en grasa. Vitaminas del grupo B y minerales como el magnesio, fósforo, hierro y potasio. Bajo contenido calórico.

- *Col*: Esta verdura, perteneciente al grupo de las crucíferas, aporta fitoquímicos con capacidad anticancerígena como los isotiocianatos, indoles y cumarinas. También es fuente de vitamina C y betacaroteno y de minerales, entre los que destaca el azufre. Posee actividad antioxidante, aporta abundante fibra dietética y presenta escaso contenido calórico.
- *Ajo*: Aporta fitoquímicos, como los compuestos sulfurosos, minerales y vitamina C y en menor proporción vitamina B_1 y B_2 y fibra. Bajo contenido calórico.
- *Lima*: Contiene vitamina C y en menor proporción, vitaminas del grupo B. Minerales como el magnesio, sodio, potasio, fósforo y zinc. Contiene fibra dietética y posee un bajo contenido calórico.
- *Aceite de oliva* virgen extra: Ácido graso omega 9 (ácido oleico). Vitamina E y otros potentes antioxidantes. Alto contenido calórico, por lo que, a pesar de sus propiedades beneficiosas, hay que consumirlo regularmente pero en las dosis recomendadas.

Anchoas a la papillote

INGREDIENTES: (Para 4 personas.) DIFICULTAD: Media

- 16 anchoas
- 100 g zanahoria
- 100 g puerro
- 100 g cebolleta
- 100 g espinaca
- 50 g hojas de perejil
- 50 g ajo
- 100 ml vino blanco
- Sal
- Aceite virgen extra
- Papel para hornear

Hay autores que sugieren que el papel de aluminio, al calentarse se oxida, formándose sustancias tóxicas que pueden pasar a los alimentos. Por ello, te recomendamos el uso de papel vegetal para hornear.

ELABORACIÓN:

Lavar las zanahorias y cortar en juliana fina.

Lavar los puerros y cortar la parte blanca en juliana fina.

Pelar la cebolleta y cortar en juliana muy fina. Reservar.

Lavar las espinacas y cortar en juliana.

Picar muy fino el perejil. Mezclar con el vino blanco.

Salar las anchoas y embadurnarlas con la mezcla de perejil picado y vino blanco. Preparar los paquetes individuales de papillote. Poner en forma de lecho, en la parte central de cada papel, una cuarta parte de la juliana de la zanahoria, del puerro, de la cebolla, y de la espinaca. Disponer sobre esta cama 4 anchoas previamente saladas. Repetir esta operación con el resto de papeles.

Cerrar el papel formando un paquete y apretar bien los bordes para evitar que salga el vapor durante la cocción.

Colocar los paquetes en una bandeja y hornear durante 15 minutos a 160 °C.

Picar muy finos los dientes de ajo y mezclar con un poco de aceite. Reservar.

Retirar la bandeja del horno. Abrir cada paquete con sumo cuidado para no quemarse con el vapor.

Emplatar y terminar con un hilo de aceite y el ajo picado.

Si no se toleran los ajos crudos, se pueden dorar previamente.

- *Anchoas*: Aportan proteínas, ácidos grasos omega 3, vitamina A y D y minerales, entre los que destacan el hierro y el zinc. Si se comen con espinas, aportan también calcio. Se trata de un pescado de pequeño tamaño, poco contaminado.
- *Zanahoria*: Rica en vitaminas, especialmente vitamina A y carotenos. Aporta minerales y fibra.
- *Puerro, cebolleta y ajo*: Todos ellos pertenecen a la familia de las aliáceas, ricas en fitoquímicos como los compuestos sulfurados. La cebolla, además, aporta quercetina. Son alimentos ricos en fibra, con actividad antioxidante y con bajo contenido calórico.
- *Espinacas*: Ricas en fibra y bajo contenido calórico. Aportan vitamina C, betacarotenos, folatos y minerales entre los que destacan el calcio y el potasio. No son especialmente ricas en hierro, a pesar de la creencia popular.
- *Perejil*: Aporta vitamina C, fitoquímicos pertenecientes a la familia de los polifenoles como es la apigenina.
- *Aceite de oliva virgen extra*: Ácido graso omega 9 (ácido oleico). Vitamina E y otros potentes antioxidantes. Alto contenido calórico, por lo que, a pesar de sus propiedades beneficiosas, hay que consumirlo regularmente pero en las dosis recomendadas.

Sardinas con jengibre

INGREDIENTES: (Para 4 personas.) DIFICULTAD: Fácil

- 16 sardinas
- 100 ml salsa de soja fermentada
- 100 ml agua
- 8 cebolletas pequeñas
- Jengibre fresco
- Sal
- Aceite virgen extra

ELABORACIÓN:

Pintar una fuente para horno con aceite.

Disponer las sardinas previamente saladas. Conviene que el tamaño de la fuente se adecue a la cantidad de sardinas.

En un bol mezclar la salsa de soja con el agua. Rallar sobre esta el jengibre y añadir un hilo de aceite. Mezclar. Rociar esta mezcla sobre las sardinas. Tapar la fuente con papel vegetal y hornear a 180 °C durante 10 minutos.

Pelar las cebolletas y hacer un corte en forma de cruz. Ponerlas en una olla con agua a hervir, el tiempo suficiente para que queden bien tiernas. Escurrir y trocear en cuartos. Servirlas como guarnición del plato.

- *Sardinas*: Aportan proteínas, ácidos grasos omega 3, vitamina A y D y minerales, entre los que destacan el hierro y el zinc. Si se comen con espinas, aportan también calcio. Se trata de un pescado de pequeño tamaño, poco contaminado.
- *Salsa de soja fermentada*: Probiótico.
- *Jengibre*: Fitoquímicos con actividad antioxidante y antiinflamatoria.
- *Aceite de oliva* virgen extra primera presión en frío: Aporta ácidos grasos monoinsaturados (oleico), vitamina E y antioxidantes. Alto aporte calórico, consumir con moderación.

Pollo con escalibada

INGREDIENTES: (Para 4 personas.) DIFICULTAD: Alta

- 4 muslos de pollo de origen ecológico
- 2 pimientos verdes
- 1 pimiento rojo
- 2 berenjenas pequeñas
- 2 cebollas
- 1 cabeza de ajo
- Tomillo fresco
- Cúrcuma
- Pimienta negra
- Sal
- Aceite virgen extra

ELABORACIÓN:

Colocar los pimientos, las berenjenas y las cebollas en la bandeja de horno. Echar un hilo de aceite sobre las verduras y un poco de sal. Asar a 150 °C. Retirar las verduras a medida que termine su cocción.

Desprender la piel de los pimientos, retirar las semillas y desmenuzar en tiras. Reservar en un bol.

Retirar las berenjenas, pelar y cortar el tallo. Cortar la pulpa en tiras y reservar junto con las tiras de los pimientos.

Por último las cebollas. Pelar y cortar en juliana. Añadirlas al bol junto con las demás verduras. Guardar el jugo obtenido de las verduras.

Picar 4 dientes de ajo y mezclar con el jugo obtenido de las verduras. Sazonar con cúrcuma, pimienta negra y sal al gusto. Reservar.

Colocar los muslos de pollo en una bandeja de horno, condimentar con las ramas de tomillo, los granos de pimienta negra previamente rotos, un hilo de aceite virgen extra y sal. Asar a 150 °C durante 15 minutos y terminar a 180 °C durante los últimos 10 minutos para dorar la piel.

Para terminar calentar a fuego suave en una cazuela las verduras cortadas en tiras. Rociar la mezcla del jugo reservado y remover con suavidad.

Servir los muslos con la escalibada.

- *Pollo*: Es fuente de proteínas, baja en grasa. Aporta minerales como el hierro y zinc. Vitaminas C y niacina.
- *Pimientos verdes y rojos*: Fuente, sobre todo de vitamina C y de potasio.
- *Berenjena*: Bajo contenido calórico y alto contenido en fibra. Vitaminas: A, C y ácido fólico. Minerales: potasio, fósforo, calcio y magnesio. Fitoquímicos: familia de los terpenos.
- *Vitamina A, C y ácido fólico*: Aporta minerales como el potasio, fósforo, calcio y magnesio y fitoquímicos de la familia de los terpenos.
- *Cebolla y ajo*: Todos pertenecen a la familia de las aliáceas, ricas en fitoquímicos como los compuestos sulfurados. La cebolla, además, aporta quercetina. Son alimentos ricos en fibra, con actividad antioxidante y con bajo contenido calórico.
- *Tomillo*: Aporta fitoquímicos de la familia de los terpenos.
- *Cúrcuma*: Antiinflamatoria, antioxidante, estimula el sistema inmune, favorece la apoptosis. La pimienta negra aumenta la biodisponibilidad de la cúrcuma.
- *Pimienta negra*: Propiedades antioxidantes. Aporta vitamina C, betacarotenos y fitoquímicos de la familia de los terpenos. Favorece la biodisponibilidad de la cúrcuma.
- *Aceite de oliva* virgen extra: Ácido graso omega 9 (ácido oleico). Vitamina E y otros potentes antioxidantes. Alto contenido calórico, por lo que, a pesar de sus propiedades beneficiosas, hay que consumirlo regularmente pero en las dosis recomendadas.

Revuelto variado

INGREDIENTES: (Para 4 personas.) **DIFICULTAD:** Media

- 500 g setas
- 200 g espinacaS
- 100 g espagueti de mar
- 1 cebolleta
- 6 huevos
- 100 ml aceite virgen extra
- Sal
- Pimienta negra
- Cúrcuma

ELABORACIÓN:

Picar muy fina la cebolleta. Calentar el aceite en una sartén y pochar a fuego lento la cebolleta durante 5 minutos. Subir el fuego y añadir las setas previamente laminados. Agregar las hojas de espinaca y saltear. Incorporar el espagueti de mar cortado en trozos de 2 centímetros y saltear. Escurrir el salteado y reservar.

Colocar una olla con agua al fuego. Batir los huevos en un bol que encaje en la olla. Colocar el bol sobre la olla y remover con una espátula. El cuajado es pausado pero la textura es homogénea. Cuando empiece a cuajar, agregar el salteado y remover hasta conseguir el punto deseado.

Sazonar con poca sal, cúrcuma y pimienta negra al gusto.

- *Setas*: Aportan vitaminas, minerales, fibra dietética y betaglucanos. Baja densidad energética.
- *Espinacas*: Ricas en fibra y bajo contenido calórico. Aportan vitamina C, betacarotenos, folatos y minerales entre los que destacan el calcio y el potasio. No son especialmente ricas en hierro, a pesar de la creencia popular.
- *Espagueti de mar*: Vitaminas, minerales y fitoquímicos. Fibra dietética y baja densidad energética.
- *Cebolleta*: Pertenece a la familia de las aliáceas, ricas en fitoquímicos como los compuestos sulfurados. La cebolla, ade-

más, aporta quercetina. Son alimentos ricos en fibra, con actividad antioxidante y con bajo contenido calórico.

- *Huevos*: Proteínas, vitaminas y minerales. Alto contenido en colesterol. Si tienes problemas con las grasas, reduce alguna yema y consume más claras.
- *Aceite de oliva virgen extra primera presión en frío*: Aporta ácidos grasos monoinsaturados (oleico), vitamina E y otros antioxidantes. Alto aporte calórico, consumir con moderación.
- *Pimienta negra*: Facilita la absorción de la cúrcuma en el intestino.
- *Cúrcuma*: Antiinflamatoria, antioxidante, estimula el sistema inmune, favorece la apoptosis. La pimienta negra aumenta la biodisponibilidad de la cúrcuma.

RECUERDA QUE...

Cocinar el revuelto al baño maría resulta poco habitual pero el resultado es un revuelto de textura homogénea y jugosa.

La elección de variedades de setas u hongos variará según la temporada.

Recetas blandas
• Puré de calabacín • Crema marina con puerros • Crema de berenjena • Guacamole

Puré de calabacín

INGREDIENTES: (Para 4 personas.) DIFICULTAD: Fácil

- 4 calabacines hermosos
- 6 puerros
- 1 cebolla
- 1 lámina alga kombu
- 2 l caldo de verduras
- 4 cucharas de aceite virgen extra
- Cúrcuma
- Pimienta negra
- Sal

ELABORACIÓN:

Limpiar los calabacines y los puerros, cortar en láminas de medio centímetro.

Pelar la cebolla y cortar en juliana.

Calentar en una olla el aceite. Pochar la cebolla y el puerro durante 10 minutos, dejar que tome un poco de color.

Añadir el calabacín y el alga kombu troceada, echar el caldo de verduras. Calentar a fuego máximo hasta que rompa a hervir. Bajar el fuego manteniendo un suave hervor. Cocinar durante 20 minutos.

Triturar para obtener un puré fino.

Sazonar con cúrcuma, pimienta negra y sal.

- *Calabacín*: Contiene fibra, vitaminas y minerales, entre los que destacan el potasio, el magnesio y el fósforo. Bajo aporte calórico.
- *Puerros y cebolla:* Pertenecen a la familia de las aliáceas, ricas en fitoquímicos como los compuestos sulfurados. La cebolla, además, aporta quercetina. Son alimentos ricos en fibra, con actividad antioxidante y con bajo contenido calórico.
- *Caldo de verduras:* Bajo aporte calórico. Contiene minerales y vitaminas, si bien el hervor puede hacer que se pierda parte del contenido vitamínico.
- *Aceite de oliva virgen extra*: Ácido graso omega 9 (ácido oleico). Vitamina E y otros potentes antioxidantes. Alto contenido calórico, por lo que, a pesar de sus propiedades beneficiosas, hay que consumirlo regularmente pero a las dosis recomendadas.
- *Alga kombu*: Rica en yodo y en ácido glutámico. No se puede abusar de esta alga, debido a su alto contenido en yodo.
- *Pimienta negra*: Propiedades antioxidantes. Aporta vitamina C, betacarotenos y fitoquímicos de la familia de los terpenos. Facilita la absorción de la cúrcuma en el intestino.
- *Cúrcuma*: Antiinflamatoria, antioxidante, estimula el sistema inmune, favorece la apoptosis.
- *Sal*: Ser prudentes con el uso de la sal, especialmente cuando en el mismo plato se acompaña de algas.

RECUERDA QUE...

Conviene consumir los purés en el mismo día, para evitar su oxidación y pérdida de nutrientes. Esta receta combina hortalizas de tierra y de mar con especias. Es una buena manera de introducir las algas en nuestra dieta, ya que en el puré pasan más desapercibidas.

Crema marinera con puerros

INGREDIENTES: (Para 4 personas.) DIFICULTAD: Media

- 2 l caldo de pescado
- 1 kg mejillones
- 10 puerros

ELABORACIÓN:

Limpiar los mejillones y disponerlos en una olla. Añadir el caldo de pescado y poner al fuego. Cuando rompa el hervor suavizar el fuego y cocinar 20 minutos.

Colar el caldo con una tela fina de algodón.

Recuperar el mejillón de las cáscaras y reservar.

Limpiar los puerros y cortar en láminas finas. Colocar las láminas en el caldo colado y poner a cocer. Cuando el puerro esté ya cocinado en el caldo y hayas añadido los mejillones, puedes retirar parte del caldo antes de triturar el alimento, ya que así podrás comprobar si la consistencia de la crema es de tu gusto e ir añadiendo caldo poco a poco, hasta lograr la consistencia deseada.

- *Caldo de pescado*: Bajo aporte calórico. Contiene minerales y vitaminas, si bien el hervor puede hacer que se pierda parte del contenido vitamínico.
- *Mejillón*: Alto contenido en vitaminas y minerales. Proteína de alto valor biológico. Bajo contenido en grasas.
- *Puerros*: Pertenecen a la familia de las aliáceas, ricas en fitoquímicos como los compuestos sulfurados. Son alimentos ricos en fibra, con actividad antioxidante y con bajo contenido calórico.

RECUERDA QUE...

Asegúrate de la procedencia de los mejillones, ya que se alimentan filtrando con sus branquias las pequeñas partículas orgánicas que hay en suspensión en el agua. El mejillón estará más o menos contaminado en función del grado de contaminación presente en el agua.

Crema de berenjena

INGREDIENTES: (Para 4 personas.) DIFICULTAD: Fácil

- 2 berenjenas
- 150 g yogur enriquecido con probióticos
- 50 g tahín
- 2 dientes de ajo
- Zumo de 1 limón
- Perejil
- Páprika
- Sal

Se sirve sobre tostadas de pan integral o acompañada de crudités de verduras.

ELABORACIÓN:

Cortar las berenjenas longitudinalmente. Colocar en una fuente para horno y asar a 180 °C hasta que la pulpa esté bien asada.

Sacar la fuente del horno. Retirar la pulpa con ayuda de una cuchara.

Mezclar la pulpa con el yogur, el tahín y el zumo de limón. Triturar hasta obtener un puré homogéneo.

Picar muy fino los ajos y el perejil y añadir al puré. Si no toleras el ajo crudo, puedes freírlo ligeramente. Condimentar con páprika y sal al gusto.

- *Berenjena*: Bajo contenido calórico y alto contenido en fibra. Vitaminas: A, C y ácido fólico. Minerales: potasio, fósforo, calcio y magnesio. Fitoquímicos: familia de los terpenos.
- *Yogur*: Aporta proteínas y probióticos. También aporta vitaminas B, A y D y calcio. Si utilizas un yogur desnatado, aportarás un menor contenido en grasa.
- *Tahín*: Pasta que se prepara a base de semillas de sésamo. Se puede adquirir en el mercado. Las semillas de sésamo son ricas en ácidos grasos omega 6 y, en menor cantidad, en ácidos grasos omega 3. Contienen proteínas y son muy ricas en cal-

cio. Actúan como antioxidantes ya que contienen vitamina E, además de vitamina B_3, magnesio, potasio y hierro. También contiene lignanos.

- *Limón*: Aporta vitamina C, minerales y fitoquímicos de la familia de los polifenoles y los terpenos.
- *Ajo*: Pertenece a la familia de las aliáceas, rico en fitoquímicos como los compuestos sulfurados. Es un alimento rico en fibra, con actividad antioxidante y con bajo contenido calórico.
- *Perejil*: Aporta vitamina C, fitoquímicos pertenecientes a la familia de los polifenoles como es la apigenina.
- *Páprika*: Pimentón dulce de Hungría. También se puede sustituir por pimentón de la Vera.

Guacamole

INGREDIENTES: (Para 4 personas.) DIFICULTAD: Fácil

- 2 aguacates muy maduros
- 1 chalota
- 2 dientes de ajo
- 50 g tomate frito
- Cilantro
- Pimienta negra
- Sal

ELABORACIÓN:

Abrir los aguacates, retirar el hueso y sacar la pulpa a un bol. Machacar con un tenedor hasta hacer un puré.

Pelar y cortar la chalota. Triturar junto con los ajos pelados.

Incorporar la chalota y los ajos sobre el puré de aguacate. Añadir el tomate frito y mezclar.

Sazonar con cilantro picado, pimienta negra y sal al gusto.

- *Aguacate*: Alta densidad energética debido a un alto contenido de grasas, sobre todo monoinsaturadas. Consumirlo con moderación. También aporta minerales, vitaminas y fitoquímicos.
- *Chalota y ajo:* Baja densidad energética. Aportan vitaminas, minerales, fibra dietética y fitoquímicos (compuestos sulfurosos).
- *Tomate frito*: Contiene más cantidad de licopeno que el tomate crudo. Aporta vitaminas, minerales y fibra dietética.
- *Cilantro*: Es una planta aromática con propiedades antiinflamatorias.
- *Pimienta negra*: Propiedades antioxidantes. Aporta vitamina C, betacarotenos y fitoquímicos de la familia de los terpenos.
- *Sal*: Recuerda ser prudente con el uso de la sal.

Recetas líquidas
• Sopa de miso • Caldo de pescado • Caldo de arroz integral y lechuga de mar • Caldo de verduras • Zumo de tomate • Zumo de zanahoria y manzana

Sopa de miso

INGREDIENTES: (Para 4 personas.) DIFICULTAD: Fácil

- 1 cebolla grande
- 1 trozo de calabaza
- 1 nabo largo (tipo daikon)
- ½ berza pequeña
- 1 alga wakame
- 2 cucharas de aceite virgen extra
- 2 l agua
- 50 g miso

ELABORACIÓN:

Pelar la cebolla y cortar en juliana.

Pelar la calabaza y el nabo y cortar en trozos.

Limpiar la berza y cortar en juliana.

Poner a remojo la lámina de wakame.

Poner a calentar el aceite en una olla. Rehogar las verduras, comenzar con la cebolla, después la calabaza, continuar con el nabo y terminar con la berza.

Mojar las verduras rehogadas con el agua y dejar cocer 30 minutos.

Añadir el wakame cortado en trozos.

Recupera un poco del caldo en un vaso para diluir el miso. Añadir el miso disuelto en la sopa y apagar el fuego.

- Esta sopa te va a aportar vitaminas y, sobre todo, minerales.
- El miso es considerado un probiótico.

RECUERDA QUE...

Se trata de una receta válida para todas las personas, pero está especialmente indicada para las personas convalecientes o que están en fase de consumir dietas líquidas y blandas.

Esta sopa se puede acompañar y completar con mijo cocido.

Caldo de pescado

INGREDIENTES: (Para 4 personas.) DIFICULTAD: Fácil

- 2 l agua
- 1 espina de merluza
- 2 zanahorias
- 1 cebolla
- ¼ manojo de perejil
- ¼ manojo de apio
- ½ vaso de vino blanco

ELABORACIÓN:

Limpiar la espina de merluza.

Pelar y trocear las zanahorias y la cebolla.

Limpiar el perejil y el apio y escurrirlos.

Introducir en una olla las espinas, la verdura troceada, el perejil y el apio. Añadir el agua y cocinar a fuego lento manteniendo un hervor muy suave durante 45 minutos.

Añadir el vino blanco y cocinar 5 minutos. Apagar el fuego, tapar la olla y dejar reposar 10 minutos.

Colar. Probar el caldo y poner a punto de sal.

- Bajo aporte calórico. Contiene minerales y vitaminas, si bien el hervor puede hacer que se pierda parte del contenido vitamínico.

Caldo de arroz integral y lechuga de mar

INGREDIENTES: (Para 4 personas.) DIFICULTAD: Media

- 1 l caldo de verduras
- 1 cebolleta fresca
- 1 taza arroz integral
- 50 g lechuga de mar
- Aceite oliva virgen extra
- Sal

Es conveniente tener el arroz integral a remojo en agua fría, unas horas antes de ser cocinado o bien de víspera. Al cocinar, debes eliminar el agua de remojo y limpiar el arroz bajo el chorro de agua fría. Escurrir.

Si se prefiere un caldo con más cuerpo, en lugar de colar bastará con triturar el conjunto.

ELABORACIÓN:

Poner a calentar el caldo de verduras.

Picar finamente la cebolleta. En una olla poner un hilo de aceite de oliva y pochar la cebolleta hasta obtener un color tostado.

Añadir el arroz y rehogar el conjunto durante 5 minutos.

Verter el caldo de verduras caliente y cocinar durante 20 minutos. Agregar la lechuga de mar y cocinar 5 minutos más.

Retirar del fuego, tapar y dejar reposar durante 15 minutos.

Colar y recuperar el caldo. Probar y corregir el punto de sal.

- *Caldo de verduras y alga*: Vitaminas y minerales. Algunas de las vitaminas, se perderán en la cocción.
- *Arroz integral*: Si incluimos el arroz integral en el caldo, aportará fibra dietética, proteínas, vitaminas, minerales e hidratos de carbono.

RECUERDA QUE...

Se trata de un plato especialmente indicado para personas sometidas a un tratamiento oncológico o convalecientes de un cáncer y que presentan dificultad para masticar alimentos sólidos.

Caldo de verduras

INGREDIENTES: (Para 4 personas.) DIFICULTAD: Fácil

- 3 l agua
- 2 zanahorias grandes
- 4 puerros
- 4 cebollas medianas
- 300 g garbanzos (previamente remojado)
- Sal o salsa de soja fermentada

ELABORACIÓN:

Limpiar las zanahorias y los puerros y cortar en trozos de tamaño medio y regulares. Pelar las cebollas y cortar en trozos del mismo tamaño que las demás verduras. Disponer en la bandeja del horno y cocinar a 170 °C hasta que las verduras se doren.

Introducir los garbanzos hidratados dentro de una malla.

Colocar en una olla la malla con los garbanzos y las verduras tostadas al horno. Añadir agua. Poner a fuego máximo y cuando rompa el hervor, bajar la intensidad del fuego para mantener un hervor muy suave. Cocinar durante 3 horas.

Colar, recuperar por un lado el caldo de las verduras y por otro, las legumbres y las verduras.

Calentar el caldo y poner a punto de sal.

- Bajo aporte calórico. Contiene minerales y vitaminas, si bien el hervor puede hacer que se pierda parte del contenido vitamínico.

RECUERDA QUE...

Si se toma el caldo como plato y no como base de otras recetas, habrá que añadirle sal con moderación o salsa de soja fermentada.

Zumo de tomate

INGREDIENTES: (Para 4 personas.) DIFICULTAD: Fácil

- 6 tomates maduros
- 2 dientes de ajo
- 1 pepino mediano
- 1 pimiento verde
- ½ pimiento rojo
- 1 cuchara de aceite de oliva virgen extra
- 1 cuchara mediana de vinagre de vino
- Sal
- Cúrcuma
- Pimienta negra

ELABORACIÓN:

Colocar los tomates en una fuente y asar en el horno a 150 °C durante 15 minutos.

Sacar del horno y retirar la piel. Poner los tomates asados en una olla.

Añadir el resto de las verduras troceadas y triturar. Añadir un poco de agua si fuera necesario.

Aliñar con el aceite y el vinagre. Condimentar al gusto con cúrcuma y pimienta negra y poner a punto de sal.

Enfriar y servir muy frío.

- *Tomate*: Vitaminas, minerales, fitoquímicos, fibra dietética, baja densidad calórica. Cocinado de esta manera, aumenta el contenido en licopeno.
- *Ajo*: Contiene quercetina y compuestos sulfurosos con propiedades anticancerígenas. Aporta diversos oligoelementos como azufre, selenio, zinc, magnesio.
- *Pepino*: Muy baja densidad calórica. Aporta vitaminas y minerales.
- *Pimiento verde y rojo*: Baja densidad calórica. Fibra dietética. Aporta vitaminas, sobre todo vitamina C y minerales. El pimiento rojo es rico en carotenos.

- *Cúrcuma*: Antiinflamatoria, antioxidante, estimula el sistema inmune y también, favorece la apoptosis de las células cancerígenas.
- *Pimienta negra*: Facilita la absorción de la cúrcuma en el intestino.
- *Aceite de oliva virgen extra primera presión en frío*: Aporta ácidos grasos monoinsaturados (oleico), vitamina E y otros antioxidantes. Alto aporte calórico, consumir con moderación.

RECUERDA QUE...

A diferencia del gazpacho, partimos de tomates asados para potenciar sus propiedades.

Se trata de un zumo fácil de preparar, con baja densidad energética, baja carga glucémica y que aporta vitaminas, minerales y especias con propiedades antioxidantes. También contiene fibra dietética.

Si estás convaleciente de un cáncer o en fase de tratamiento, es probable que no toleres los pimientos y el pepino. Los puedes sustituir por calabacín. También podrías asarlos junto con los tomates.

No es necesario tomar este zumo de tomate frío. Quizá prefieras saborearlo tibio, recién hecho y acompañado de unas gotas de limón.

Zumo de zanahoria y manzana

INGREDIENTES: (Para 4 personas.) DIFICULTAD: Fácil

- 12 zanahorias
- 4 manzanas
- 2 limas
- Jengibre

ELABORACIÓN:

Limpiar las zanahorias.

Limpiar las manzanas, cortar en cuartos y retirar el corazón.

Rallar las limas, cortar por la mitad y exprimir para obtener el jugo. Mezclar el jugo y la ralladura.

Pasar las zanahorias y las manzanas por la licuadora.

Mezclar los zumos y añadir el jengibre rallado muy fino.

- Esta bebida te va a aportar vitaminas, minerales y fitoquímicos como la quercetina y los carotenoides.

RECUERDA QUE...

Debes consumirlo inmediatamente después de su preparación para evitar su oxidación.

Postres
• Ponche de frutas • Albaricoques asados con tomillo • Sopa fría de melón y menta

Ponche de frutas

INGREDIENTES: (Para 4 personas.) DIFICULTAD: Media

- 8 fresas
- 12 arándanos
- 1 manzana
- 1 plátano
- 1 melocotón
- 10 g menta fresca
- 10 g albahaca fresca

Para la infusión:

- 500 ml agua
- 25 g sirope de agave
- 4 bayas de pimienta negra
- 10 g hojas de menta fresca
- 1 hoja de gelatina
- 50 ml zumo de limón

ELABORACIÓN:

Para la infusión: Poner a calentar el agua con el sirope de agave y las bayas de pimienta negra previamente rotas. Cuando rompa a hervir añadir las hojas de menta, tapar y dejar infusionar 10 minutos.

Hidratar la hoja de gelatina en agua fría. Escurrir y secar una vez hidratada. Reservar.

Retirar las hojas de menta fresca, añadir la hoja de gelatina y mezclar hasta diluir. Dejar enfriar y agregar el zumo de limón. Reservar en el frigorífico para servir muy frío.

Limpiar las fresas y los arándanos. Reservar.

Pelar el resto de las frutas y cortar en trozos regulares.

Mezclar todas las frutas en un bol.

Para terminar, cortar en juliana las hojas de menta y de albahaca.

Servir las frutas en un cuenco y mojar con el ponche bien frío. Acabar con una pizca de juliana de hierbas.

- *Fresas*: Bajo aporte calórico y alto contenido en fibra. Vitamina C y ácido fólico. Minerales: sobre todo potasio y, en menor cantidad, magnesio, fósforo y calcio. Fitoquímicos: ácido elágico.
- *Arándanos*: Fitoquímicos: antocianidinas y proantocianidinas.
- *Manzana*: Bajo contenido calórico y alto contenido en fibra soluble. Vitaminas: sobre todo C y en menor cantidad B, ácido fólico y betacarotenos. Minerales: potasio. Fitoquímicos: quercetina y flavonoides.
- *Plátano*: Aporte de fibra. Minerales: alto contenido, sobre todo en potasio. También aporta magnesio y calcio. Vitaminas: C, B_{12} y ácido fólico.
- *Melocotón*: Aporta vitaminas, minerales y fibra.
- *Menta*: Aporta fitoquímicos de la familia de los terpenos y luteolina (polifenol).
- *Zumo de limón*: Bajo contenido calórico. Aporta vitamina C. Minerales: magnesio, sodio, potasio, fósforo y zinc. Actividad antioxidante.
- *Sirope de agave*: Bajo índice glucémico, pero alto contenido en fructosa. Consumir con moderación.

RECUERDA QUE...

Este postre te va aportar abundante cantidad de vitaminas, minerales y fitoquímicos, provenientes de la variedad de frutas y hierbas aromáticas. También aportará una cantidad considerable de fibra dietética. La gelatina incorpora proteína en esta receta.

Puedes sustituir el sirope de agave por estevia.

La manzana se puede consumir sin pelar si es ecológica. De esta manera, aportará más quercetina y flavonoides.

Albaricoques asados con tomillo

INGREDIENTES: (Para 4 personas.) DIFICULTAD: Fácil

- 12 albaricoques
- 400 g yogur enriquecido con probióticos
- 50 g semillas de lino
- 100 ml agua
- Tomillo fresco
- Estevia en gotas

ELABORACIÓN:

Abrir por la mitad los albaricoques y retirar el hueso. Colocar los albaricoques con el corte hacia abajo en una bandeja apta para el horno. Mojar los albaricoques con el agua. Conviene que el tamaño sea el justo para que entren todos los medios albaricoques sin que haya más espacio. De esta manera, el jugo de los albaricoques quedará recogido. Repartir las ramas de tomillo entre los albaricoques. Asar los albaricoques a 180 °C durante 10 minutos. Retirar del horno y dejar entibiar.

Mezclar en un bol el yogur y la estevia al gusto. Añadir y mezclar las semillas de lino majadas previamente.

Disponer la mezcla del yogur en bol individual y colocar carios albaricoques asados encima.

- *Albaricoque*: Bajo contenido calórico. Fibra. Vitaminas: C, B_1, B_2 y betacarotenos. Minerales: alto contenido en magnesio y algo menos en potasio. Taninos.
- *Tomillo*: Fitoquímicos de la familia de los terpenos y luteolina.
- *Yogur*: Aporta proteínas y probióticos. También aporta vitaminas B, A y D y calcio. Si utilizas un yogur desnatado, aportarás un menor contenido en grasa.
- *Estevia*: Bajo índice glucémico.
- *Semillas de lino*: Fibra dietética, lignanos, ácidos omega 3.

Sopa fría de melón y menta

INGREDIENTES: (Para 4 personas.) DIFICULTAD: Media

- 1 melón
- 3 yogures enriquecidos con probióticos
- 30 g hojas de menta fresca
- 25 g sirope de agave

ELABORACIÓN:

Cortar el melón por la mitad y retirar las semillas. Pelar y cortar en trozos.

Colocar los trozos de melón, el yogur desnatado y la cuchara de sirope de ágave en el vaso triturador. Procesar hasta tener un puré fino, añadir agua para aligerar si fuera necesario.

Picar finamente las hojas de menta y mezclar en la sopa.

- *Melón*: Bajo aporte calórico. Fibra. Vitaminas como el betacaroteno (provitamina A) y vitamina C y, en menor proporción, ácido fólico. Aporta minerales con alto contenido en potasio y, en menor proporción, fósforo y magnesio.
- *Yogur*: Aporta proteínas y probióticos. También aporta vitaminas B, A y D y calcio. Si utilizas un yogur desnatado, aportarás un menor contenido en grasa.
- *Menta*: Aporta fitoquímicos de la familia de los terpenos y luteolina (polifenol).
- *Sirope de agave*: Bajo índice glucémico, pero alto contenido en fructosa. Se puede sustituir por estevia.

Otras recetas
• Porridge • Crema Budwig • Leche especiada • Sangría antioxidante • Granizado de té verde

Porridge

INGREDIENTES: (Para 4 personas.) DIFICULTAD: Fácil

- 600 ml leche semidesnatada
- 100 g copos de avena integrales
- 1 rama canela
- 8 ciruelas pasas
- 12 almendras
- 2 cucharadas de semillas lino trituradas
- Sirope de agave

Se puede preparar también con leche vegetal.

ELABORACIÓN:

Verter la leche en una olla, añadir los copos de avena integrales y la rama de canela partida. Cocinar a fuego medio durante 10 minutos. Retirar del fuego y dejar entibiar.

Moler las semillas de lino y añadirlas a la olla, mezclar.

Deshuesar las ciruelas pasas y cortar la pulpa en trozos pequeños.

Servir la mezcla de la olla en cuencos indivuduales, repartir sobre estas los trozos de ciruelas pasas y las almendras previamente trituradas.

Terminar el plato con un hilo de sirope de agave.

- *Leche semidesnatada*: Proteína de alto valor biológico y abundante cantidad de calcio. Hidratos de carbono, vitamina B, vitamina A y vitamina D. Bajo contenido en grasa.
- *Copos de avena*: Proteínas, vitaminas del grupo B, minerales y grasas principalmente insaturadas del tipo omega 6. Aportan también fitoesteroles, fibra dietética e hidratos de carbono de absorción lenta. Contienen betaglucanos.
- *Ciruelas pasas*: Tienen mucha capacidad antioxidante. Evita abusar, ya que tienen un alto índice glucémico.
- *Almondras*: Proteínas, grasas monosaturadas. Vitamina E y vitaminas del grupo B. Entre los minerales, destaca el calcio. Baja carga glucémica, pero alta densidad energética. Por lo tanto, es un alimento a consumir con frecuencia, pero en pequeñas dosis.
- *Semillas de lino*: Fuente de ácidos grasos omega 3, de fibra dietética y de lignanos (fitoestrógenos).
- *Sirope de agave*: Presenta un bajo índice glucémico, pero es muy rico en fructosa. Se puede sustituir por estevia o incluso no utilizar ningún edulcorante.

RECUERDA QUE...

Es una receta ideal para el desayuno o la merienda. Se le pueden añadir dados de fruta fresca como plátano, arándanos, uvas y espolvorear con canela. Se digiere con facilidad, por lo que puede estar indicado para personas convalecientes. Para ellas, puede ser interesante enriquecer el plato añadiéndole una cucharada de proteína de suero de leche.

Crema Budwig

INGREDIENTES: (Para 4 personas.) DIFICULTAD: Fácil

- 700 g requesón 0-20 % de materia grasa
- 50 g aceite de lino de primera presión en frío
- 2 limones
- 100 g copos de avena integrales
- 8 nueces (u otro fruto seco)
- Sirope de agave

El aceite de lino se puede sustituir por semillas de lino que habrá que molerlas antes de mezclarlas con el requesón.

ELABORACIÓN:

Batir el requesón y el aceite hasta obtener una emulsión homogénea.

Servir esta emulsión en cuencos individuales.

Rociar el zumo de limón sobre la emulsión.

Espolvorear los copos de avena previamente majados. Añadir las nueces partidas y acabar con un hilo de sirope de agave.

Una característica importante del aceite de lino es que no se absorbe bien en el intestino. La doctora Budwig descubrió que al mezclarlo con requesón bajo en grasa se formaba una emulsión hidrosoluble que permitía el paso del alimento hasta alcanzar las células.

- *Requesón*: Aporta proteínas ricas en aminoácidos azufrados y es una fuente de vitaminas y minerales, con bajo contenido en grasa.
- *Nueces*: Ricas en ácidos grasos omega 3. Vitamina E y vitaminas del grupo B. Minerales: calcio, magnesio, zinc y fósforo. Si se consumen con piel, aportan fibra dietética. Alto aporte calórico. Por lo tanto, consumir con frecuencia, pero en dosis pequeñas.

- *Aceite de lino o semillas de lino recién trituradas*: Aportan ácidos grasos omega 3. Las semillas, además, aportan fibra dietética y lignanos.

RECUERDA QUE...

Este plato requiere ser preparado el mismo día en que va a ser consumido, ya que se oxida con cierta rapidez. Es una buena opción para el desayuno o la merienda. Si bien es apto para todos los comensales, puede estar especialmente indicado en la dieta de aquellas personas que están siendo tratadas o convalecientes de un cáncer. Si la persona tiene dificultad para tolerar los cítricos debido, por ejemplo, a una mucositis inducida por la radioterapia, se puede prescindir del limón.

Si compras aceite de lino, adquiérelo en botella de cristal, opaca y de pequeño tamaño, ya que se enrancia muy rápido. Mantén el frasco siempre cerrado y en el frigorífico.

Leche especiada

INGREDIENTES: (Para 4 personas.) DIFICULTAD: Media

- 800 ml de leche semidesnatada
- 100 g semillas de lino
- Tila
- Manzanilla
- Anís
- Regaliz

ELABORACIÓN:

Moler las semillas de lino y añadirlas a 600 mililitros de leche.

Calentar 200 mililitros de leche restantes. Retirar del fuego y añadir la tila, manzanilla, anís y regaliz. Tapar y dejar reposar 5 minutos. Colar la leche.

Mezlar esta infusión con la leche y el lino previamente molido. Poner a calentar la mezcla y retirar del fuego antes de hervir.

Dejar entibiar la leche antes de tomarla.

- *Leche*: Proteína de alto valor biológico y abundante cantidad de calcio. Hidratos de carbono, vitamina B, vitamina A y vitamina D.
- *Semillas de lino*: Fuente de ácidos grasos omega 3, fibra dietética y lignanos (fitoestrógenos).

RECUERDA QUE...

Se puede utilizar cualquier tipo de infusión para aromatizar esta receta.

La leche también se puede sustituir por bebidas de origen vegetal.

Te aconsejamos que lo prepares con leche semidesnatada para disminuir el aporte de grasa de origen animal. Si padeces intolerancia a la lactosa, puedes adquirir en el mercado leche sin lactosa.

Es aconsejable moler las semillas de lino poco antes de su consumo, para hacerlas más asimilables.

Puede resultar una receta especialmente interesante para las mujeres, debido al aporte de calcio y de lignanos.

Sangría antioxidante

INGREDIENTES: (Para 4 personas.) DIFICULTAD: Fácil

- 400 ml vino tinto macerado con romero[1]
- 500 ml zumo de granada
- 500 ml infusión de té verde
- 2 limones
- 1 canela en rama
- Jengibre fresco

ELABORACIÓN:

Realizar una infusión de té verde con jengibre fresco. Dejar reposar y enfriar.

En una jarra, mezclar el vino macerado y el zumo de granada.

Añadir la infusión de té verde con jengibre.

Partir la rama de canela y añadir a la jarra.

Pelar el limón con la menor cantidad posible de la parte blanca interior. Cortar por la mitad y extraer su jugo. Añadir la piel y el zumo en la mezcla.

Conservar en el frigorífico y servir muy frío.

Esta bebida es un auténtico cóctel de antioxidantes y fitoquímicos.

- *Vino tinto*: Resveratrol (aunque está presente en muy pequeñas cantidades).
- *Zumo de granada*: Taninos, antocianinas, flavonoides, catequinas y punicalagina, todos ellos con gran propiedad antioxidante.
- *Té verde*: Muy rico en catequinas. Antiinflamatorio, antiangiogénico, estimula la respuesta del sistema inmune, antioxidante.
- *Limón*: Vitamina C y diversos minerales. Fitoquímicos de la familia de los polifenoles y los terpenos.

1. Macerar el vino tinto con tres ramas de romero durante una semana.

RECUERDA QUE...

El secreto de esta bebida está en la flexibilidad. Si no te gusta mucho el sabor de la granada o el sabor del té verde se te hace extraño... prueba hasta encontrar la fórmula que más se ajuste a tu gusto personal.

Si no consumes alcohol, puedes prepararla igualmente sin vino.

Es aconsejable utilizar zumo de granada adquirido en el mercado y no preparado en la licuadora, ya que el zumo del mercado contiene también la piel de la granada.

Granizado de té verde

INGREDIENTES: (Para 4 personas.) DIFICULTAD: Fácil

- 1 l agua
- 4 cucharadas de té verde matcha en polvo
- 2 hojas de gelatina
- Hojas de hierbabuena
- Estevia en gotas

ELABORACIÓN:

Hidratar las hojas de gelatina en agua fría. Escurrir y secar.

Calentar el agua, sin que llegue a hervir. Retirar del fuego y añadir el té verde. Mezclar suavemente. Tapar y dejar infusionar 7 minutos.

Añadir la estevia y mezclar.

Cuando la infusión esté tibia, agregar las hojas de gelatina. Mezclar bien.

Verter la infusión en una bandeja o fuente honda e introducir en el congelador.

Una vez que la infusión sea un bloque de hielo, raspar con un tenedor y servir en vasos. Picar la hierbabuena y espolvorear sobre el granizado.

- *Té verde*: Muy rico en catequinas. Antiinflamatorio, antiangiogénico, estimula la respuesta del sistema inmune, antioxidante.
- *Gelatina*: Aporta proteína.

RECUERDA QUE...

Es una receta ideal para el verano y para aquellas personas convalecientes que, debido a los efectos secundarios del tratamiento, necesitan un estímulo frío en las mucosas de la boca.

NUESTROS 60 PRINCIPALES

Amigo lector, llegamos al final.

En este breve capítulo, los autores queremos ofrecerte una recopilación de los conceptos y pautas más destacadas que se han ido desarrollando a lo largo de estas páginas.

Aunque son pautas fáciles de entender, para obtener el máximo aprovechamiento y captar los matices de lo que desean expresar, lo deseable es que previamente te hayas leído el libro.

Conceptos y pautas generales

1. A lo largo de tu vida, tu salud va a depender principalmente de ti y no tanto de tu médico.
2. Este libro pone el foco de atención en la evidencia científica. Los conceptos y las recomendaciones que te hemos ofrecido están basados tanto en la evidencia científica disponible, como en la aplicación del principio de precaución y del sentido común. En las páginas del capítulo 5 dispones de las tablas que resumen todo el contenido de la evidencia científica, por grupos de alimentos.
3. En la actualidad, se dispone de suficiente información científica como para poder afirmar que existe una relación entre la alimentación, la nutrición y el aumento o la disminución del riesgo de desarrollar cierto tipo de tumores. En el laboratorio se ha podido demostrar

que ciertos alimentos contienen moléculas con propiedades anticancerígenas.

4. Se sabe que existen diversos factores que pueden influir en el desarrollo de un cáncer, y la alimentación y la nutrición representan tan solo uno de ellos. Si practicamos una alimentación equilibrada, minimizamos el riesgo de desarrollar algunos tumores, si bien, no implica que estemos exentos de padecer un cáncer.
5. Desde que aparece la primera mutación de una célula hasta que el cáncer es diagnosticado pueden transcurrir muchos años.
6. Consume alimentos saludables en el contexto de una dieta equilibrada. Practica una dieta variada, ya que unos alimentos aportan compuestos bioactivos que no aportan otros.
7. Lo que preserva la salud o la resta son los patrones alimentarios y no el consumo de ciertos alimentos aislados, por muy anticancerígenos que sean.
8. En ocasiones, damos importancia a pequeños detalles y nos olvidamos de aspectos muy básicos, como que la dieta esté bien equilibrada.
9. Da importancia a los alimentos que consumes habitualmente en tu dieta y no a los que ingieres de manera ocasional. Reflexiona qué alimentos habituales en tu dieta diaria debes evitar.
10. No abuses de ningún alimento, ni siquiera de aquellos que contienen propiedades muy saludables.
11. Mantén un horario de comidas estable. Evita saltarte comidas y picotear entre horas.
12. Dentro de los márgenes normales de peso corporal, mantén el menor peso posible.
13. La dieta con un perfil preventivo puede ser muy diferente a la dieta durante el tratamiento y la convalecencia de algunos tumores.
14. Si has padecido un cáncer, te recomendamos que hagas una valoración de tus hábitos en materia de ali-

mentación, pasados y presentes. Después, solo cabe reflexionar hacia dónde quieres caminar.

15. En ciencia funcionamos casi siempre con verdades provisionales. En este sentido, la nutrigenómica ayudará a aclarar las confusiones e incógnitas presentes en la nutrición de hoy.
16. Nunca antes en la historia habíamos tenido un acceso tan fácil a tanta variedad de alimentos, pero curiosamente, es más fácil que nunca comer mal.

Evita , Limita, Minimiza, Reduce

17. Evita el sobrepeso y la obesidad. La obesidad es, después del tabaco, uno de los factores más importantes que aumentan el riesgo de desarrollar un cáncer.
18. Evita el aumento de la circunferencia de la cintura abdominal durante toda la vida adulta.
19. Limita el consumo de alimentos que posean una alta densidad energética. Este tipo de alimentos contribuyen al incremento de la obesidad. Cuando consumas alimentos ricos en densidad energética, que sean alimentos con propiedades saludables como el aceite de oliva, el aguacate o las nueces, pero siempre en cantidades moderadas.
20. Evita o minimiza el consumo de alimentos procesados industrialmente, ricos en calorías.
21. Limita el consumo de alimentos que contengan azúcares añadidos.
22. Limita el consumo de sal, de alimentos salados o de alimentos conservados en sal.
23. Evita el consumo de carnes procesadas y limita la ingesta de carnes rojas y carnes grasas.
24. Evita o minimiza el consumo de pescados muy contaminados como el emperador, el atún, el salmón, el tiburón...

25. Reduce el consumo de grasas saturadas.
26. Evita el consumo de ácidos grasos trans.
27. Reduce el consumo de alimentos muy ricos en ácidos grasos omega 6 e incrementa el consumo de ácidos grasos omega 3.
28. Evita el consumo frecuente de alimentos con alta carga glucémica.
29. Evita o minimiza el consumo de bebidas azucaradas.
30. Limita o evita el consumo de bebidas alcohólicas.
31. Evita el consumo frecuente de bebidas muy calientes.
32. Evita los excesos duraderos.

Consumir

33. Consume una amplia variedad de vegetales no almidonados y frutas. No caigas en el error de consumir siempre los mismos.
34. El consumo de vegetales no almidonados y de frutas debe rondar los 600 gramos al día. Ello equivale a ingerir 5 raciones diarias de frutas y verduras variadas.
35. Procura satisfacer los requerimientos nutricionales con la dieta. Para prevenir el cáncer no se recomiendan suplementos dietéticos.
36. Combina adecuadamente los alimentos. Hay alimentos que potencian la acción de otros.
37. Consume cereales integrales y legumbres con frecuencia. No necesariamente de ración, sino como guarnición de un plato o como componentes de una ensalada.
38. Consume alimentos ricos en diferentes tipos de fibra dietética.
39. Consume alimentos que contengan probióticos.
40. Consume pescados grasos de tamaño pequeño, ricos en ácidos grasos omega 3, dos veces por semana.
41. Haz una valoración de los alimentos que no son habituales en tu dieta y que debieras incorporar.

42. Consume raciones en plato de postre y acostúmbrate a levantarte de la mesa sin una sensación de saciedad plena. El mejor momento para comer es cuando no se tiene demasiada hambre.
43. Procura alimentar a tu bebé exclusivamente con leche materna. La lactancia protege del cáncer tanto a la madre como al niño.

La compra

44. El marketing es una apisonadora queriendo influir en la elección de los alimentos que consumes. Para elegir una compra saludable, utiliza tus conocimientos en materia culinaria.
45. Sé consciente de lo que estás comprando. No llenes la cesta compulsivamente.
46. Planifica la compra semanal. Ello te permitirá tener una visión de conjunto de lo que vas a comer a lo largo de la semana y de lo que necesitas comprar.
47. Elige bien dónde deseas comprar los alimentos. Decántate por alimentos frescos, lo menos contaminados posibles.
48. No dejes pasar la ocasión de adquirir productos locales y de temporada. Aprende a reconocer los productos frescos.
49. Evita la compra de alimentos procesados industrialmente que contengan grasas, harinas refinadas, azúcares y sal. Evita la compra de bebidas azucaradas, así como de alimentos salados, curados o ahumados.
50. Acude a hacer la compra sin hambre.

Cocinar

51. Practicar una cocina con propiedades anticancerígenas no está reñida con una cocina sabrosa.

52. Al cocinar, minimiza la pérdida de nutrientes de los alimentos que cocinas.
53. Al cocinar, minimiza la formación de compuestos cancerígenos.
54. Para cocinar, utiliza preferentemente aceite de oliva virgen extra de primera presión en frío.
55. Minimiza el consumo de sal en la cocina.
56. Lava muy bien los alimentos que vas a consumir crudos.

Toma de conciencia

57. Sé consciente de lo que compras y de cómo lo cocinas. Ten en cuenta qué alimentos saludables pueden formar parte de una receta inadecuada.
58. Para tomar conciencia de cómo te alimentas, puedes responder a los cuestionarios que te proponemos en el libro.
59. Ten muy claro que el hecho de tener amplios conocimientos no es suficiente para instaurar un cambio. Los hábitos alimentarios están muy arraigados.
60. Si de verdad deseas o crees que necesitas un cambio, comienza poco a poco, márcate objetivos realistas y sigue las directrices conductuales que te indicamos en este libro.
61. Cuando estés haciendo la compra, haz la compra; cuando estés cocinando, concéntrate en cocinar y cuando estés comiendo, en comer. Un minuto de comer atentos cada día puede ser el inicio de un gran cambio.
62. Finalmente, queremos recalcar que dependerá de ti la utilidad que le des a este libro. Te hemos proporcionado la información y las herramientas necesarias para que te planifiques y te pongas en marcha. Ahora... ¡depende de ti recoger el testigo!

AGRADECIMIENTOS

Curiosidades de la vida, la idea de escribir este libro no surgió de nosotros, los autores, sino del Colegio de Dentistas de Gipuzkoa. Si bien la propuesta inicial era escribir un monográfico sobre dieta y cáncer oral, gracias a la *chispa* que encendió el Dr. Errazkin, por entonces presidente del mencionado colegio de odontólogos, la idea fue cogiendo cuerpo y ha terminado siendo el libro que tienes entre tus manos.

Necesariamente nos sentimos en deuda con todos aquellos clínicos, investigadores y científicos que, a lo largo de muchos años, han dedicado su esfuerzo y talento a estudiar la relación entre la dieta y el cáncer. Cada uno de ellos ha aportado su granito de arena al entramado de este complejo puzle y sin su trabajo este libro no hubiera sido posible.

En nuestro deseo de ofrecerte una información veraz y precisa, hemos tenido que consultar infinidad de dudas. El doctor Pedro Iturrioz del Hospital Universitario Donostia, ha revisado todo lo referente a la metodología en investigación. El doctor Josean Alberro y la doctora Arrate Plazaola del Onkologikoa, junto con el doctor Gabriel Zubillaga del Hospital Universitario Donostia, nos han aportado, además de disponibilidad, su conocimiento.

Tenemos la suerte de contar con muchas personas cercanas que, de una manera u otra, han colaborado en el desarrollo del texto final. Queremos mostrar nuestro agradecimiento a la doctora Isabel Pericás del Onkologikoa, ya que ha sido una eficiente e inagotable fuente de material científico. En este sentido, también queremos nombrar a Pilar Amiano, responsable en

Gipuzkoa del estudio EPIC (Estudio Prospectivo Europeo sobre dieta, nutrición y cáncer). Otras personas han leído los diversos borradores, ofreciendo sus comentarios y sugerencias de enorme utilidad. Estamos en deuda con el doctor Gurutz Beobide, el doctor Hernández de la Hera, el doctor Errazkin, las doctoras Marian Cuerda y Mireia Haro, Mertxe Aguirre, Ainara Berges y Paloma Muñoz.

La parte culinaria del libro no hubiera sido posible sin la colaboración de todo el equipo del restaurante Mugaritz, encabezado en esta tarea por Leire Etxaire e Irene Aldareguia. En las reuniones de trabajo que hemos mantenido han contribuido a resolver con éxito el maridaje entre la teoría y la puesta en práctica de las recetas que se encuentran al final del libro.

Si bien este libro carece de imágenes, Roberto Botija, José Ronco y Ángel Ispizua han elaborado un estupendo reportaje fotográfico de cada una de las recetas. Gracias queridos amigos por vuestro inestimable trabajo; ojalá algún día tenga el protagonismo que se merece.

Parte de este libro ha sido escrito en el silencio de la biblioteca de la Hospedería Convento San Francisco, en Santo Domingo de Silos. Gracias a Yolanda, Ana, Gloria y Wisan por vuestra cálida acogida y excelente trato durante la estancia en el convento.

A Leire Aira que, además de organizar y clasificar los múltiples borradores que ha tenido este libro, ha aportado su voz crítica desde el punto de vista del lector de a pie.

Gracias a nuestros editores Ramón, David, Emili, Berta, Sandra y Alba por haber acogido este proyecto con entusiasmo.

A Vicente y Amparo, mis queridos suegros, que cultivan la tierra, recogen sus frutos y los preparan con mimo para el disfrute de todos nosotros.

Dejamos para el final un agradecimiento muy especial. Gracias a Maite Goikoetxea por su dedicación, inagotable trabajo y por mostrar tanta ilusión en el desarrollo de este proyecto. A pesar de haber colaborado con tesón, has preferido mantenerte en la sombra. Los autores somos conscientes de que sin tu apoyo este libro difícilmente hubiera visto la luz.